HZ BOOKS

华 章 心 理

打 开 心 世 界 · 遇 见 新 自 己

The Mindfulness and
Acceptance Workbook
for Depression

Using Acceptance and Commitment
Therapy to Move through Depression
and Create a Life worth Living
(2nd Edition)

拥抱你的抑郁情绪

自我疗愈的九大正念技巧

（原书第2版）

柯克·D. 斯特罗萨尔
（Kirk D. Strosahl）
[美]
帕特里夏·J. 罗宾逊　／ 著
（Patricia J. Robinson）

徐守森 宗焱 祝卓宏 等 ／ 译

机械工业出版社
China Machine Press

图书在版编目（CIP）数据

拥抱你的抑郁情绪：自我疗愈的九大正念技巧（原书第 2 版）/（美）柯克·D. 斯特罗萨尔（Kirk D. Strosahl），（美）帕特里夏·J. 罗宾逊（Patricia J. Robinson）著；徐守森等译 . —北京：机械工业出版社，2021.1（2021.4 重印）

书名原文：The Mindfulness and Acceptance Workbook for Depression: Using Acceptance and Commitment Therapy to Move through Depression and Create a Life Worth Living

ISBN 978-7-111-67204-3

I. 拥⋯ II. ① 柯⋯ ② 帕⋯ ③ 徐⋯ III. 抑郁症 - 精神疗法 IV. R749.405

中国版本图书馆 CIP 数据核字（2020）第 269065 号

本书版权登记号：图字 01-2020-3853

拥抱你的抑郁情绪
自我疗愈的九大正念技巧（原书第 2 版）

出版发行：机械工业出版社（北京市西城区百万庄大街 22 号 邮政编码：100037）

责任编辑：刘利英 戴思琪　　　　　　　　责任校对：殷 虹

印　刷：北京市荣盛彩色印刷有限公司　　版　次：2021 年 4 月第 1 版第 2 次印刷

开　本：170mm×230mm　1/16　　　　　印　张：21.25

书　号：ISBN 978-7-111-67204-3　　　　定　价：69.00 元

客服电话：（010）88361066　88379833　68326294　　投稿热线：（010）88379007

华章网站：www.hzbook.com　　　　　　读者信箱：hzjg@hzbook.com

版权所有·侵权必究
封底无防伪标均为盗版
本书法律顾问：北京大成律师事务所　韩光 / 邹晓东

目录

推荐序

透过表象看到行为

抑郁不只是一种内心感受，也是一种外显行为。

打开这本书，看到上面这句话，你会不会感到震撼？之所以产生这种印象，是因为这句话所传递的信息让人醍醐灌顶、耳目一新。这句话包含着消极信息：我们的头脑会产生很多抱怨，"如果抑郁是一种行为，那么我不应该出现这种行为，但是显而易见，我现在正在做出这种行为，我肯定是哪儿出了问题"。我们的头脑每天都会产生诸如此类的评判和抱怨，当我们陷入抑郁时，头脑更会变本加厉。说得更深刻一点，引发抑郁的行为本身就是抑郁的一部分——原本没有什么好抱怨的。但是，头脑捉摸不定，如果没有他人帮助，任何人都会深陷其中。也就是说，陷入抑郁状态绝对不是抑郁症患者本人出了问题。

这句话也包含着令人鼓舞的积极信息，这种积极信息比凭空产生的无助状态或者自怨自艾的不良习惯能够传递更多能量、持续更长时间。读完这本书，你会发现，一条切实可行的、积极向上的道路就在你面前。你不是生活的牺牲品，没有必要承受无穷无尽的痛苦。

一旦理解了那些让你陷入抑郁的行为，你就会发现自己还有其他选择，而且这些选择近在咫尺，你完全可以在他人帮助下做出其他选择，就是此时，就在此地。

本书引人入胜，两位作者柯克·D. 斯特罗萨尔和帕特里夏·J. 罗宾逊夫妇在你面前铺设了一条康庄大道，这条道路具有革命性、创新性和有效性，它能帮你走出抑郁、走进生活。本书如同在黑暗的房间里点燃了一盏明灯。借助灯光，你可以了解房间里有什么、自己在哪里、自己以往做了什么。你能够更轻松地了解如何执掌生命之舵、如何穿透墙壁去拥抱生活的温暖和自由、如何朝着自己的价值方向前进。

本书自始至终都闪烁着觉察的光芒。你可以深刻体会到我的这两位挚友——本书两位作者的优雅风度、人格魅力和人性光辉，他俩为人谦逊、以人为本、充满悲悯与智慧。他俩时刻准备伴你前行，陪你一步步戒除给你带来麻烦的行为习惯、导致你抑郁的思维模式。如果你对这段旅程充满耐心，对自己陷入痛苦心存悲悯，如果你愿意直面困难和痛苦，愿意踏上一条截然不同的道路，那么本书将会改变你的人生。

你大可不必心存顾虑，过去十年积累的科学证据表明，本书探讨的内容都是抑郁症的核心概念。现在，我们已经了解认知障碍如何产生、如何通过正念训练摆脱痛苦；我们已经了解经验回避如何发挥作用、如何通过接纳消除内心挣扎；我们已经了解如何保持经验开放，如何帮助自己明确价值、用点滴行动去创造生活，如何与深层渴望（包括生命的意义性、完整性以及与他人进行联结等）产生共鸣。

你可以不相信我，也可以不相信本书作者所宣称的种种好处，你甚至可以不相信任何人、任何事，但是你需要亲自看一看自己的切身体验究竟是什么。当你尝试本书所提供的各种方法时，你自己的切身体验是最好的老师。

抑郁不只是一种内心感受，也是一种外显行为。我们两只耳朵之间的“言语机器”（头脑）也许会迟疑，搞不懂这句话究竟意味着什么。但是对人类来说，这句话满载希望、充满活力、富有效力。你不需要等待生活，生活已经在路上，而那正是你想要的。

如果你已经准备好迎接这种生活，就请你打开这本书，开始阅读吧。

史蒂文·C. 海斯

内华达大学

译者序

　　本书为抑郁症自助手册。北京大学第六医院黄悦勤教授等于 2019 年 2 月在《柳叶刀·精神病学》在线发表的调查结果显示,抑郁症终生患病率(在一生当中得过抑郁症的患者占总人口的比率)为 6.8%,12 个月患病率(过去 12 个月内得过抑郁症的患者占总人口的比率)为 3.6%。照此计算,超过 9500 万中国人在其一生当中得过抑郁症,超过 500 万中国人在过去一年内得过抑郁症。但在数量如此庞大的抑郁症患者群中,受到病耻感、经济条件等诸多因素的限制,真正去寻求治疗的只是极少数患者,绝大多数患者选择自我消化和自我调节,或者称为自助治疗,这些患者可以从本书中获益。

　　根据国家卫生健康委办公厅 2020 年 9 月 11 日的消息,为了贯彻落实《健康中国行动(2019～2030)》心理健康促进行动有关要求,加大抑郁症防治工作力度,鼓励社会心理服务体系建设试点地区探索开展抑郁症防治特色服务,国家卫生健康委办公厅印发了《探索抑郁症防治特色服务工作方案》。方案确定试点地区当前到 2022 年的工作目标,包括公众对抑郁症防治知识知晓率达 80%,抑郁症就诊率提升 50%、治疗率提升 30%,

非精神专科医院医师对抑郁症识别率提升 50% 等。相信本书的出版对于实现健康中国行动目标具有一定的推动作用。

本书作者的独特经历让本书极富魅力。本书第一作者柯克·D. 斯特罗萨尔是接纳承诺疗法（ACT）的创始人之一，他曾是一名酒精成瘾患者，并曾饱受抑郁症的困扰。就像精神分析创始人弗洛伊德是社交障碍患者，个体心理学创始人阿德勒因哥哥是典型的"别人家的孩子"而深受自卑困扰，接纳承诺疗法主要创始人海斯曾经是惊恐障碍患者，辩证行为疗法创始人玛莎·林内翰（Marsha Linehan）曾经是边缘型人格障碍患者，森田疗法创始人森田正马深受强迫症等多种心理疾病困扰一样，本书作者因为曾经深刻体验过某种痛苦，所以涅槃之后终成大师。正是因为这样的独特经历，本书所介绍的理论方法更具说服力，所介绍的操作手段也更具实效性。

本书以接纳承诺疗法为理论指导，指导抑郁症患者或者遭受抑郁情绪困扰的人采用自助的方式克服抑郁。本书包括三部分：第一部分从接纳承诺疗法、正念、自我关怀、积极心理学和临床神经科学的视角重新解读抑郁，介绍了抑郁症治疗的最新研究成果；第二部分围绕接纳承诺疗法心理治疗模型，介绍了超越抑郁的九大步骤，每章既有简明扼要的理论介绍，也有丰富多样的操作练习，还有形象生动的案例分析；第三部分则介绍了如何巩固治疗效果，开启全新生活。

本书内容与以往的抑郁症自助书之间具有显著差异，本书除了呈现接纳承诺疗法的独特视角之外，也呈现了抑郁症治疗的最新研究成果。更独特的地方在于，作者并不是把抑郁看作问题，而是看到抑郁在特定语境下的特殊功能，接受咨询或自身努力的方向也不是消除或控制抑郁，而是与抑郁和平共处，在明确自身价值方向之后，与抑郁携手同行。相信在阅读本书之后，你会发现很多极具冲击力的观点和做法。

全书各章的翻译分工如下：第 1～2 章、第 13 章由宗焱翻译；第 3～4 章由徐守森翻译；第 5 章由赵霞和徐守森翻译；第 6 章由杨唯一翻译；第 7 章由刘扬弃翻译；第 8～9 章由王分分翻译；第 10 章由丁彩玲翻译；

第 11 章由左琪和徐守森翻译；第 12 章由项南翻译；第 14 章由刘一桐翻译。

各位译者虽然都接触过 ACT，但由于知识背景、翻译风格各异，即使在审校阶段努力统一，也难免仍有所不同、有所疏漏，恳请大家批评指正。

感谢 ACT 中国领航人祝卓宏老师的信任，从 2012 年 8 月 4 日第一次谋面算起，至今我们相识已经 8 年有余，其间我们共同参加培训，参与项目，参加组会、峰会、学会，祝卓宏老师又把组织翻译的工作交付于我。自从接触了 ACT、认识了祝卓宏老师，我个人的工作、生活和学习都发生了很大的改变。

感谢编辑刘利英老师，虽未谋面，但从文字校对到书名敲定期间多次沟通，刘利英老师认真负责的态度让我佩服。

徐守森

2020 年 11 月 30 日于首都体育学院

前言

抑郁的正念解决之道

怀疑是叛徒，就因为它害怕尝试，
让我们与很多原本可以获得的美好失之交臂。

——威廉·莎士比亚

如果你正在跟抑郁症做斗争，那么你绝非一个人孤军奋战。抑郁症是当今最常见的情绪健康问题，保守估计全世界7%的人在人生的某个阶段会罹患抑郁症（Kessler et al., 2005）。如果考虑共病因素，例如创伤后应激障碍、慢性焦虑、药物依赖或酒精依赖等，这个比例就会增加到20%。如果再加上生活压力导致的急性抑郁，例如婚姻问题、养育问题、财务问题、失业问题、危险的生活环境等，这个比例就会更高。

抑郁症的患病率非常高，当你打开电视或浏览网页时会发现，关于抑郁症的新药广告、非处方药广告简直铺天盖地、无处不在。新闻报道在讨论抑郁症时往往危言耸听，例如抑郁症患者由于治疗无效最终自杀身亡等。普通民众接触到的抑郁症信息往往杂乱无章，以抑郁症诱发因素为例，从遗传学因素到生物学因素，再到生活压力反应或者天长日久形成的扭曲思维、重大生活变故等，不一而足。

我们还会发现，普通民众的情感诉求往往是治愈抑郁症以恢复生活本来面目，即原本抑郁的人现在能够满脸洋溢着幸福，夫妻关系和好如初或者开启一段新的恋情。大众宣传和产品广告中经常出现这样的镜头：以前垂头丧气坐着的一个人，现在正和孩子、配偶、宠物等一起高高兴兴地散步，看起来无忧无虑。这些内容往往传递着如下信息：为了开启新生活，你必须先治好抑郁症。

我们认为，这些对抑郁症的描述不但在理论上具有误导性，在实践中也会误导抑郁症患者，因为这些药物治疗往往没有长期效果。抑郁症比我们想象的更加复杂，世界上不存在两个生活环境完全相同、表现症状完全相似的抑郁症患者。我们需要另辟蹊径去思考，正是思考让我们重新回到舵手的位置，再次掌握命运的罗盘。

一种关于抑郁症的崭新观点

现代社会有时让人无法正念生活。为了迎合快节奏的生活，我们的日程表充斥着各种责任和义务。生活教导我们：安排"自己的时间"简直太自私了。我们每天只需要按部就班地生活，不要去想自己究竟在做什么。人们无休止地活在过去和未来，而不是活在"此时此地"。但是具有讽刺意味的是，只有活在"此时此地"，我们才能感受到活着的真正意义。

不幸的是，活在"此时此地"会触碰情绪痛苦，这些情绪痛苦既有可能来自当前的事件，也有可能来自过去的事件。这些痛苦可能来自儿时或者成年后的创伤、失败的人际关系、夫妻离异引发的自我怀疑、问题不断的子女、"压力山大"却薪水微薄的工作等。无论是什么导致情绪痛苦，我们都要面对进退维谷的困境：一方面要体验生命带来的丰富多彩，另一方面不得不承受生命带来的情绪痛苦。

不幸的是，我们从小就习得一项生活规则：要么去控制情绪，要么去承担因为不控制情绪而产生的社会风险。生活教导我们，痛苦的情绪对我们有害，我们的目标就是控制和消除它们。然而现实告诉我们，情绪是不可能被控制的。当我们试图控制情绪时，情绪反而变得更加强大、更加烦人。当我们试图逃离或者回避某些情绪时，我们也将失去机会，无法获取情绪背后隐藏的重要信息。

情绪，特别是痛苦情绪，将为你提供动力，促使你做出重大改变，从而保持生活平衡。而回避痛苦情绪会加剧问题，导致事与愿违、越弄越糟。这正是抑郁症患者容易掉入的陷阱。不知不觉中，抑郁症患者会错误地认为，所谓活在当下的活力，就是一种情绪安全的幻想。

跟其他盛行的论调相比，更重要的是认识到抑郁不是你"有"什么，而是你"做"什么。抑郁是一系列习惯化行为的结果，这些习惯化行为会让你情感麻木，无法采取和想要实现的价值相一致的行动。抑郁症不是失常、意外或者事故，它是你过往生活的必然结果。抑郁是一个信号，提醒你澄清情绪、留意情绪，并对这些情绪采取开放和好奇的态度，投入符合自身价值和人生信条的行动中。

如果你无法控制或回避自身情绪，那么你能做什么呢？你可以选择去体验那些情绪和想法，无论是想要的还是不想要的，并且去做你认为有意义的事情。你要寻求的是鲜活的生活，即值得过的生活。追逐这样的生活并不是要感觉良好、好事连连。相反，这是一种承诺，无论生活中发生什么，我们都承诺与之共存。

当遇到不如意的事情时，你会悲伤、焦虑和气馁，但正是你带着这些情绪做出的种种应对让事情有所转机。允许自己去感受自己的感受，思考自己的思考，同时依照想要实现的价值去行动，将提升你的活力感、目标感和意义感。如果不带着正念生活，回避痛苦情绪，那么你将陷入抑郁的泥潭；而带着正念生活、接纳痛苦情绪，会让你走出抑郁。在本书中，我们将教你如何做到正念和接纳。

接纳承诺疗法的观点

本书所教授的新观点、新策略和新技术来自接纳承诺疗法（acceptance and commitment therapy，ACT；发音同单词 act），是一种被证明有效的心理治疗方法。ACT 属于认知行为疗法，在图书出版领域其知名度越来越高（Hayes and Smith，2005；Strosahl and Robinson，2014），被用于心理健康、药物治疗和酒精治疗群体（Hayes，Strosahl，and Wilson，2011）。研究表明，ACT 在治疗成人抑郁（Fledderus et al.，2012；Forman et al.，2012；Kohtala et al.，2015；Zettle and Hayes，1987；Zettle and Rains，1989）和青少年抑郁（Hayes，Boyd，and Sewell，2011）方面效果良好，停止 ACT 治疗之后，其治疗效果依然会持续很长时间。

ACT 的核心目标之一，是教你通过正念技术增强觉察意识、培养情绪接纳能力，并按照自己的价值方向去生活。正念这一术语使用得越来越多，其含义也多种多样。广义来讲，我们认为，正念是一种以非评判的、解离的方式关注当下的能力；关爱自己、关爱他人；要求个人在日常生活中有觉察、有意识、有目的地采取行动。每个人都会遭遇巨大的生活挑战，只要根据上述原则生活，其情感就会更加坚韧，罹患抑郁症的概率就会更低。

正念和抑郁症

在 2008 年本书第一次出版时，正念对心理健康的影响——包括正念对抑郁症的影响，研究文献还很少。但是今天，已经有大量研究表明，正念是一种非常有效的治疗方法，不仅能够治疗抑郁症，而且能够促进长期身心健康（Sundquist et al.，2015）。

有趣的是，有些抑郁症患者会反复发作（Teasdale et al.，2000；Teasdale et al.，2002），采用其他治疗方法都无效，采用正念治疗却有效（Eisendrath et al.，2016）。因此，无论你是多年以来遭受抑郁困扰，接受其他治疗却以失败告终，还是接受其他治疗已经有所好转，但是抑郁症反复发作，你都可以从本书中获益。同样令人鼓舞的是，无论你现在正念技能水平如何，通过运用 ACT 方法，你的正念技能都可以得到提升，并在日常生活中灵活运用它们（Bohlmeijer et al., 2011）。ACT 训练不但可以提高正念技能，而且可以增强治疗效果（Arch et al., 2012；Forman et al., 2012；Zettle, Raines, and Hayes, 2011）。

当代脑科学研究表明，正念训练能够帮助抑郁症患者摆脱白日梦、走神和思维反刍的困扰（Farb et al., 2010）。正念训练，不仅可以让你"感觉良好"，还可以对大脑进行有效训练（Levenson et al., 2014）。就像锻炼身体能够增强肌肉力量、促进血液循环一样，锻炼大脑可以增强正念的肌肉力量。毫无疑问，只要你肯花费时间去学习和实践本书所介绍的正念技能，你就可以战胜抑郁。

这种方法适合我吗

也许你会怀疑，ACT 是否真的适合你。这是一个很好的问题，因为没有哪种方法适合所有人。为了帮你判断自己是否可以从本书所教授的方法中获益，请花点时间完成下面的测验，看看以下描述在你身上出现的概率是大还是小。

- 在生活中，我经常觉察不到自己正在做什么。
- 我发现自己难以慢下来，活在当下。
- 我经常评判自己，评判自己正在体验的情绪。
- 我经常回顾过去的失败，想发现自己错在哪里。
- 当我想集中注意力的时候，思想总是飘忽不定。
- 我试图摆脱消极情绪，尝试尽可能地控制或者转移自己的注意力。
- 我经常沉浸在消极情绪当中。
- 遇到挫折时，我总是挑剔和苛责自己。

- 我发现很难描述自己的内心感受。
- 我很少主动思考人生中最重要的是什么。
- 我总是控制自己的抑郁情绪，而不是按照自己的价值去生活。
- 我时常觉得我只是机械地活着。

如果你的情况符合上述一条或者多条陈述，那么本书可以帮助到你。上述所有陈述都是你生活中的障碍，如果带着正念生活，带着觉察生活，你就能更好地管理和克服自己的抑郁。通过学习和实践书中的各种技能，你将变得更加正念。本书将会教你：

- 即使情绪低落，你也能活在"此时此地"。
- 用各种词语来形象地描述、有效地处理各种烦恼的、不想要的想法、情绪、记忆、身体感受。
- 和各种烦恼情绪保持距离、不做评判。
- 遭遇不完美、挫折或失败时，对自己友善、充满爱心。
- 与生命中最重要的东西联结，并朝着价值方向行动。

座右铭：ACT——接纳、选择、采取行动

用另外一种方式去思考 ACT，这是健康生活的处方：

A 为接纳，accept

C 为选择，choose

T 为采取行动，take action

"接纳、选择、采取行动"，现在大声将它喊几遍，并把它真正记到心里。接下来的几周，当你阅读和练习 ACT 策略时，这句话会对你有帮助。把这句话写在便签上，贴在冰箱、梳妆镜、马桶盖、电脑屏幕边缘以及任何经常可见的地方。我们希望这句简单的话能够成为你的座右铭，每天至少说 20 遍。有时候，人们认为我们更像啦啦队队长而不像治疗师，

但是如果啦啦队队长能够帮助你打造想要的生活，那么我们愿意充当这个角色。

接纳变化的不确定性

即使这种疗法非常适合你，你也可能会想："我不知道这种方法是否可以帮助我走出抑郁，我曾经尝试过很多方法，但都没有成功。我很担心，我怎么知道这种方法就一定有效呢？"这是很好的问题，也是很重要的问题。毕竟，我们的文化反复教导我们"多一事不如少一事"。

你不想直面抑郁的理由或许非常充分：如果直面抑郁，你就会让自己直接暴露于焦虑、恐惧、沮丧、内疚、羞耻、愤怒、拒绝、批评和反对等各种消极情绪当中。事情在变好之前，往往会变得更糟。你已经习惯了和抑郁待在一起。你清楚地知道抑郁看起来像什么，你甚至为了适应抑郁调整了生活方式，好把抑郁作为你现实生活的组成部分。你无法清楚地知道尝试新事物会发生什么，一切会变得更好还是更坏。但是，你清楚地知道待在原地不动会发生什么——生活将和往常一样循环往复。

你之所以愿意讨论本书提供的策略，是因为每个人内心中都有一种强烈的渴望，渴望能够掌控自己的生活。每个人都会面临选择，都会给自己的生命体验和生活道路赋予目标感和意义感。你也会面临这种选择，这是人类与生俱来的权利，但是这种选择不会自己出现在你面前，你必须自己主动地做出选择，也只有你自己能够做出选择，而且选择的过程通常充满艰辛。有时候你需要心甘情愿地接受失败，感受悲伤和沮丧，体验内疚和羞愧，品味痛苦的想法，有时候你需要回忆不愉快甚至可怕的过去。要做出各种艰难的选择，都需要你直面不愉快的、痛苦的内心体验。当然，痛苦的选择过程本身也为你的成长提供了机会。

说实话，除非你开始做出不同的尝试，否则谁都不知道结果会怎样。你可能会想，谁都无法预知未来。你可能预测自己会失败，境遇甚至比现在还要糟糕，这在情理之中。在本书中，我们会教你，当你开始担心时，如何在心里默念"未来,你好"。现在这听起来好像很傻,但是很快你就会发现,改变你和自己想法的关系是克服抑郁的第一步!

本书的框架

本书包括三部分,逐步帮你超越抑郁。第一部分是"准备彻底改变"。首先,我们将帮助你了解你的抑郁经历,看它如何影响你的生活,以及如何阻碍你应对生活中的问题,帮助你了解抑郁在自身头脑和现实生活中都是如何运作的。其次,我们将向你介绍正念的生活方式如何增强活力感和幸福感。我们将帮助你评估自己的正念技能,按照时间顺序制订正念技能改善计划。最后,我们将介绍 ACT 的核心概念——有效性,鼓励你避免使用导致抑郁的策略,而使用治疗抑郁的策略。你会发现,虽然你曾经使用很多策略应对抑郁,但是它们往往短期有效,长期不仅无效而且有害。

第二部分"超越抑郁的九大正念步骤",将帮助你明确自己到底想要什么样的生活。我们将教你如何接纳不愉快的现实,退后一步,避免生命透支,采取积极行动,取得更好的结果。这段旅途有时可能充满困惑——你的想法和行为将与过去截然不同,如果你能一直坚持,那么你终将明白一个"悖论":即便身患抑郁,你也能做很多事。第二部分的每个章节都会介绍最先进的正念训练方法,它们以抑郁症的神经科学研究为基础,帮你增强大脑神经网络联结,增强主体感和幸福感。

第三部分"创造你想要的生活"将介绍积极心理学的最新研究成果。研究表明,在日常生活中,无论轻松愉悦还是压力反应,都可能诱发抑郁。我们将帮助你制订积极的生活计划,让你在重重压力中获得轻松愉悦,或者在艰巨任务中获取成功。本着"做最坏的打算,争取最好的结果"原则,我们将提醒你制订具体的、积极的行动计划,以避免再度陷入抑郁。

学会勇敢地站起来,并承诺努力提升生活的活力感,这需要坚持不懈的努力。如果有一天你感觉很差,无法兑现承诺,那么那时候你更需要坚持。如果你想开始全新的生活，那么坚持就是胜利。和生活中重要的事情联结可以帮我们变得更为坚韧。

如何使用本书

你也许和很多人一样对自助读物感兴趣，因为你能利用它们自学如何管理抑郁而不麻烦别人，也不需要花钱寻求专业帮助。为了保证你能坚持并有效地使用本书，我们把本书练习设计得简单易行、容易操作。每个部分都介绍一两个重要的 ACT 概念，并辅以真实案例进行解读。每章都附有练习，以增强你对概念的理解，并提高你的操作技巧。

你不一定要精通各种方法，掌握适合自身条件的方法最重要。你可以跳跃性地阅读不同章节，关注符合自身兴趣和需求的章节。如果你能够熟练使用一些 ACT 方法，你就会发现 ACT 方法对生活非常有帮助。

获得他人支持

有一种策略很管用，把你准备做的事情告知朋友、恋人、兄弟姐妹等重要他人。当众承诺自己做出新尝试是成功的秘诀。

你也可以告诉健康护理人员，向他正式提出你想尝试克服抑郁并将使用本书。在每次面谈中，你都可以邀请健康护理人员帮助自己检查所做的活动。

如果你在接受心理治疗，你可以把本书带到下一次治疗中，和治疗师一起探讨这些内容。你可以制订一份计划，把本书内容整合到心理治疗中。在两次咨询之间，你可以把第二部分各个章节的内容作为家庭作业。

一个小故事

在开始之前（希望你能和我们一起行动），我们讲一个广为人知的小故事，帮助你勇敢地按照本书列举的 ACT 计划采取行动。变化不可阻挡，勇敢能为生命争取机会。

有一位年轻人，不远万里去拜访一位著名的大师，希望从他那里得到开悟。当他走进房间时，大师正坐在地板上喝茶，大师对他说："这个杯子非常珍贵。"年轻人点头称是，大师问道："你觉得这个杯子为什么珍贵呢？"年轻人说，是因为杯子颜色华丽、大小适宜，细长的杯柄质量上乘。大师认同这些都是杯子珍贵的原因，但并不是最重要的原因。年轻人一脸困惑，于是请大师点拨。大师感叹道："这个杯子之所以如此珍贵，是因为它已经坏了，而我已经用它喝过很多茶。"

生命有始有终，世界万物都处在不确定性和变动不居之中。俗话说，变化是生命中唯一不变的东西。我们所追逐的生活梦想，其本质就在于此。如果你接受一切都在变化的观点，生命旅程就会完美地展现在你面前，并向你展示人生百态。拒绝变化可以成为不想踏上人生旅程的理由吗？答案当然是否定的，变化无法避免！我们希望你接受万物变化的观点，并邀请你继续阅读。

第一部分

准备彻底改变

浑浑噩噩的生活毫无价值。

——柏拉图

要想走出抑郁，开启有价值的生活，你需要遵循一条根本原则：你只能从现在所在的地方开始，而不能从想到达的地方开始。要想解决抑郁这个复杂问题，你必须深刻了解自己"现在"的生活方式，全面审视导致自己抑郁的因素，深入思考如何开启崭新的生活，只有这样才能更好地帮助自己。

在本书第一部分，我们将从如下几种理论观点出发，重新解读抑郁：

- 接纳承诺疗法
- 正念
- 自我关怀
- 积极心理学
- 神经科学

我们还会介绍导致抑郁的主要因素：

- 遵循处理痛苦情绪的无效规则
- 自动驾驶的生活

● 采用短期有效的回避策略，而非长期有效的基于价值的策略

正是这些影响因素的交互作用，才让你陷入抑郁的恶性循环。不过有个好消息，一旦学会识别这些影响因素，你就能轻松摆脱抑郁。我们将提供自我评价表，帮助你鉴别自己如何被这些影响因素左右。

我们还将教你如何变得更加正念、更加灵活，以应对生活中的挑战，这包括对内心体验保持开放、觉察并活在当下、投入生活中重要的事情等。你将了解正念在帮助自己克服抑郁的过程中所起的作用，我们还将教你如何评价自己的正念技能，以及如何制订计划提高自己的正念技能。

一旦理解抑郁背后的运行机制，你就可以更好地超越抑郁，关键是学会从崭新的视角审视抑郁，清晰了解导致抑郁的因素。因此，请你认真阅读每个章节，并努力完成所有的练习。不要轻言放弃，你只需要不断标记自己的进步，时刻记住自己的诉求：走出抑郁，开启有价值的生活！

下面的信心工作表可以记录你在多大程度上确信自己掌握了每个章节的内容。请你在读完每个章节后，返回来填写表格，从 1 到 10 计分，记录自己的信心水平，1 代表你需要更多帮助，10 代表你确信自己已经完全掌握。你需要在前几章多花一些精力，需要突破原有的条条框框，重新审视抑郁如何影响自己、如何影响自己现在的生活。如果你给自己一个机会，认真阅读第一部分的几个章节，我们保证你会理解抑郁，并用一种崭新的方式采取行动——这是创造理想生活的起点。

第一部分 信心工作表

需要更多帮助		部分确信		确信		非常确信	

1	2	3	4	5	6	7	8	9	10

章节	信心水平
第 1 章 抑郁的崭新视角	
第 2 章 抑郁症的诱发因素	

（续）

章节	信心水平
第3章　有效性最重要	
第4章　理解头脑和正念	

　　如果你对掌握某一章节内容的信心水平在5分以下，这表示你需要重新阅读该章节，你也可以和朋友分享，看看彼此之间的思想碰撞能否帮助你加深理解。这种方法可以激励你按照各个章节的指导语进行练习。改变需要耐心，请记住，要善待自己。

第1章

抑郁的崭新视角

我们不能用制造问题的思路去解决问题。

——阿尔伯特·爱因斯坦

你之所以打开这本自助手册，或许是因为在生活当中遇到棘手的难题；或许是因为陷入一段痛苦的人际关系，甚至遭到虐待；或许是因为工作前途未卜，却又担心风险过大从而缺乏勇气去换份工作；或许是因为生活负担过重而身心交瘁，既要赡养年迈的双亲，又要养育年幼的子女，还要兼顾自己的事业；或许是因为你无法和子女和平相处，你不喜欢制造冲突却又不知道如何解决问题，或者压根儿就不想解决问题；或许是因为你正在遭受慢性疾病的煎熬，一时半会儿无法治愈。

也有可能你正与各种成瘾行为做抗争，例如酗酒成瘾、吸毒成瘾、性爱成瘾、网络成瘾或者暴饮暴食等，这些成瘾行为短期内或许可以帮助你摆脱和逃避痛苦，但长期来看会让抑郁更加严重。你或许正忙于追忆过去，却忘记了如何活在当下，或者更糟糕，让过去影响到现在。你按照条条框框生活，幻想如果自己遵循所有的社会规则自然会得到老天眷顾。你可能表面"风光"——薪水丰厚、住宅豪华、生活条件优越，却依然闷闷不乐，找不到生活的价值。

乍一看，这一幕幕场景似乎都异乎寻常，其实诸如此类的挑战在生活中如同面包和黄油一样司空见惯。人们或相恋或分手，或结婚或离婚，或换工作或丢工作，总要应对无穷无尽的诸如健康和亲人故去等棘手问题，很多人往往采用无效的方式去应对这些问题。仅仅在美国，就有将近 2400 万人患有酒精依赖和药物依赖（Grant et al., 2004），约占美国总人口的 8.6%。尤其在全美范围内，使用麻醉剂上瘾的人数开始出现上升趋势，当然部分原因在于人们可以通过合法手段得到麻醉剂。过量使用麻醉剂导致死亡，已经成为美国 29 个州人口意外死亡的主要原因，死亡人数甚至超过因为车祸意外死亡的人口数量。目前美国精神障碍的年患病率为 27%（Kessler et al.，2005；SAMHSA，2013），这意味着在一年中，每 4 个美国人中就有 1 个正遭受严重情绪问题的困扰。

心理健康和药物滥用问题非常普遍，其中大约 20% 的女性和 10% 的男性会面临罹患抑郁症的风险（Kessler et al.，2005）。换句话说，大约 1/5 的女性、1/10 的男性在一生中将罹患抑郁症。这些数字是否表明人类的生活方式出现了问题？抑郁症真的是现代生活中的感冒吗？如果是这样的话，那么导致抑郁流行的原因究竟是什么呢？

这一章，我们将提供解读抑郁的崭新观点，帮助你转换视角，用更恰当的方式解读抑郁，这些方法和传统的生物医学模式有很大差异。首先，我们将向你介绍一种以循证为基础的抑郁症治疗方法——接纳承诺疗法（ACT；Hayes，Strosahl，and Wilson，2011）。ACT 可以有效提升人在如下几个方面的能力：

- 活在当下
- 接纳和解离痛苦体验，例如痛苦的情绪、闯入性的记忆、自我批评的想法等
- 依照个人的价值方向行动

还有一个研究领域和正念训练密切相关，现在已经独立出来，那就是将正念应用于抑郁治疗。本书前言中提到，正念不是一项技能，而是一组技能，它们以各种形式被纳入 ACT 模型。正念训练和 ACT 有区别，但是都可以用来治疗抑郁症。非常重要的一点是：如果学会了在日常生活中运用正念技能，你就可以改善抑郁。

我们还将简要介绍情感神经科学这一新兴领域。把神经科学作为情绪情感的解释基础，这一领域已经引起研究者极大的兴趣，包括识别抑郁症的神经机制，以及正念训练如何影响这些神经机制等。

　　过去几年，也有人探讨自我关怀在抑郁症治疗中的作用，这同样令人振奋。我们将详细介绍自我关怀的概念，并解释为什么学会自我关怀是克服抑郁的关键所在。

　　随后，我们将从积极心理学的视角解读抑郁。积极心理学是一个崭新的心理学分支，它研究人类的心理韧性，以及人类在日常生活中如何持续制造积极的情绪体验。目前已经知道，日常生活中积极的带有情绪反馈的行为，会创设积极情绪"账户"，可以让很多人在面对挑战或遭遇挫折时心理更具韧性，但是也会让部分人陷入抑郁（Frederickson and Losada，2005）。

　　最后，我们将介绍抑郁症治疗的生物医学观点，时下这种观点在媒体上非常流行，认为抑郁症是一种生物疾病，可以通过抗抑郁药物得到治疗。这种观点让很多抑郁症患者认为，服用药物是让他们过上正常生活的希望所在。我们也将介绍抑郁症的另一种思路：生物 – 心理 – 社会模型（Schotte et al.，2006），在解释引发抑郁症的复杂的生物、心理和社会因素时，这种观点更加客观。

　　总之，如果你真想克服抑郁症，我们必须请你把过去所有的策略归零，这可能会给你带来很大的冲击。但是只有这样，我们才能让你用一种全新的视角审视抑郁症，知道抑郁症到底是什么、不是什么，才能治疗抑郁症。你可以放松一下，做一个缓慢的深呼吸，吸入新鲜空气，带着高度的自信心和清晰的方向感去解决抑郁问题。

当代关于抑郁症的五种观点

　　为了从崭新的视角解读抑郁症，我们需要了解当前不同领域的心理学理论以及脑科学的研究结论，然后把这些理论观点进行整合，形成一份认识和应对抑郁症的"用户手册"。我们将从以下视角来解读抑郁症，它们是本书的理论基础：

- 接纳承诺疗法
- 正念
- 自我关怀

- 积极心理学

- 神经科学

接纳承诺疗法的观点

前言中已经提到，接纳承诺疗法已经被证明可以有效治疗成人抑郁和青少年抑郁（Bohlmeijer et al.，2011；Hayes，Boyd，and Sewell，2011；Blarrina et al.，2016；Zettle and Rains，1989）。ACT 认为，如果人们遵循文化规则的教导，认为感受良好才是健康和幸福的重要标志，那么人们会觉得非常痛苦，抑郁症就是案例之一。从孩提时代开始，人们就接受教导，认为一些重要的情感，包括悲伤、愤怒、拒绝、孤独、羞愧或焦虑等，是健康和幸福的威胁，必须尽最大努力去控制或消除这些痛苦情绪。

诚然，痛苦的情绪会让人不爽，从而引起我们的关注。但是，那并不意味着痛苦情绪对我们有害。事实上，痛苦情绪也许暗示着生命中有一些重要的东西是缺失的，还有待发掘。有时候，痛苦情绪可能在向你发出警告，你需要做出改变，例如离开一段不健康的人际关系等；有时候，痛苦情绪会有助于疗愈过去的创伤，例如亲人故去等。从逻辑上讲，我们不应该将这些痛苦情绪视为"敌人"，但是在成长过程中，我们确实是被这样教导的。

我们习得的很多社会规则根深蒂固，这给我们带来另外一个问题，这些痛苦的内心体验（包括痛苦的情绪、焦躁的想法、悲伤的记忆或者不愉快的身体反应等）无法通过"意志行动"控制或消除，甚至会出现一种悖论：越试图控制或消除它们，它们就越可能削弱你的觉察，你也越容易对它们失去控制。当尝试直接控制或消除痛苦的内心体验以失败告终时，人们就会寻求其他的问题解决策略，例如用酒精或药物平复情绪，或者连续睡上几个小时，试图不去理会它们。但长期来看结果更糟，人们发现，努力回避那些引发痛苦内心体验的情境、事件或人际互动，也是对痛苦内心体验的一种控制。例如，停止参加引发痛苦内心体验的活动、避免和配偶或伴侣谈论双方关系中的痛点等。再如，因为在生活中朋友比你强，你就疏远他们。他们快乐而你不快乐，这让你在聚会时非常尴尬。总之，为了保护自己，你从痛苦内心体验中抽离，回避很多生活场景。但是，这些生活场景之所以让你痛楚，就是因为它们对你来说非常重要。

不幸的是，很多人甚至没有意识到自己正在遵循这样的社会规则，其行为已经根深蒂固，甚至已经高度自动化。他们不再努力做相反的尝试，而是更加严格地遵循既定的社会规则。当被这些不可取的自我挫败的方法困扰时，他们会变本加厉地使用一些极端的应对策略，包括快速反应策略，来麻痹对痛楚内心体验的觉察（例如，酗酒、吸毒、暴饮暴食、自伤或者试图自杀等）；或者拖延策略，例如变得孤僻、心不在焉或者情感麻木等（都是典型的抑郁症状）。

回顾一下自己目前的生活状态和自己面临的情绪挑战。也许被社会训导后你已经坚定不移地认为，自己的目标就是要坚定不移地不受任何情绪的困扰。更糟的是，也许你已经坚定不移地认为，出现丝毫的消极情绪，诸如悲伤、焦虑、愤怒或恐惧等，都肯定是自己哪里出了问题。这种信息会让你一次又一次地产生情绪冲突。当与这些情绪做斗争时，你几乎不可能做出合适的行为。本能和直觉被阻拦在决策过程之外，问题被搁置，更糟糕的是你甚至会完全回避处理这些情绪。

在 ACT 看来，抑郁不是我们要解决的问题，它只是一个重要信号，表明有些事情运转不正常，生活的一些重要方面失去了平衡，我们要做的是通过抑郁所传递的信号帮助自己开启全新的生活，而不是去压抑情绪或回避生活的重要方面，那样会影响整体的生活质量。在 ACT 看来，控制情绪以及回避情绪产生的情境才是问题所在，它们并非解决问题的正确选择。

你不会因为回避情绪变得健康，恰恰相反，你越试图回避情绪就越容易受伤害。在婚姻、家庭、工作或健康领域，回避不但不会消除问题，反而会让问题加剧。例如，如果不处理亲密关系的重要议题，亲密关系就可能不再牢固，情侣可能渐行渐远。当每况愈下，抑郁加深时，你可能开始回避其他问题，即使跟伴侣面对面坐着，你也感受不到爱情的温馨和浪漫。同样，如果工作没有成就感，你采取的办法不是认真思考为何工作失去了价值，而是一味回避真正的问题，那么只能让工作变得索然无味，慢慢地你就会倦怠。同理，如果你有一些高风险的不良健康习惯，例如吸烟、酗酒或者药物依赖等，那么简单粗暴地回避形成不良习惯的真正问题，并不会降低形成不良习惯的风险。

也许，你的头脑会直接认为，抑郁症会把你变成一个你不想成为的人。虽然不是有意为之，但是始终回避不愉快的、痛苦的情绪或情境，这种模式终究会导致你抑郁。

正念的观点

ACT 运用了大量正念的概念和练习，其证据确凿：低水平的正念状态与高水平的抑郁症状相关显著（Williams，2010）。研究表明（本书也曾经提到），ACT 干预能显著提升诸如活在当下、认知解离、不带评判、有意觉察、聚焦价值等能力（Bohlmeijer et al.，2011）。更重要的是，ACT 研究表明，正念技能的提高和抑郁疗效的提升相关显著（Arch et al.，2012；Forman et al.，2012；Zettle，Rains，and Hayes，2011）。

导致抑郁的一个关键因素是过度识别社会规则，这些规则根深蒂固，都强调控制或者消除痛苦的、不受欢迎的情绪。情绪控制诉求的失败是抑郁症的核心。你情绪低落，经常被诸如此类的想法包围"我不应该如此沮丧，我做错了什么？为什么我不能感觉好一点？别人看起来都很快乐自信，为什么我不能"，你过度识别这些规则并因此自责，它们就像毋庸置疑的事实——以至于你都会忘记它们仅仅是自己的内心体验而已。

设想另外一种情况：如果你只把想法当成想法，而不是必须遵循这些看起来毋庸置疑的事实，会发生什么呢？如果想法会产生行为冲动，促使你做出无效行为，那么，单纯去体验行为冲动，而不采取任何行为，情况又会怎样呢？如果能够在想法和行为之间创造一个空间，你是否就不必非要按照想法去行动呢？

正念对抑郁之所以有效，是因为它能帮你在想法和行为冲动之间创造一个空间。这样做允许你选择趋近行为而不是回避行为。即便情绪上困难重重，也要承诺行动、投入重要的生活（Barnhofer et al.，2009；Bihari and Mullen，

2014；Williams，2008）。回避行为确实保障了情绪安全，但你却被踢出赛场。置身事外，会让人有这样的感觉：生活正从你身边悄悄溜走，这对任何人来说都会很沮丧。

如果你学会使用我们教授的正念技能，你就能在听到"心理顾问"喋喋不休时——你的大脑不断评判事物，并告诉你应该做什么——告诉自己大可不必按照它说的话去做！你不必与"心理顾问"争辩，只需要简单地做以下事情：

- 意识到"心理顾问"的喋喋不休必然存在
- 就现在来说，思考什么对你是重要的
- 把行动放在重要的事情上

正念技能在治疗抑郁症方面效果如何？最近的研究表明，在初期抑郁症患者群体中，以正念为基础的治疗方法的效果显著优于常规治疗（Sundquist et al.，2014）。对初期抑郁症患者的研究发现，72% 的患者接受正念训练之后抑郁程度显著降低（Finucane and Mercer，2006）。这些患者报告称，他们非常享受正念训练，一半以上的患者报告称在研究结束之后依然使用正念技能。

正念对抑郁起效的另外一个原因在于它阻断了思维反刍（Williams，2010）。思维反刍是一种特别不健康的抑郁表现，当事人纠结于过去的或者目前的困境，过度分析自己的缺点和不足，把自己与他人比较，由于无法"感觉良好"而耿耿于怀（Nolen-Hoeksema，2000）。英国研究人员发现，人们如果接受正念训练，患抑郁症的可能性会显著降低（Teasdale et al.，2000）。这些研究人员还发现，正念训练针对无效思维，例如思维反刍，采取更加超然的态度（Teasdale et al.，2002）。掌握了正念技能，就不大可能落入思维反刍的陷阱，尤其是不大可能在陷入思维反刍陷阱之后过度分析为什么自己不能停止思维反刍，这时候，正念技能特别有帮助。

最后，需要补充几点：正念训练的效益并不限于解决抑郁问题，它还有一些额外收益，包括提高心理效率（Deshmukh，2006）、提高问题解决技巧（Hankey，2006）、增加自我关怀水平和利他主义情感（Weng et al.，2013）以及提高自我接纳程度（Fennell，2004）等。

自我关怀的观点

自我关怀让你充满力量，让你有能力走出抑郁，帮你以整合的状态开启人生旅程。自我关怀是指对个人的缺点、不足和沮丧等采取开放、接纳和非评判的态度。

古人云"人非圣贤，孰能无过"，不幸的是，当我们把事情搞砸时，立即产生的情绪反应就是疏离，想要如同漂流到一座孤岛上一样离群索居。话说回来，失败或绝望的痛苦体验真实存在，而不是我们凭空捏造出来的。在痛苦的时刻如何对待自己，在很大程度上决定了你的痛苦程度。如果苛责自己，会更加受伤。如果友善地对待自己，时刻提醒自己也是普通人，自己不是一个人在战斗，痛苦的情绪体验就不容易伤害到你。

其实在人生的任何时刻，我们都会体验到抑郁，消极的客观事件都会带来抑郁，例如恋爱失败、丢掉工作或者被朋友拒绝等。很多时候，抑郁始于人际关系受伤、事业受挫、罹患疾病、爱人离世等客观事件。事实证明，在痛苦的时刻如何对待自己，直接决定了罹患抑郁症的风险高低。如果采取严苛的、自责的、自我否定的立场，罹患抑郁症的风险将持续升高。如果善待自己、接纳自己，抑郁症风险会大幅度降低（Leary et al.，2007；Neff，2003；Neff，Rude，and Kirkpatrick，2007）。生活中，失望或挫折不可避免，当感受到痛苦、挫败时，你可以选择自我关怀。

积极心理学的观点

积极心理学研究关注的是如何在充满挑战或困难的情况下，培养乐观的人生态度和积极的情绪状态。积极心理学的研究发现，抑郁情绪产生于孤立、退缩和回避等消极向下的举措；积极情绪则产生于愉快的行为、亲密的社会关系以及以问题解决为导向的行为等积极向上的举措（Frederickson and Losada，2005；Garland et al.，2010）。

简而言之，行为所承载的情绪色彩（可能是积极的也可能是消极的）会影响你的情绪状态。因此，人们普遍认为，一种行之有效的抑郁症治疗方法就是在日常生活中坚持积极健康的行动，包括培养兴趣爱好、锻炼身体、参与休闲娱乐活动、增加社会交往等。大量的抑郁症治疗文献表明，积极健康的情绪和行为对治愈抑郁症有直接影响（Martell and Addis，2004）。

神经科学的观点

让我们戴上科学家的面具，扮演一下科学达人，解释神经科学在抑郁症及其影响机制中的重要作用。神经科学研究人类情绪的大脑基础，包括情绪发展的大脑区域、情绪调节机制以及情绪习得机制等。神经科学家探讨抑郁症的神经基础，是希望通过大脑训练来定位和抑郁症有关的大脑区域。

神经科学的一个核心概念是神经可塑性，是指大脑经过动态调整过程不断适应环境挑战和需求，并强化现有的神经通路，甚至创造新的神经通路。这意味着你可以加强或者重塑大脑神经通路。换句话说，每天练习会强化大脑中支持这些练习的神经通路。如果你经常练习正念或自我关怀，那么大脑中支持正念和自我关怀的神经通路就将得到强化（Lutz et al.，2008）。因此，利用神经可塑性找出负责积极情绪和消极情绪的大脑区域至关重要。

到目前为止，关于抑郁症的神经科学研究已经取得了一些非常有趣的成果。

任务消极网络

大脑中与抑郁症有关的神经网络广泛分布，被称为任务消极网络（default mode network，DMN）。顾名思义，当大脑处于休息状态时，任务消极网络是大脑的"屏幕保护程序"。任务消极网络被称为"心灵的暗能量"，因为它侵蚀任务导向的大脑行为，并消耗大脑有限的注意资源（Raichle et al.，2001）。任务消极网络的激活和一系列与抑郁症相关的心理事件紧密相关，包括白日梦、注意力不集中、感官输入敏感度降低、自由联想增加等（Buckner，Andrews-Hanna，and Schacter，2008；Spreng et al.，2013）。

人们很容易讨厌任务消极网络，但是其实它在精神健康方面同样发挥着重要作用。已有证据表明，当人们休息时，任务消极网络的激活对聚焦于大脑内部的心理过程非常重要，这包括回忆过去、想象未来、感受带有道德色彩的社会情绪等（Andrews-Hanna，2012）。

任务积极网络

大脑中另一个主要的神经网络叫作任务积极网络（task positive network，TPN），它负责募集和使用所需大脑资源来完成特定任务，无论这些资源是内部的还是外部的、消极的还是积极的。任务积极网络会主动与任务消极网络抢夺大脑资源，在理想情况下，任务积极网络和任务消极网络两者相互制衡。换句话说，从神经科学的角度看，健康的大脑功能是通过聚焦于任务的任务积极网络和聚焦于内部的任务消极网络（包括休息、白日梦、想象、重新整合过去的记忆和经历等）两者之间的动态平衡来实现的（Spreng et al.，2013）。

两种神经网络中的任何一个被长期过度激活，都会出现问题。我们认为，罹患抑郁症时，任务消极网络被过度激活是其主要的工作机制。目前的治疗通常需要抑郁症患者从关注当下、专注并参与特定的认知任务或行为任务开始，重新激活任务积极网络的功能，从而抵消任务消极网络的作用。

执行控制网络

执行控制网络（executive control network，ECN）（Spreng et al.，2013）是另一种主要的神经网络，其功能是保护有限的大脑资源，并以最有效的方式分配大脑资源。它负责管理"大脑工作记忆能力"，即在面临其他冲突任务时依然能够完成当前任务，例如即使你在处理强烈的悲伤情绪时，也能完成诸如深呼吸这样的问题解决策略（Marchetti et al.，2012）。已有证据表明，正念练习可以强化大脑的某些区域，而这些被强化的大脑区域被认为是执行控制网络的一部分，这正是正念治疗抑郁症的工作原理（Lutz et al.，2008）。

神经科学对抑郁症干预的启发

上述内容对理解抑郁症有何价值？

首先，抑郁症与任务消极网络过度激活和任务积极网络过低激活有关，而任务积极网络过低激活又和执行控制网络过低激活有关。换句话说，抑郁症会让执行控制网络进入休眠状态，从而导致任务消极网络占用过多大脑资源。这可以解释抑郁症的"惯性"问题，安于抑郁状态会让你感觉更好。由于任务积极网络失去活力，你缺乏行动的动力。例如，明明知道到公园随便走走都会感觉好一些，但是当起身做这件事时，你会觉得自己就像在沼泽中跋涉。

其次，执行控制网络过低激活，会迅速消耗工作记忆容量，所以在尝试多重任务时，抑郁症患者会出现注意力难以集中、短时记忆受损等情况。在情绪紧张时，抑郁症患者会感到困惑不解和优柔寡断，可能会呆若木鸡，无法果断采取行动。

以现在积累的神经科学为基础，我们既可以开发新的疗法，也可以理解原有疗法对大脑的影响（Sambataro et al.，2013；Singh and Gotlib，2014）。例如，ACT 认为，如果被自己的想法、感受和记忆等俘虏，我们就很难接纳这些内心体验的本来面目。相反，我们会从生理和心理两个方面做出反应，就像它们是真的一样，并任由它们控制自己的行为。为了弥补"硬件"的脆弱，ACT 教导我们认知解离，教导我们放下冲动，不要对痛苦的内心体验（不想要的想法、情绪和记忆等）过度识别。练习保持这种超脱的姿态，直接瞄准和增强负责调节强烈情绪的大脑区域。例如，大脑有专门的神经通路负责解离，避免让人沉溺于痛苦的内心体验。这种神经通路主要受执行控制网络的支配。我们知道，当人遭受抑郁症侵袭时，执行控制网络的功能会被削弱。负责解离的神经通路还会通过抑制杏仁核产生作用来调节情绪唤醒水平，而杏仁核是爬行动物大脑中产生情绪唤醒的器官，这让事情变得更加复杂（Shiota and Levenson，2012；Sheppes，Brady，and Samson，2014）。

现在让我们摘下科学家的面具，说得通俗一点：罹患抑郁症时，你很难觉察到自己的内心体验；正因如此，当这些痛苦的内心体验涌现时，你很难解离。这会让你对情绪、想法或记忆等内心体验过度识别，尤其当这些内心体验充满痛苦并对你的安全和幸福构成威胁时，你更容易对它们过度识别。此时，原始情绪通路的阀门会被打开，最终将你卷入消极情绪的恶性循环（Joorman and Vanderlind，2014）。在消极情绪高度唤醒的瞬间，应对消极情绪采取解离的姿态，通过降低杏仁核的兴奋性来扭转这个恶性循环，迫使神经通路短路，防止事态进一步恶化。

如果你是一名神经科学家，该如何处理这个问题呢？你可能会说，"需要做一些事情来帮助抑郁症患者集中注意力并保持专注"。这正是正念训练能够突破性地进入情绪神经科学领域的主要原因之一。研究表明，正念训练直接影响中枢神经通路，以灵活有效的方式激活注意。有研究者进行配对对照实验，将经验丰富的冥想者和冥想练习初学者进行比较，让他们各自进行三种不同类型的冥想练习。研究结果表明，对经验丰富的冥想者来说，每一种冥想都导致任务消极网络的大脑活动减少，并导致与执行控制网络相关的大脑活动增加，而在对照组冥想练习初学者身上并没有观察到这种变化（Brewer et al.，2011）。

神经科学的自我关怀研究发现了直接影响抑郁的因素。一项研究发现，研究对象每天进行 30 分钟的关怀冥想，持续两周，就能观察到大脑变化（Lutz et al.，2009）。另外一项研究发现，自我关怀练习会产生对痛苦的利他态度（Weng et al.，2013）。换句话说，自我关怀练习，不仅可以使人对他人有同情心，也可以使人对整个人类充满关怀。这是练习自我关怀的必由之路，因为我们都是人类的一分子，谁都无法脱离人类社会单独存在。

积极心理学领域的神经科学研究表明，消极情绪对注意存在明显的挤压效应。当陷入抑郁状态时，注意会变得狭窄，你的觉察在很大程度上取决于情绪。当拥有消极情绪时，你会觉察到更多消极想法而非积极想法，想起更多生活中的消极事件而非积极事件，更多体验到消极情绪而非积极情绪等。当你拥有积极情绪时，注意会变得宽阔，你能从更加宽广的角度审视自己的生活；你能轻松回忆起积极和消极记忆；你能轻松唤醒积极情绪和消极情绪等（Frederickson and Branigan，2005）。

我们在本书中向你介绍的很多技能都源于上述理论观点，目的都是帮助你摆脱抑郁。你可以在家里练习这些技能，通过简短的大脑训练的形式进行。我们之所以故意使用"大脑训练"这个词，是因为它从字面上更容易理解，训练大脑形成神经通路，这些通路协作有助于提升个人幸福感。"大脑训练"背后的逻辑非常简单：你总得训练大脑去做事情，问题在于你训练大脑去做什么。

整合的观点：一个全新的开始

抑郁症的生物–心理–社会模型将上述五种理论观点进行了整合，在此我们将探讨上述五种理论观点的三个共同之处。

注意控制缺失和规则遵循

抑郁症让人们的注意控制停滞，无法采取非反应性的、非评判性的立场。从本质上说，抑郁症让人们无力达到正念状态。从 ACT 角度看，抑郁症患者最大的问题在于，当他们无法控制自己的注意时（这是白日梦、走神和思维反刍的副产品），他们意识不到自己已经被大脑的判断和评价所绑架。这让他们很容易被社会灌输的情绪处理规则俘虏，从而使用情绪回避策略。接下来，他们会接收到一连串让人沮丧的信息："你是个失败者，在重要的事情上你注定会失败；这样的错误不可原谅；你毛病太多，没有人喜欢你；即使你成功了，也是侥幸，人们最终会发现你就是个骗子；你需要弄清自己有什么问题，然后去解决这些问题；别人都很幸福，就你不幸福"等。

学会正念、专注、觉察，不带评判地做出反应是摆脱规则遵循的关键。要知道，正是规则遵循把我们束缚在抑郁状态。

回避加重抑郁

抑郁症经由两种类型的回避发展而来，随着时间推移，这两种类型的回避循环往复，在大脑神经通路中变得根深蒂固，并最终演变成应对情绪困扰的习惯性反应。

经验回避：拒绝直接接触不想要的想法、情绪、记忆或身体症状。经验回避是一种自我保护策略，以错误的信念为基础——痛苦的体验是有毒的或有害的。

行为回避：习惯性的回避、缩短时间或者逃离可能引发痛苦内心体验的情境、事件或人际互动。

你也许会想："如果我真的情绪低落，那么怎样才能避免感受糟糕呢？为什么回避是有害的呢?"简单的回答是,触发你不愉快情绪反应的生活情境恰恰是对你来说重要的生活情境。这可能涉及亲密关系、爱情、养育、工作、成为宗教团体成员等。这些都是鲜活生命的重要组成部分,它们原本不应该对你的情绪健康和生活幸福构成威胁,但现实却事与愿违。研究表明,抑郁症的诱因至少一半来自生活压力(Schotte et al., 2006)。一项标志性的研究发现,在抑郁症患者中,至少 25% 的病例由人际丧失或者人际挫败引发抑郁(Wakefield et al., 2007)。

抑郁就像汽车仪表盘上"检查引擎"的警示灯,它告诉你事情不对头,你需要采取行动。在充满挑战的生活中,情绪回避和行为回避,就像用胶布盖住了警示灯,因为你不想被警示灯弄得心烦意乱。这样做可能会让你暂时冷静下来,但是最终车还是要送去维修店维修,到那时问题会更严重,其程度远远超过警示灯第一次亮起的时候。同样,如果不听从身体发出的警告,你的抑郁可能会愈演愈烈,你面对的问题会不断升级,直到失去控制。更糟糕的是,因为你没有采取行动,随着时间推移,你会渐渐迷失生活的方向。久而久之,你做事的动力会被不断削弱,因为你找不到做事的理由。如果你回避生活的重要场合,回避在重要场合产生的情绪反应,你会失去很多重要的成长机会。

抑郁行为引发抑郁情绪

这个主题对实现我们的目标非常重要:抑郁不是你拥有什么感受,而是你做出什么行为。抑郁症的行为治疗理论认为,在出现各种抑郁症状之前,早就出现了引发抑郁症的各种行为(Carvalho and Hopko, 2011)。神经科学告诉我们,在抑郁症中看到的很多行为——自我隔离、回避、消极的问题解决以及久坐不动的生活方式等,都可以看作日复一日的大脑训练。也许你还不知道,这些行为其实过度激活了大脑的任务消极网络,从而引发抑郁情绪和抑郁行为。

积极心理学的研究表明,反之亦然:积极行为可以产生积极情绪,积极情绪提高动机水平,进而产生更多的积极行为(Garland et al., 2010;Frederickson and Losada, 2005)。换句话说,你的行为模式决定了你的情绪状态，无论是积极的还是消极的都是如此。这其实是个好消息，因为，虽然你很难唤醒自己想要的情绪状态，但是你可以控制自己的行为模式。因此，虽然你没有处于巅峰情绪状态，但是你依然可以选择健康的、富有成效的行为模式。事实证明，积极行为是产生积极情绪的绿色通道。

很少有人听过"行为引发抑郁"这一说法，让我们通过一个案例进行补充说明。

昨晚你睡得不好，早晨醒来后感到非常疲惫。你决定减少日常活动，尽量少走路。到中午感觉犯困的时候，你喝了一杯咖啡提提神。一天结束，你筋疲力尽，也因为很多该做的事情没做而感到内疚。为了感觉好一点，你熬夜看电视。我们通常都是这样做的，对吧？结果，第二天你也没有睡好，第三天你更累了。你活动量越来越少，整天无精打采——如此循环往复。抑郁症就是这样的恶性循环。

举这个案例不是为了让你厌恶自己的行为模式，毕竟每天都选择健康有效的生活方式对每个人来说都具有挑战，这不是抑郁症患者特有的问题。我们只是想让你明白，有一种方法可以让你摆脱抑郁症，而且你可以立即采取行动，加以控制。即使罹患抑郁症，你也可以选择尝试新的行为。

生物医学观点的瑕疵

我们已经从五个角度对抑郁症进行解读，接下来将对整合的生物－心理－社会模型和传统的抑郁症生物学模型进行比较。

抑郁症是否为一种生理疾病

抑郁症是一种生理疾病，这样的信息几乎无处不在，一直以来，这种观念深受制药业、精神病学界和消费者权益保护组织的追捧。对制药业来说，把抑郁症当成疾病，通过卖药可以带来数十亿美元的销售利润。对精神病学界来说，把抑郁症当成疾病，不仅能够简化医疗程序，还能化繁为简、对症下药。对消费者权益保护组织来说，将抑郁症当成疾病，不仅可以免除疾病带来的责任，还可以降低罹患心理疾病的病耻感。

但事实上，把抑郁症作为一种生理疾病，目前为止还没有得到科学证据的支持。这也是世界卫生组织——负责鉴别和描述新型疾病的国际机构——目前并不承认抑郁症是一种生理疾病的原因。

抑郁症是否为体内化学物质失衡的结果

生物医学模型的另一个假设认为，抑郁症是由大脑内化学物质的失衡引发的，化学物质失衡会产生抑郁情绪、抑郁思维和抑郁行为，这被称为血清素假说。5- 羟色胺是一种神经递质，多年来它一直是生物学领域研究抑郁症所关注的焦点。事实上，大多数现代抗抑郁药物的作用机制都是改变神经系统的血清素水平，或者说提高血清素再吸收的速率。Whitaker（2010）的研究搜集了自20 世纪 80 年代中期到现在，抗抑郁药物问世以来，关于血清素假说的所有生物精神病学文献，最后得出结论：没有足够的证据表明抑郁症是由化学物质失衡引起的。诚然，所有的人类行为最终都可以用生物学和化学去解释，但是目前我们尚不清楚大脑内化学物质的个体差异是否会导致抑郁，也不清楚化学失衡是否会导致个体出现与抑郁有关的情绪、思维和行为。

或许变单向的因果关系为双向的互为因果关系，可以让我们更好地理解大脑化学物质与抑郁情绪、思维和行为之间的关系。例如，抑郁行为可能对大脑产生化学影响，反过来，大脑中的化学物质也可能影响抑郁行为。如果你情绪低落，那么在生物 – 心理 – 社会观点看来，情况还比较乐观，因为该观点认为，除了药物治疗之外，还有很多有效的治疗方法。

药物治疗是否为治疗抑郁的最好方法

生物医学观点自然而然地将服用药物视为治疗抑郁症的第一道防线，因此，美国充斥着各种各样的精神药物。但问题是抗抑郁药物效果究竟如何？

最近，一篇关于抗抑郁药物治疗的文献综述指出，在治疗轻度到中度抑郁症患者的临床症状方面，服用药物并不比服用安慰剂（糖片）更有效，只有少量证据表明服用药物对治疗重度抑郁症患者有效（Khin et al., 2011）。该研究之所以可信，是因为它得到美国食品药品监督管理局的赞助，该政府机构负责新药审批，并应对抗抑郁药物批复过程中出现的争议问题。但与此同时，药物治疗对重度抑郁症疗效究竟怎样，学界依然存在争议（Kirsch，2014）。

如果罹患轻度到中度抑郁，抗抑郁药物的疗效可能和服用安慰剂差不多。用统计术语来讲，响应概率为40%～50%。而且，正如我们经常跟药物服用患者说的那样，不要低估安慰剂的效果。事实上，安慰剂在医学上效果非常强大。确信所做的事情一定有所帮助，这种信念比要做的事情本身更有力量。

与此同时，其他因素也会影响抑郁症的治疗效果。单纯的药物治疗复发率很高，服药九个月到一年之后一旦停药，抑郁症复发率高达70%。并且有趣的是，许多研究也表明，在预防抑郁症复发方面，行为疗法效果更好（Paykel，2006）。这个研究发现很重要，因为抑郁症复发非常普遍。许多罹患抑郁症的人都经历过康复之后复发的情况，这种反复甚至持续一生。因此，任何降低抑郁症复发率的疗法都值得深入探索。

药物治疗是否见效更快

另一个值得探讨的问题是何时见效。通常认为，药物治疗比心理治疗或自助计划见效更快，但是研究表明，行为和认知疗法其实比服用抗抑郁药物见效更快（Kelly，Roberts，and Ciesla，2005；Mynors-Wallis et al.，2000）。最近，行为治疗的研究表明，相当数量的病人在1～3次治疗期间就出现症状明显改善的情况（Cape et al.，2010；Lutz，Stulz，and Kock，2009）。

药物扮演着怎样的角色

这给我们提出了两个重要问题，如果你正在服用抗抑郁药物或者打算服用抗抑郁药物，你肯定会问：药物在抑郁症治疗过程中发挥着怎样的作用？本书所提供的原理和方法又发挥着怎样的作用？

答案很简单（当然我们是有倾向性的）：即使你从药物治疗中获益，选择本书所教授的策略也是明智的，它可以帮助你预防抑郁症反复发作。

如果你正在服用抗抑郁药物，那么你可以这样想：药物有助于减轻一些抑郁症状，包括非常疲劳、精力丧失、睡眠不足、注意力不集中等，以上症状让你在生活中无法做出积极的改变。从这个意义上说，药物对一部分人是有帮助的，会缓解他们无法忍受的、无法适应的症状。

但是药物本身不能给你带来任何积极改变——只有你自己能够做到。本书所提供的技巧和策略可以作为指南，指引你何时何地以及如何让生活发生改变。在此需要澄清一点，我们并不反对服用抗抑郁药物，我们只是希望你有足够的信息来判断服用药物的利弊。我们的目的是帮助你权衡药物可以为你做什么，自己可以为自己做什么。

走出幻想，采取行动

一旦理解了抑郁症是什么，而非"应该"是什么，你就算做好准备，可以开始采取行动了。抑郁症实际上是一种信号，告诉你生活失去了平衡；抑郁症绝非偶然事件，它被设计得如此完美，目的在于向你通报生活中发生了哪些重要的事情。不要抗拒抑郁症，别把它仅仅当作一种疾病，或者因为罹患抑郁症而自怨自艾，而要学会接纳自己当前的生活状态，并且把抑郁症看作人类在复杂环境下生活的必然状态。

就在此时，就在此地，你可以停止各种挣扎，善良而友好地对待自己。现在，你可以把精力用于解决各种难题，使用各种问题解决策略。本书即将向你呈现如何克服抑郁，过上鲜活而有目的的生活。

需要培养的观念

□ 抑郁症不是病态——大约 20% 的人都经历过。

□ 抑郁症是回避而非面对痛苦生活的必然结果，抑郁症非常狡猾，会引发抑郁行为，并且不断加剧。

□ 抑郁症是你正在做什么，而不是你拥有什么。抑郁症通过行为模式表现出来——而行为模式是可以改变的。

- 抑郁症主要包括三种行为模式：回避行为、注意控制缺失的行为、产生消极情绪的行为，而且这三种行为模式都是可以改变的。
- 抑郁症是生活失去平衡的信号，也是行动的号角，行动起来反而可以帮助你创造更美好的生活。
- 正念训练对抑郁症具有积极作用，可以改变大脑中与抑郁症有关的神经通路。
- 学会正念和自我关怀可以切断引发抑郁症的回避行为模式。
- 培育产生积极情绪的生活方式可以扭转抑郁行为的恶性循环。

第2章

抑郁症的诱发因素

> 希望在接下来的一年中你能够犯一些错误。因为只有犯错误，你才会创造新事物、尝试新事物、学习、生活、鞭策自己、改变自己、改造自己的世界。你在做以前从来没有做过的事情，更重要的是，你在做事情。
>
> ——尼尔·盖曼

生活在现代社会，无论是否做好准备，你都需要应对生活中一系列挑战，既包括重大生活事件（例如离婚、丧偶、创伤、慢性疼痛等），也包括日常生活中持续不断的琐碎烦恼（例如邻里争吵、交通堵塞、吃了不健康的食物导致消化不良、没钱支付账单等），这些都在给我们制造压力。你的任务就是设法应对这些挑战，过上一种有活力、有意义、有目的的生活。

借用一句名言：生活就是一道关卡接一道关卡；你的任务是确保同一道关卡不要一而再再而三地绊倒你。当你在生活中遇到困难时，你的目标是克服困难并与之共舞，这样你才可以继续前行，直到遇到下一个困难。这很像坐在轮胎上，沿着一条河流漂流而下。当遇到巨石和湍流时，你必须放松，让水把你带到下游，相信前面肯定有一片宁静的水域。遗憾的是，这种看法在社会中并不常见。我们被教导的内容与此截然不同：和痛苦的体验做斗争、战胜情绪才能显示我们的坚强。这种观念使我们很容易受到各种问题的困扰，其中就包括抑郁症。

抑郁症的第一个诱发因素是人们必须持续不断地处理生活压力，这是现代生活的重要组成部分。持续的生活压力，无论大小，都会挑战我们解决问题的能力和耐心。在克服抑郁的过程中，你将学会如何识别生活中引发抑郁的危险情境，并从中吸取教训。你越擅长识别和预测引发抑郁的生活事件，就越能熟练地阻断使用无效应对策略的心理过程。如前所述，生活中充满无数具有挑战性的情境、事件和人际互动。在本章，我们将带领你盘点生活中有哪些扳机点会触发抑郁。

生活中的大多数挑战要求我们即使情绪不适，也要想出创造性的问题解决方案。在这个过程中，我们就有可能犯错误。但是，如果你培养了好奇心、开放性和对内心体验的接纳，同时专注于处理和解决手头的问题，你会发现自己潜力无穷。

抑郁症的第二个诱发因素是人们受到社会的教化，自动回避情绪不适。之所以如此，部分原因是早期的学习经验让我们对情绪不适缺乏足够的觉察。我们从小就接收大量社会信息，要求我们控制情绪冲动和行为冲动。如果不按照要求做，就会受到惩罚。气急败坏的父母会用威胁的口气责骂我们："别哭了，再哭我非揍你不可！"即便有充分的理由哭泣，父母的做法也在暗示我们，哭泣是错误的，如果不想被惩罚，就必须停止哭泣。可以说，这种情绪控制训练贯穿我们整个童年时代。

小时候的一些角色榜样很少给我们示范如何以接纳、开放的态度对待情绪。他们可能已经厌倦了与自己的情绪做抗争，转而使用酒精或药物，或者与人隔绝、暴饮暴食等。他们也可能在患上慢性抑郁症之后，通过药物治疗、漠视问题等方式应对挑战。

我们还学会了另外一种回避方法——尝试错误。如果我们发现某种反应有效（例如，如果不拨打电话，自己就不会心烦意乱），接下来我们就会再次做出这种反应。我们不一定能够意识到"虽然某种反应可能在一种情况下有效，但不能保证它在所有情况下都有效，下次就未必有效，相同的情况也未必有效"。用 ACT 的专业术语解读："我们没有认识到，情绪回避可能短期有效，但是长期有害。"我们不一定是有意去尝试错误，而是在获得语言使用能力时（无论是说话等外部语言，还是思维等内部语言），也学会了迅速内化各种各样的规则。事实上，大多数社会教导的规则都抗拒改变，即使遵循这些规则会导致灾难性的结果，我们也很少去改变规则。

当遭遇生活挑战时，要想保持灵活的姿态，我们需要从心理规则中抽离出来，仅仅将其视为规则，而不让规则支配我们的行为。这样我们才能占据有利地形，选择真正有效的问题解决策略。对抑郁症患者来说，我们很喜欢用这样的比喻：**如果生活压力和日常烦恼是火焰，那么遵循社会灌输的规则、怂恿情绪回避和行为回避则是汽油。**

在这一章中，你有机会审视自己当前的生活中有哪些风险因素，然后去思考并理解自身有哪些力量在回避这些风险因素。要想超越抑郁，需要练习一些技巧，帮助你迅速识别并拒绝使用那些短期有效、长期无效的悲伤缓解策略。

火焰：应对重大生活压力和日常生活烦恼

无论是应对重大生活事件，还是处理日常生活琐事，都会给我们带来压力，让我们感到痛苦。描述这种短期症状的专业术语是"恶劣心境"，在应对各种生活挑战时，几乎每个人都遭遇过恶劣心境。

当遭遇恶劣心境时，你的所作所为将决定你的情绪走向。常见的无意识反应通常遵循情感回避规则，让你专注于控制或消除痛苦的想法、感受、记忆或身体症状。然而，ACT 从根本上认识到，你不能仅仅通过回避或假装痛苦不存在等方式来控制或消除痛苦。那样痛苦不但不会离你远去，还会变本加厉、卷土重来。一旦控制无效，你会慢慢陷入抑郁麻木的状态。当大脑的有限资源消耗殆尽时，这种抑郁麻木状态是唯一的避风港。

面对情绪困扰，另外一种应对方法是"梳妆打扮，优雅起身"，让自己振作起来，"回到游戏中"，去做对自己重要的事情。可以说，这是一种接近问题、直面问题的解决策略。去体验某个时刻能够体验到的各种感受，去做某个时刻对你来说重要的事情。你的目标不再是控制或摆脱情绪；与之相反，你以情绪为指引，去发现对自己重要的事物。之所以去感受情绪的痛苦，不是因为你有残疾或有缺陷，而是在那种情况下有一些事物对你非常重要。如果你愿意去做对自己重要的事情，那么情绪痛苦就是你的朋友，而不是你的敌人。当然，这说起来容易做起来难。事实上，"梳妆打扮，优雅起身"的反应方式需要运用大量的正念技能，去接纳痛苦的、不想要的内心体验，并按照符合个人价值的方式行动。这是脆弱的人类超越抑郁的必由之路！

第一步是要觉察到你正处于选择的十字路口，或者说正处于人生的十字路口，你接下来的行动是决定后续长期感受的重要因素。有些十字路口非常明显，例如失去工作、与伴侣分手、成为犯罪或虐待的受害者、爱人离世、失去房屋赎回权等；有些十字路口则比较模糊，它们非常琐碎且时常发生，我们称之为日常生活烦恼，顾名思义，就是日常生活中不断出现的小麻烦：烤焦面包、孩子乱发脾气、同事说话尖酸刻薄、忘带午餐、收到银行欠款通知、轮胎漏气、约会迟到等。

日常生活烦恼让人很受煎熬，当我们试图持续回避或压抑日常琐事引发的情绪反应时，尤其如此。采取"战斗"策略可能会产生意想不到的后果，例如更加生气、产生更多的情绪反应等。这样做还会导致更强烈的麻木感，希望迅速从中抽身。这两种做法都会损害我们的人际关系和问题解决能力。让我们来看看三种常见的生活事件，它们都让人处于关键十字路口：人际丧失、创伤压力和健康问题。

人际丧失

有时候，失败的情感会让人抑郁。我们看看鲍勃身上发生了什么，可以了解人们在生活中很容易做出错误选择。

鲍勃的故事

鲍勃是一名内科医生，47岁，在医学院学习期间被首次诊断患有抑郁症。由于当时专业训练很严格，他长时间得不到充足睡眠，因此出现挂科，开始对医学失去热情。

尽管情非所愿，他从医学院毕业后还是与恋爱多年的女友结婚。他的妻子是一个很有活力的人，也非常爱他，两人生活的头几年似乎很幸福。后来鲍勃实习期结束，到一个小镇执业。他致力于为农村病人提供服务，因为那里医疗资源短缺，但让他没想到的是这份事业让他的工作时间比过去更长。

他和妻子养育了两个孩子，妻子经常抱怨鲍勃对提高婚姻质量不感兴趣。鲍勃觉得自己越来越受排斥，又无力解决这个问题，最终他和妻子、孩子的距离越来越远。他开始晚上喝酒，这让他感觉比较放松。起初，喝酒似乎给了他一点活力，他开始可以和妻子聊天、和孩子玩耍。但是喝酒让他很难集中注意，于是他开始无休止地观看电视上的体育节目。

鲍勃每天起床之后就去工作，每天从早干到晚。当妻子带着孩子离开，去邻近城市和父母一起居住时，鲍勃感到很惊讶。几个月后，有同事关心鲍勃，跟他说，"你状态很差，看起来很累，整天宿醉未醒的样子，你应该去看医生"。这让鲍勃再一次处在选择的十字路口，但是这一次他做出了不同的选择——寻求帮助。

创伤压力

生活充满挑战，从童年开始累积的创伤，让人类在面对抑郁时更加脆弱。有一项大型研究调查了童年期遭遇的不良事件（包括父母离异、家庭暴力、身体虐待、情感虐待、性虐待、父母滥用药物、父母入狱、父母患有精神疾病等）对成年期心理健康和身体健康的影响（Felliti et al., 1998；Dong et al., 2004）。研究者惊讶地发现，不良事件发生率非常高，而且大多数人在经历不良事件时从未得到任何帮助。安娜的故事为我们提供了一个案例，说明要克服创伤后的情感障碍非常困难。

安娜的故事

安娜是家里第一个上大学的，她聪明而且勤奋，虽然只在暑假上学，但是三年就完成了本科学业。她的童年时代和青少年时代多灾多难：父母在她孩提时代离婚，母亲在她十岁时去世。十几岁时，祖父被谋杀，大学一年级约会的时候她又被强暴。考虑到研究生毕业可以让自己有更多的就业机会，所以她没有歇息片刻，就报名入学。

安娜想交朋友，但和同龄人不同的是，她的社交时间很少。关于自己过去的麻烦，她没有跟任何人提起，她认为所有的不幸都是自己的错。在研究生班，她异常努力，把大量精力花费在儿童福利事业上，还把钱寄给因公致残的父亲。晚上，她上网冲浪、看恐怖电影、玩在线视频游戏，直到精疲力竭，趴在桌子上睡着。安娜的睡眠饱受噩梦侵袭，当醒来时，她感到胸口阵阵疼痛，这让她很担心。肩膀和脖子上的紧绷感，也让她每天都很烦躁。

随着时间推移，她发现自己很难集中精力学习，开始逃课、缺考。安娜的成绩开始下降，她的专业导师叫她参加一个会议，这让安娜处在选择的十字路口上，她可以选择做一些积极的事情来应对日益加重的抑郁。她决定阅读导师推荐的一本自助书籍，并承诺如果感觉不太好，会在一个月内预约学生健康服务中心的辅导老师。

健康问题

另一种导致抑郁的常见原因是行为方式不健康。在我们的社会文化中存在一种误解——健康是自然现象，不需要刻意追求，遇到健康问题就去找医生，他们通常能妙手回春、药到病除。

实际上，决定健康的是行为和社会因素，而非寻求医疗救助。能让我们身心愉悦的事情其实都需要努力——吃好喝好、锻炼身体、睡得踏实、培养良好的人际关系等，概莫能外。卷入不健康的行为是回避或控制悲伤情绪的常见模式，乔的故事显示了采取这种策略的长期代价。

乔的故事

乔一直纠结于自己的不合群，认为自己是一个怪人。在青少年时期，只要在社交场合，乔就会玩手机，或者在餐桌旁发愣，能借口离开就离开。乔喜欢烹饪，认为自己是一个"吃货"，吃可以缓解情绪，这样的应对方式也拓展到其他生活领域，包括学习、玩电子游戏、感到孤独时。

到大学后，乔的体重已经超过了 300 磅[⊖]。大四时，他遇到一个心仪的女孩，为了取悦对方，他减了不少体重。后来他们结婚，但是婚后一年，乔的体重又恢复到从前。妻子嫌他太胖，对他的饮食习惯意见很大，特别是乔晚饭后控制不住自己吃冰激凌。最终，她有了婚外情。晚上，乔搬到另外一间卧室，吃零食、听音乐，回避被拒绝的痛苦情绪。

当被诊断出高血压和高血脂时，乔感觉更加难受。他找借口不去教堂，除了重大节日之外，避免家庭聚会。他宁愿待在家里看电影、听音乐、吃垃圾食品。乔不想被妻子拒绝，不想从医生那里听到坏消息，也不想担心自己的身体，这一切都让他更加失望。

一天深夜，乔胸痛难忍，妻子带他去急诊室，他被诊断为心绞痛，并被告知需要减肥和改变饮食习惯，否则可能心脏病发作。那天，乔发现自己处在选择的十字路口上。第二天，他告诉妻子自己想找一个心理医生，帮助自己改善生活。

可以看到，鲍勃、安娜和乔都在刻意回避痛苦的问题给自己带来的消极影响——直到意识到解决方案无效，至少不是他们真正想要的问题解决方案。虽然他们在健康、人际关系、工作和娱乐方面的价值都非常鲜活，但是他们的行为驱动因素是消极回避而非积极参与。正如大多数抑郁症患者一样，这三个人都决定寻求专业帮助改善自己的生活。在咨询师的帮助下，他们学习使用本书所教授的许多技能。他们学会如何转过身来直面自己的抑郁，让自己每天都有点滴进步。

抑郁症的诱发因素

还记得那句谚语吗？"一分预防胜过十分治疗。"这说明克服抑郁症很重要，

⊖　1 磅 =0.45 千克

预防抑郁症更重要。如前所述，充满压力的生活环境是抑郁的诱发因素，如果放任自流，会造成慢性抑郁。抑郁症风险因素充斥着各个生活领域：人际关系、工作／学习、休闲／娱乐、健康等。试图忽视这些风险因素，希望它们不会发生或者希望问题自行解决，这些都于事无补。当你发现自己还在信奉这些观点时，这就是一个信号——你还没有意识到自己已经受到情绪回避原则的操纵。更有效的方法是紧紧盯住这些问题，别让它们有机会靠近你。

确定抑郁症的诱发因素

为了帮助你更好地理解抑郁症的诱发因素，请阅读下面的抑郁症诱发因素评估问卷，找到符合你情况的内容，按照 10 个等级评分，1 表示问题很小，10 表示问题很大。在最右栏，填写诱发因素是最近出现的还是已经存在很长时间。

抑郁症诱发因素评估问卷

诱发情境／扳机点	评分 （1～10）	持续时间 （近期或早期发生）
我和生活伴侣的关系并不尽如人意		
空闲时我不知道怎么玩		
我身体非常疼痛，健康状况堪忧		
我在工作中得不到任何激励		
我正在花费大量时间和精力看护慢性病患者		
我对自己照顾身体的方式感觉不好		
我对自己前些年做过的事情感到后悔		
我睡眠不足，经常感到疲倦		
我缺乏精神方面的修炼		
我认为朋友们让我失望或者利用了我		

（续）

诱发情境 / 扳机点	评分 （1 ~ 10）	持续时间 （近期或早期发生）
我与孩子、兄弟姐妹或父母关系疏远，经常发生冲突		
我在童年的虐待和创伤记忆中挣扎		
我比预想的更频繁地使用毒品、酒精或烟草		
我在家庭里或工作中承受着很大的压力		
我很担心钱不够用		
我遭受伴侣的身体虐待或情感虐待		
其他（请描述）：		

　　进一步探索。完成上述抑郁症诱发因素评估问卷，你发现了什么？是标记了很多因素，还是只标记了一两个因素？每个诱发因素给你造成多大的情绪波动？其中有些因素可能是慢性的或长期存在的，而另一些因素可能只是最近才出现的。这里有两个基本的经验法则，能够帮助你评估自己的抑郁风险水平。

- 遭遇令人痛苦的问题越多，风险越大。
- 问题在生活中出现的时间越长，风险越大。

汽油：规则遵循

　　大多数抑郁症患者不会刻意回避处理自己的压力问题。通常，他们知道回避不会对改善其境遇有丝毫帮助，小心翼翼地对待痛苦的想法、情绪或记忆不会解决任何问题。那么，为什么聪明的、有洞察力的人在内心和头脑中明明知道某些策略于事无补，却一直反复在使用呢？

　　这都归结于第 1 章提到的两个有害的过程：规则遵循和回避行为。两者如同一套强有力的组合拳，使人很难摆脱抑郁的恶性循环。

如果抑郁症患者所采取的策略让自己感到越来越糟糕，那么通常的做法就是停止使用这些策略，转而寻找更有效的策略。但抑郁症患者在面对痛苦的情境时通常不这么做。一定有某种心理过程干扰到抑郁症患者，让他们无法客观评估策略是否有效，无法做出必要的改变。情况是否如此呢？造成这一切的罪魁祸首似乎是头脑本身，它让抑郁症患者对行为结果不够敏感，尤其是对规则遵循行为。

现在，我们尽量用形象的语言分享一些科学知识，帮助你理解语言和思想如何创造出我们称为"头脑"的东西，以及"头脑"如何控制我们的行为。这很有难度，因为大多数人都不认为"头脑"属于科学范畴；更确切地说，我们习惯于活在自己的想法中，并按照想法的指示去行动。让我们从关系框架理论（RFT；Hayes，Barnes-Holmes，and Roche，2001）开始吧，这是一种新兴的关于人类语言的理论。关系框架理论对 ACT 的发展产生了巨大影响；事实上，很多 ACT 干预策略都以关系框架理论为基础。

语言如何控制行为

关系框架理论的基本目标是探索人们在生命周期中如何获得各种语言功能，复杂的语言功能又如何调节人类行为。语言的两个重要功能是组织和调节每个族群成员的行为，这两个功能都隐藏在语言本身当中，因此我们甚至可能觉察不到自身行为受到自己大脑神秘力量的控制。

关系框架理论基于如下假设：言语和非言语（我们所熟知的思想）在本质上是一样的。它们是一种象征性活动，既让我们向他人展示自己，也让我们在内心对自己做出解释。迄今为止，人类是唯一具有这种能力的物种，这也被称为"自我反思"。自我反思可以让我们与自己的思想进行内部对话。显而易见，这种能力非常具有进化意义，让我们占据了食物链的顶端。但是这种神奇能力也有其阴暗面，当它指向内部并且以错误方式运行时，就会让我们产生巨大的痛苦。虽然人类处于进化金字塔的顶端，但是人类是目前已知的唯一会自杀的物种。现在我们集中讨论，当人类在接触、理解和使用情绪体验时，语言是怎样悄无声息地把人类引入歧途的。

规则支配的行为

在关系框架理论中，"规则支配的行为"描述的是受到"任意推演的符号关系"直接控制的行为（无论对谁来说，这个词语都非常拗口，如果有勇气，你可以说 20 次试试）。任意推演的符号关系让我们形成一些心理规则，让我们不用直接接触遵循社会规则所带来的结果，就知道应该如何行动。任意推演的符号关系在进化过程中非常重要，如何强调都不为过。如果把语言看作将人类置于食物链顶端的操作系统，那么规则支配的行为就是该系统的核心零部件。仅仅通过传授心理规则，我们就可以教给孩子成百上千的生活事实。这意味着孩子不需要通过亲身体验去学习规则。例如，一位母亲告诉孩子："永远不要碰炉火上的热锅，不然会烫到你！"孩子不需要走到炉子旁把手放在锅上，就可以学会这个简单而痛苦的规则。规则支配的行为在知识传播时非常有效，这是人类知识不断进步的主要方式。

规则支配的行为也可以扩展到社会合作行为。很多社会规则都包含了对规则服从的奖赏，例如"如果你微笑，世界会和你一起微笑；如果你哭泣，就只剩你独自哭泣"。如果规则说，"悲伤是不健康的，只有摆脱悲伤，你才能恢复健康"，那么我们通常会遵循这条规则，而不去反思这条规则在现实生活中是否有效。这是关系框架理论的基本原理之一，被称为"增强"。增强会为遵循成熟的规则带来额外的奖赏（例如，如果克服悲伤，你就会过上健康快乐的生活）。

增强是一种强有力的行为控制原则，它让你无法根据规则遵循所带来的实际结果做出行为改变。这意味着，某项规则一旦在语言系统中建立，即使遵循这项规则所带来的实际结果令人沮丧，你也会继续遵循它。是不是听起来非常熟悉？在生活中，明知不会产生更好的结果，但你依然反复采用相同的策略。例如反复与配偶、伴侣、孩子或父母争吵同样的问题，生活却没有丝毫改观。或者为了放松，晚上你会吃一些垃圾食品，即使这样做让你肠胃恶心、难以入睡也在所不惜。

规则对行为的控制功能让你为规则"买单"并刻意遵循——这样做，有时候你自己能觉察到，有时候觉察不到。"买单"规则意味着你遵循规则，并允许规则指导你的行为。例如，想象一下，生日那天，你的伴侣没有丝毫表示，既没有迹象表明他要为你准备一顿特别的晚餐，也没有迹象表明他要带你出去吃晚餐。这时，你脑海中可能会冒出一项规则："如果他真爱我，不用我提，他也应该记得我的生日，知道我期待特别的浪漫。"这条规则鼓励你沉默不语，看看爱人是否会做出爱你、关心你的举动。绝大多数规则产生于语言，我们很难看清这些规则究竟是什么，在大多数情况下，我们意识不到某些规则正控制着自己的行为。ACT 中，有专门的术语描述对规则的过度识别，这个术语叫"融合"。顾名思义，融合就是在某个瞬间把自己和自己的体验融为一体，无法区分自己和自己的体验。在融合状态下，人们很容易遵循规则。

例如，在下班回家路上，抑郁症患者通常会这么想，"我知道，喝酒只会让抑郁症变得更严重"。一回家，这个人可能会想，"我很生气，生活没有丝毫改观，我不能让自己有这种感觉。唯一能让我感觉好些的就是喝一杯"。刚刚意识到酗酒会加重自己的抑郁，但是几分钟后，这个人就可能添加其他规则让自己过度饮酒。这些规则表明，为了情绪健康，必须立即消除"坏的"感受，例如愤怒、空虚，"坏的"想法，"生活没有丝毫改观"等。不幸的是，长此以往，饮酒会引发更严重的抑郁。

融合和规则遵循之所以麻烦，是因为两者对人们的社会环境适应能力至关重要。你不会质疑自己的头脑："红灯一亮，就不要闯人行横道。"当你牵着爱人的手说"我爱你"时，你不希望"我爱你"只是大脑里的一个想法。你希望和大脑里的想法融合，在美妙的时刻体验更多的亲密。

所以，要想摆脱抑郁，你面临的真正挑战在于，区分融合或规则遵循何时会让你受益，何时会伤害到你。你首先需要觉察到，你和自己的想法、情绪、记忆和身体感受之间存在差别。你不等于你的内心体验。思考你与自己的想法、情绪、记忆和身体感受等内心体验之间的关系：当想法或情绪产生时，你"或者成为它们的主人，或者成为它们的奴隶"。如果能够成为它们的主人，那么你会说"我有这样的想法：生活没有意义"，或者"我现在觉察到自己很难过"。仅仅去觉察自己的想法、情绪、记忆和身体感受等而不去相信它们，这就是正念的基石。

规则遵循与生活的"自动驾驶"状态

现在，规则遵循的影响简直无处不在，自动化的、习惯性的行为方式俨然成为现代生活的标志。人们有意识的生活被社会规则所绑架，使得人们实际做出的行为和价值相去甚远。回想一下你现在每天的生活（例如，刷牙、上班或上学、吃饭、与爱人互动等），有多少时间是有觉察的？有多少时间是有意而为之的？如果跟大多数人一样，那么你的回答肯定是"很少"。在 ACT 中，我们把这种生活状态称为"自动驾驶"状态。对于日常生活的所作所为，我们的觉察和意识往往非常有限。

很多年以来，人们普遍公认的科学事实是，只有 5% 的行为是有意识、有目的的，另外 95% 的行为则受到环境线索（例如，闹钟、短信提醒、日历提醒等）和社交信号（例如，做别人正在做的事、模仿别人的穿着等；Baumeister et al.，1998）的控制。神经科学研究表明，人类天生会观察、整合和模仿他人的行为（Gazzola and Keysers，2009）。人类的大脑结构天生就被设计用来帮助我们和部落其他成员的行为保持一致。

糟糕的是，神经科学研究表明，我们之所以做事情自动化，部分原因在于大脑试图保护问题解决资源和注意资源。因此，在某种程度上，自动化行为具有自我保护功能。作为人类，我们每天都做成百上千的事情。研究表明，如果从事各项活动都需要付出一定的意志努力，很快你就会发现，你很难时刻保持同样的觉察水平和意识水平（Galliet et al.，2007）。

从 ACT 角度看，"处于自动驾驶状态本身不是问题，但是在大多数情况下都处于自动驾驶状态就比较危险了"。如果自动驾驶状态持续时间过长，那么规则支配的行为会控制过多的生活领域，但是这些规则往往工作不良。特别是当你罹患抑郁症时，如果长时间处于自动驾驶状态，你会习惯性地、接连不断地采取一系列微妙的情绪回避和行为回避。从这个意义上说，日常生活的挑战有点像中国古代的水刑：头上浇点水并不可怕，可怕的是连续几天在你头上不停地浇水。一个小小的情感回避行为似乎没什么大不了，但是怎样才能阻止它变本加厉地变成 100 个呢？

规则遵循会让人遵循规则，除非你活在当下并有意识地打破回避模式，否则抑郁情绪很快会失控。在日常生活中，要想抵御自动驾驶模式的规则遵循，重要的是有一套可靠的策略帮助你活在当下、保持觉察。首先你得盘点一下，哪些因素容易让你进入自动驾驶模式。有些活动可以很好地反映出你正在遵循某些规则，下面的练习将帮助你做到这一点。

自动化生活问卷

下面的问卷将帮助你明确，哪些生活领域处于自动驾驶模式。阅读每一道题目，并在符合你情况的题目上画圈。

1. 大部分时间我都觉得无聊。

2. 我花费大量时间看电视或上网。

3. 我做事困难，速度比以前慢。

4. 我总是往前看，提前做计划。

5. 我空闲的时候喜欢走神。

6. 我经常觉得我跟自己的身体感受脱节。

7. 我经常发现我没注意到自己在做什么。

8. 我经常忘记在白天停下来休息休息。

9. 我发现自己即使有空闲时间也很难放松。

10. 空闲时，我更喜欢做让自己注意分散的活动。

11. 我难以完成需要集中注意的任务。

12. 大部分时间我都感觉麻木。

13. 我感觉忙忙碌碌，一直在赶路。

14. 和别人说话的时候，我发现自己的注意没跟上。

15. 我难以拿出大块时间陪伴配偶或孩子。

16. 我觉得自己每天的工作都满满当当。

17. 我经常推迟自己喜欢的活动。

18. 如果生活规律被打乱，我就会很生气。

19. 我不喜欢坐着不动，会尽量让自己忙起来。

20. 我觉得自己很难放松和冷静下来。

进一步探索。现在花一分钟时间来看看你画圈的题目。这些都是导致你进入自动驾驶模式的生活事件，它们会让你患上抑郁。现在你已经把它们识别出来了，接下来你就可以努力创造一种更正念的、更有意义的生活方式。为了实现这一点，你每天都可以做一些练习（参考本书的第二部分）。

汽油：回避

很多和抑郁症有关的行为，例如宅在家里，做白日梦，睡眠过多，回避与配偶、子女或朋友交往，长电视看时间，长时间待在社交媒体中，漫无目的地上网等——通常都被认为是回避行为。其中一部分行为让我们不去接触痛苦情绪，另外一部分行为则让我们远离那些可能触发痛苦内心体验的生活情境、生活事件或人际互动。

虽然回避行为会暂时缓解抑郁症患者痛苦的内心体验，但长期来看会引发更严重的抑郁。这是因为当脱离了对你来说重要的人物和事情时，你也屏蔽了通过这些活动能够得到的潜在回报。因此，习惯性地使用情感回避和行为回避，会让你陷入恶性循环，而且很难摆脱。正因如此，识别生活中现行的和潜在的情绪回避模式和行为回避模式显得非常重要。

回避为何无效

如果无法通过有意消除想法、情绪、记忆、身体症状等内心体验而对其加以控制，那该如何是好？如果回避策略最终不但没有减少那些痛苦的、不想要的内心体验，反而让其增加，那又该如何是好？下面，我们将深入讨论这两个重要问题。

内心体验是自动化的

众所周知，我们无法阻止情绪、想法、记忆、身体症状的出现，它们是人类学习的重要组成部分。神经系统也不是通过减法工作的。这意味着一旦想法、情绪或记忆储存入大脑，你就无法擦除它们。无论何时何地，它们都可能出现，至于在何时何地以及以何种形式出现，我们没有发言权。以前习得的各种想法、情绪、记忆和身体反应等随时做好准备，一旦被某种情境激活，它们会自动出现。你无法阻止自己某段记忆的出现，也无法阻止自己某种情绪反应的出现，同样无法阻止自己某种不愉快的想法被唤醒。故而，情感回避规则的背后是一个巨大的假象，我们认为自己能够阻止它们的出现，但事实是我们根本无法阻止它们。

回避导致反弹效应

压抑，是一种常见的回避形式，它有意识地试图把内心体验排除在觉察之外。这里有一个小练习，用以展示为什么压抑不起作用，你不妨试一下：

试着想象一堆篝火。想象一下火焰，闻到木头燃烧的气味，感受空气的温暖。现在停止！停止上述想象或回忆，停止闻到烟味，停止感受到温暖，完全停止它们。从这一刻起，你不能再想篝火了。当你不许自己再想篝火时，会发生什么？

现在让我们尝试一下其他东西。回忆一下在学生时代，你和老师之间发生过什么不愉快的经历？那时你多大？老师的话语和语调是怎样的？试着回忆一下当时教室、老师的模样，并尽可能详细回忆当时其他方面的情况。现在不要再想这种不愉快的经历了，把所有的想法、记忆和情绪等统统抛诸脑后。

你做得怎么样？如果你发现自己很难摆脱篝火的形象，很难摆脱对老师的记忆，那么我们可以告诉你，绝对不止你自己一个人这样。研究表明，刻意尝试压抑或回避内心体验反而会增强它。这不仅适用于不愉快的想法或记忆（Marcks and Woods，2005），还适用于消极情绪（Campbell-Sills et al.，2006）。因此，如果你试图压抑你不喜欢的情绪、记忆或想法，它们反而会回到你的脑海中。这是另外一个悖论：你不但不能控制内心体验的出现，而且你越试图压抑它越会助长它。

情绪回避和行为回避问卷

回想近期让你抑郁的生活情境、生活事件或人际互动。首先，花点时间描述一下当时的情况。然后，写出在当时情况下你所采取的四种具体行为。最后，分析这些行为发挥了哪些功能。

情况：_____

_____

_____

_____

行为 1：_____

行为 2：_____

行为 3：_____

行为 4：_____

现在，看看你所采取的行为都具有哪些功能。其中的一个或多个行为是否具有以下目的？

a. 回避可能引发痛苦情绪的生活情境或人际互动。

b. 把不愉快的情绪、想法或记忆当成幸福的威胁。

c. 从消极情绪中转移注意。

d. 对消极情绪变得麻木。

e. 试着控制自己的情绪，以免感觉更糟糕。

进一步探索。你是否已经发现其中一个或多个行为从属于规则遵循或者回避，其目的是否为控制情绪？某种程度上，我们都曾经这样做过。但是，我们不能过度依赖这些策略。一旦理解了规则遵循和回避如何工作，你就可以预见并寻找那些能够触发类似反应的生活情境、生活事件或人际互动，并开始练习"仅仅注意到"规则遵循和回避两者背后的冲动。

正念超越抑郁：敢于想象

从 ACT 角度来看，要想克服抑郁，关键是觉察规则遵循和回避这两种工作模式，别再给抑郁火上浇油，而不是去让自己感觉更好。抑郁本身是一种信号，表明你正处于困难时期，难以探测并接纳自己的情绪，难以做出决策，无法追随自己的生活价值。如果你这样思考问题的话，你就会认识到，学会处理自己的抑郁情绪，不仅是一种目的，更是一种实现目的的方法。我们的真正目的是帮助你创造一种有价值的生活：你所做的一切都在支持自己的价值。

想象美好的未来

如果现在抑郁症不再是你美好未来的障碍，那么下面这段有指导语的练习可以让你发现自己当前正在做什么。以一种舒服的姿势坐好，闭上眼睛，做几次深呼吸。

看看你能否专注于现在的生活——既包括生活中那些感觉良好的事情，也包括生活中那些感觉痛苦的事情。现在，想象你的抑郁症在一夜之间奇迹般地消失了，它不再是你生活的一部分。这个奇迹发生在你睡觉的时候，你并不知道是什么让抑郁消失了。你知道的是，现在你可以自由去做那些对你来说重要的事情。

首先，想象一下，你将采取什么措施维持和改善你的健康。这可能包括减少用药、改善饮食、多做运动。它可以是你想到的任何事情。

接下来，想象一下，你想做些什么去改善社会关系和亲密关系的数量或质量，你可以努力发展与配偶、孩子、朋友、兄弟姐妹之间的关系，或者更多地参与社区服务和志愿服务。让一切在脑海里自由浮现，不做任何评判。

现在，想想在你的工作、职业发展和教育需求中，什么对你来说是重要的？看看是否可以采取什么行动，让自己在特定生活领域勇往直前。

最后，想想你将如何度过休闲时光。你会做些什么？可以是提升自己的精神修养，或者拥有一项新的爱好，或者挑战一项新的休闲娱乐活动。想象你在休闲娱乐领域拥有更美好的未来，看看会发生什么。

现在，请允许自己尽情地享受美好的未来，吸入那个美好的未来。美好的未来肯定会在你身上发生。当你准备好了，回到现在，花些时间来完成这个练习的书面部分。

我的美好未来

假如在你入睡时抑郁障碍消失，在下面列出的每个生活领域写出一件你认为可以去做的重要事情。

在健康领域（包括运动、精神、饮食、酒精、用药），我将：＿＿＿＿＿＿＿。

在人际关系中（包括配偶、家人、朋友），我愿意：＿＿＿＿＿＿＿＿＿＿。

在工作 / 学习中（包括作为家庭主妇、志愿者、学生），我会：＿＿＿＿＿＿。

在休闲 / 娱乐生活中（包括玩耍、个人爱好、消遣、创造性的追求），我会：＿＿＿＿＿＿＿＿＿＿＿＿＿＿＿＿＿＿＿＿＿＿＿＿＿＿＿＿＿。

进一步探索。别担心。我们不会要求你做完所有事情。现在，让自己放松下来，只要愿意去想象，就可以了，当你再次回顾上面的列表时，思考一下自己的进步，看看是否正在接近实现某一生活领域的愿景。如果你现在开始处理产生消极情绪的问题或情境，你就可以从根本上改变自己的生活。这需要承诺、时间、练习和接纳，这个过程不会一直让你感觉良好。但是我们向你保证，你能够做到这一点。

需要培养的观念

□ 跟所有经历抑郁的人一样，引发抑郁症的生活事件、生活情境和人际互动多种多样。

□ 琐碎的、反复出现的日常琐事可以和重大生活事件一样让人抑郁。

□ 规则遵循是指你的行为受到隐藏在语言系统背后的社会规则所制约。

□ 自动驾驶的习惯性生活模式会让你陷入抑郁，因为它会让你屈服于规则遵循。

- □ 情绪回避是一种特别有害的规则遵循，它拒绝直面痛苦的想法、情绪、记忆、身体感受。
- □ 行为回避是指远离可能引发痛苦情绪的生活环境。
- □ 学会识别生活中的回避模式是你超越抑郁的第一步。
- □ 接纳和正念技能会让你以开放和好奇的态度去处理痛苦的内心体验。

第 3 章

有效性最重要

爱是有风险的。万一不成功怎么办？可是万一成功了呢？

我们曾经提到，不希望你把抑郁症当成一个需要解决的问题，它只是一个信号，提醒你生活的某些方面运转不良，这种运转不良才是真正需要解决的问题。也就是说，你需要做的不是克服抑郁，而是发现生活的哪些方面运转不良并将其修复。如果你只是专注于努力控制抑郁情绪或者其他类似情绪，那肯定治标不治本。

如果你正在阅读这份自助手册，那么你可能已经陷入某种具有挑战性的生活情境。为了实现持久改变，你首先必须对自己足够诚实，如实记录自己的起点。虽然这样做可能非常困难——会让你感觉不舒服，甚至有些害怕——但这种行动不但健康而且重要，可以让你一步步走向疗愈。我们喜欢说一句话：从你现在所在的地方开始，而不是从你想要到达的地方开始。

在上一章末尾，我们让你勇敢想象美好的未来，在四个关键生活领域去做对自己来说真正重要的事情：人际关系、工作/学习、休闲/娱乐、健康。在这一章，我们将帮助你进行评估，在上面四个生活领域，你的生活是否真正运转良好。我们这样做不是想折磨你，而是希望你把对未来生活的美好向往装在心里，然后核查一下，自己正在使用的策略能否让自己的生活靠近美好。

为了使用这份自助计划，你需要了解"有效性"这一概念。作为一项重要的 ACT 策略，你随时可以遵照它行动。记住：你正在遵循的很多回避规则，其他人也在遵循，要摆脱这些回避规则，恐怕异常艰难。回避在某种程度上貌似有理，但是如果情绪回避规则真正有效的话（远离痛苦情绪、产生健康和幸福），恐怕我们就不需要继续讨论了。问题在于：无论规则给你许下什么承诺，它总是无法兑现。

在审视规则时，你不仅需要觉察到规则的存在，而且需要理解规则正在向你承诺什么。有效性帮助你分析自己应对抑郁的方式是否有效。要想知道你正在遵循的规则是否产生了积极效果，你必须回答如下问题：这些规则正在将我的生活利益最大化，还是让我的抑郁加剧呢？

在这一章，我们将梳理生活中可能引发抑郁的风险因素，以及识别哪些风险因素在不久的将来可能还会出现。最后，我们将和你一起工作，去探索可以在哪些生活领域采用有觉察的正念策略，以实现更好的生活。

健康的四大基石

请记住，"健康是这样一种状态，它包括解剖、生理、心理三者的和谐统一；能够扮演好个人认为重要的家庭、工作、社会角色；能够应对物理、生理、心理、社会压力；具有幸福感；能够超脱疾病和过早死亡的威胁"（Last，1988：57）。我们之所以喜欢这个定义，是因为它认为，健康不只是简单的生理状态，也是心理状态和社会状态。这个定义认为，健康是在积极应对和减压行为之间存在的一种动态关系。简单地说，你的行为既可以让你得到修复，免受抑郁症的困扰，也可以摧毁你，让你更容易罹患抑郁症。

抑郁症不是你拥有什么，而是你正在做什么，和该哲学理念如出一辙，我们请你认真审视在四个关键生活领域，哪些是产生活力的行为，哪些是导致抑郁的行为。下面的练习让你有机会对自己在四个关键生活领域的行为进行评估。

行为风险与活力评估

使用下面四张表格对自己在四个关键生活领域的行为模式进行反思：人际

关系、工作 / 学习、休闲 / 娱乐、健康。

阅读每条陈述，如果它符合你在大多数时间的情况，就在其后面标注对号。在每张表格末尾，数一下阴影单元格和非阴影单元格中对号的数量，并计算总数。注意，答案并无正确错误之分。设计该表格的目的在于为你的经历提供一个基准。随后，例如一个月后，你可以进行重复测量，以检验自己的进步。

今天的日期：

人际关系	√	
即使担心会成为朋友或者家人的负担，我仍然会向他们寻求情感支持		
我试图避开朋友或者家人，因为我不想让他们看到我那么抑郁		
我经常发现人们对我很友好，这在我抑郁的时候给了我很多帮助		
虽然我经历过失望，但我仍然努力去培养与周围人的关系		
很多时候，我发现很难跟亲密伴侣、孩子或者其他亲人待在一起		
我躲避朋友，因为将他们的生活和我的生活比较让我感到焦虑		
我经常攻击别人，然后退回到自己的壳里，避免和他们打交道		
让我感到自豪的是，我过去曾经是大家的好朋友		
如果解决问题会导致我和配偶、子女、父母或者其他亲人产生冲突，那么我会回避问题		
总分（非阴影和阴影）		

工作 / 学习行为	√
我避免让自己陷入可能导致失败的工作情境，即使这意味着我在工作中表现不出色	
即使有些日子情绪不好，我也坚持工作或学习	
当同伴、老师或者领导批评我的工作时，我会非常生气或担心	
我真的不喜欢我的工作，但是为了得到薪水，我仍然尽我的最大努力	
因为拖延时间太久，我无法完成工作计划或者学校作业	
当我发现自己在工作或学习中走神时，我可以让自己重新聚焦于手头的任务	
项目或者作业越重要，我越喜欢去做——而无聊的东西会让我慢下来	
貌似我在工作或者学习中得过且过	
当我和老师或领导发生冲突时，我会很生气，晚上经常睡不着觉	
我会要求升职、加薪或者得到新的工作任务，即使我知道自己可能得不到	
总分（非阴影和阴影）	

休闲 / 娱乐行为	√	
我有自己喜欢的单独做的活动		
当我空闲时，因为可以花时间去做自己喜欢的事情，所以我感觉挺好		
当我空闲时，我会担心自己的问题		
周末，即使精力不足，我也会让自己尝试有趣的事情		
无聊对我来说是个大问题		
当我想做有趣或者让我放松的事情时，我会关注自己感受如何而不是做了什么		
我和其他人一起参与有趣的活动，因为那样我会快乐起来		
即使遇到轻微障碍，我也会从愉快的活动中停下来		
我有自己引以为豪的爱好，以及想要发展的技能		
总分（非阴影和阴影）		

健康行为	√
即使动机不足或者精力不够，我也定期锻炼	
我花费了大量时间，努力把消极的想法、表象、情绪或者记忆赶出头脑	
为了促进自己的健康，我设定了目标，例如加强锻炼或者戒烟	
我倾向于过度饮酒或者服药来帮助自己控制情绪	
我是一个有灵性的人，做一些修行活动（瑜伽、祷告、冥想、写日记等）	
我花费了大量时间去看电视、上网、玩电子游戏，或者从事其他类型的负能量行为	
我做些事情帮助自己放松和慢下来（走路、拉伸身体、看日落、坐在花园里）	
我的作息很规律，能让自己放松下来，进入梦乡	
即使有机会，我也不会健康饮食	
总分（非阴影和阴影）	

进一步探索。现在看一下分数。你在阴影部分做的标注是否多于在非阴影部分做的标注？不要感到惊讶：阴影部分的行为会让你的抑郁风险越来越高，而非让你有活力感，降低或抵消你的抑郁风险。如前所述，答案并无正确或错误之分，在不同的生活情境中，我们都有形形色色的应对行为。

你能识别出有活力的行为吗？如果可以，那太好了，请继续保持！或许你发现自己在过去已经采取了一些有活力的行为，或者未来有可能采取有活力的行为，把它们记在心里，继续探索，你的目标在于发现有效的问题解决方案。

你对自己的风险行为有何领悟？是否在某个生活领域比在其他生活领域有更多的风险行为？你是否对自己曾经做过的风险行为感到惊讶？请记住：勇敢地完成问卷，其目的在于让你脚踏实地、实事求是、准确地观察行为。答案真的没有好坏之分，事实就是事实。要想实现彻底的改变，你首先需要知道自己的起点在哪里，然后才能制订计划，向着梦想前进。

有效性：规则支配的死敌

有效性是接纳承诺疗法的核心概念之一，它决定了你如何衡量生活中的行为选择。我们的生活目标，是通过自己的行为选择努力过上自己想要的生活。这个参照点和有效性测验同等重要，我们只有明确了"有效性"是什么，才能衡量行为选择是否有效。这就是在第 2 章结尾处我们邀请你大胆想象美好未来的原因。美好未来，就是你的参照点。通过观察你的生活是否向这个参照点靠近，你可以衡量自己正在使用的行为策略是否有效。如果行为策略让你朝美好的未来前进，它就有效；如果这个策略让你远离自己希望拥有的生活，它就无效。

有效性的另一个好处是，它让你去关注实际的行为后果，而不是可能的行为后果。例如，如果你觉得待在家里、不和朋友外出能让自己感觉更好，不会成为朋友的负担，那么你可以去试一试，到最后实际感觉是更好还是更糟呢？使用有效性这个标准能唤醒行为背后的规则遵循，并且通过利益相关方——你自己——来判断规则遵循是否有效。这么做的目的是判断遵循规则的结果是否实现了心中的期待。换句话说：这与什么"应该"有效无关，而与什么"正在"有效、"正在"无效有关。

莱斯的故事

莱斯是一位 49 岁的离异男士，喜欢狗。他希望养只狗，但是为了把精力放在工作和家庭上，他只能暂时搁置这个计划。他不仅全天工作，还得额外加班才能支付孩子上大学的费用，而且得照顾患有老年痴呆症的母亲。

多年以来，他会在通往邮局的路上停下，看着路上那些养狗的人，他会想象自己也有一只狗。后来，他再也不看那些人了，因为那样做会让他觉得难过，他不想让自己感觉难过。他也不再谈论狗了，因为这也让他难过。他甚至试着假装自己被那些宠物狗和他们的主人激怒；但是他内心深处依然爱狗，非常想养一只狗。

时光飞逝，他的工作任务越来越繁重，照顾母亲的责任也越来越大，几乎占用了他全部的时间。他的情绪状态开始变差，会在背地里指责母亲，因为母亲让自己无法拥有一条狗；之后他对母亲越来越没有耐心。为了保存自己不断下降的体力以应对工作和照顾母亲，他开始推掉和孩子玩耍、交流的机会。很快，孩子不再打电话叫父亲外出，莱斯因此感到伤心，觉得孩子把自己拒于千里之外。

有效性和价值紧密相关

莱斯的故事呈现了有效性的一个核心原则——有效性与生命中对你重要的事情紧密相关。问题的核心不在于养只狗是正确的还是错误的，而在于莱斯在他的特定生活情境中追求的是什么，以及他的策略是否有效、能否帮助他实现目标。

当莱斯看着狗，并且想象自己也拥有一只狗时，他正在和对他来说重要的事情进行联结——养一只狗。当他与这一重要目标渐行渐远时，他开始通过情绪回避和行为回避来处理情绪。这些处理方式反过来产生新的问题。他被压抑的伤心情绪，会以对母亲愤怒的形式重新浮出水面。他的回避型策略耗尽了他的心理能量，使他最终远离自己的子女。

有效性关注结果，而非行动

有效性关注的是你在生活中所使用策略的直接结果。无论你多想回避生活中的痛苦，如果这样做从客观上确实会让生活变得更糟，那么你就得换个方向，直面痛苦。总而言之，情绪回避策略无法经受住有效性的考验，不管这些策略多么根深蒂固、自然而然。你要么得到生活中想要的，要么没有。如果没有，现在就是时候尝试做出改变了！

吉尔的故事

让我们来讲一讲吉尔的故事吧。她是一位退休女性，丈夫患病期间，她在努力调整自己，面对退休后的各种挑战。退休前，吉尔生活得很充实。尽管她不喜欢长期坐班，但是她热爱自己的工作。她也享受阅读，喜欢和朋友一起参加读书俱乐部的聚会。她还喜欢编织和听音乐。她原本打算退休后自己多花些时间编织，多参加音乐会；但在退休后不久，丈夫就中风了，因此她绝大部分时间都用来照顾丈夫。

不照顾丈夫的时候，吉尔仍然很担心他。吉尔常常无休止地看电视节目，或者通过食物安慰自己，好让自己从日益增长的失落和沮丧情绪中转移开来；然而这样做让她感觉更差。丈夫的健康状况越来越差，她告诉自己要坚持到底，要时刻待在丈夫身边。鉴于丈夫现阶段需要照料，吉尔几乎不可能去探亲访友，也无法自己在家里放松一下。

当吉尔与这条规则产生认知融合时——当丈夫的生活变得如此艰难时，我必须满足他的所有需求——她并没有预料到遵循这条规则让她如此疲惫不堪。如果吉尔的生活可以在工作、娱乐和爱中更好地平衡，她或许就可以在照顾丈夫的过程中感受到快乐；但是规则的束缚剥夺了这种快乐。不接受任何人的帮助，试图一个人满足丈夫的所有需求，这样并没有让她感受到爱的联结。恰恰相反，这让她感受到疲惫、难过、绝望和愤怒。只有当她停下来去审视这条规则时，她才意识到自己的行为并没有产生原本设想的结果。即使她付出了全部努力，她"好妻子"的行为也没有带来良好的夫妻关系。

日常生活中的有效性：衡量标准

生活是动态发展的，有效性也随着生活起伏跌宕。对于充满活力的生活而言，这是不争的事实。在一种情境中有效的行为，在另一种情境中可能就成为问题。当生活有效性很高时，你能够在人际关系、工作/学习和休闲/娱乐中感受到强大的生命力。这并不意味着你每天都能获得巅峰生命体验，但你能清楚地知道什么目标对自己是重要的，并时刻向它靠近。记住，尽管现在就接纳这个事实还有些困难，但是生命的价值并不在于没有痛苦，而在于以健康的方式接纳和体验痛苦。我们建议你每天使用下面的标准来给这一天的有效性打分，让自己更关注有效性。

有效性瞬间

这个练习能够帮助你直观地理解：有效性并不是没有痛苦，而是我们能够勇敢地面对痛苦，并根据价值方向所指引的生活方式去接近这份痛苦。

回想一种在情绪上很有挑战性的情境、事件或者两者的组合，尽管你非常痛苦，但你依然可以勇敢面对，并采取自己认为正确的行动。根据下面建议的方式描述这个情境，然后写下自己的有效行动。

接下来，可以进行更深入的思考。你的身体或者心理感受到什么来让自己知道这种行动有效？你为自己感到自豪吗？你是否注意到身体更加放松？你是否感受到个人的成长？在记忆中搜索一下这种情境，看看其中有哪些积极的成分。把它们写下来。

具有挑战性的情境、事件或者两者的组合：

_____

_____

_____

_____

我采取的有效行动：

1._____

2._____

3.＿＿＿＿＿＿＿＿＿＿＿＿＿＿＿＿＿＿＿＿＿＿＿＿＿＿＿＿＿＿＿＿

有效的心理体验：

1.＿＿＿＿＿＿＿＿＿＿＿＿＿＿＿＿＿＿＿＿＿＿＿＿＿＿＿＿＿＿＿＿

2.＿＿＿＿＿＿＿＿＿＿＿＿＿＿＿＿＿＿＿＿＿＿＿＿＿＿＿＿＿＿＿＿

有效的身体体验：

1.＿＿＿＿＿＿＿＿＿＿＿＿＿＿＿＿＿＿＿＿＿＿＿＿＿＿＿＿＿＿＿＿

2.＿＿＿＿＿＿＿＿＿＿＿＿＿＿＿＿＿＿＿＿＿＿＿＿＿＿＿＿＿＿＿＿

进一步探索。当你真正体验到这种有效性瞬间时发生了什么？有哪些感受？痛苦的情绪是否和愉悦的情绪交织在一起？当我们可以有效应对有挑战性的情境时，痛苦的情绪和愉悦的情绪通常相伴而生。

你身体的某个部位是否也体验到了这种有效性瞬间？有时，我们会把强烈的身体紧张带入痛苦的情境。然后，当我们采取有效行动时，身体紧张会给其他身体体验让路，例如激动或者放松。

希望你能够发现，自己不必回避就能够感觉更好，而由回避带来的"感觉更好"仅仅是没有痛苦而已。有效反应能够带来的奖励远不止这些。这些奖励不仅包括减轻痛苦，更重要的是它们能够带来积极的情绪体验和积极的自我关爱。

选择的十字路口：短期愉悦，长期痛苦

在勇敢开启自我发现之旅前，我们希望你能够区分短期应对策略和长期应对策略。"抑郁风险和活力评估"中列出的风险行为都是短期应对策略，可以帮助你暂时应对抑郁时刻。当抑郁时，你很容易根据当时的情绪和头脑中涌现的规则做出决定。这通常导致觉察和意识变得狭窄，让你认识不到自己正处在选择的十字路口。这些十字路口是一个个真实的瞬间，其持续时间可长可短。你既可以选择朝向更好的未来前进，也可以选择相反的方向，朝向抑郁前进。问题在于：在那个时刻，你选择了什么？

如果你朝着回避的方向前进，即使产生的影响很小，它也将带你远离想要过的生活。正如我们在第 2 章中所指出的那样，回避行为在功能上很像水刑。每一个回避行为在量级上都很小，但是当它们叠加起来，就能产生雷霆万钧的能量。

例如，如果你的决定是喝上几杯，好让自己感觉更好一些，你就是在使用短期策略来处理抑郁；酒精也许能够帮助你在当时放松下来，但是它会在将来制造麻烦——甚至在不久的将来。请注意，喝几杯酒本身不是什么错误，这就是其诡异所在。问题在于：喝酒所导致的行为是支持你的价值还是反对你的价值？例如，你很珍视家人，如果喝酒会减弱你和他们的联结，那么这个策略对你来说就无效。

许多应对策略看上去貌似合理，我们在自动化的生活模式中对它们早已习以为常。这正是抑郁的悖论。乍看起来，你采取的行动对自己很有帮助，但是事实上结果并非如此。重申一次，这通常是因为你使用了短期应对策略。

与此同时，"抑郁风险和生命力评估"中所列出的许多充满活力的行为都属于长期应对策略。随着时间推移，这些策略能够提升你的健康和幸福感。它们并不过分担心你现在感觉如何——尽管你可以看到某些行为的即时结果——它们更关注你长远的活力与健康。

例如，为了逃避收拾厨房所产生的抑郁感受，你决定浏览一下 Netflix 上的在线影片。你看了一部电影，之后你发现情况没有任何变化，你还是和看电影之前一样抑郁——而厨房还是一团糟。与之相反，面对这一情境中选择的十字路口，你可以选择走出去，愉快地跑步半个小时。锻炼不仅能释放内啡肽——一种能够产生积极情绪和幸福感的神经肽，还能提升你的心血管健康程度，促进新陈代谢，帮助你保持健康的体重，甚至还能预防阿尔兹海默症。

这里有个陷阱，那就是看电视远比 30 分钟跑步要轻松得多。做起来容易的事情比做起来困难的事情更有吸引力，特别是当你抑郁时更是如此。和长期情绪改变策略相比，短期情绪改变策略更有吸引力。其中的矛盾或者说问题在于：有些短期应对策略能让你马上就感觉更好，但是长期来看，它们让你更加抑郁。看电影只能从表面上改善你的情绪，而运动能从深层改善你的情绪。

一旦解锁了视角转换这项新技能，你就能采取积极应对行为，体验到其好处，并开始建立全新的行为模式。要实现这一点，你需要学会在站在选择的十字路口时，要选择长期有效的策略，而非短期有效的策略。

朱蒂的故事

朱蒂是一位母亲，今年 33 岁，她有两个小孩，一个 11 岁一个 9 岁。她已经结婚 12 年了。她的先生是一位建筑工人，下班后通常会和工友喝几瓶啤酒再回家。到家后，他通常还会再喝两瓶。朱蒂几年前开始感到抑郁，因为她发现先生跟一个在酒吧里认识的女人有外遇。虽然朱蒂因为先生不忠和对她长相挑剔感到很受伤，但她还是选择了原谅。朱蒂怀上第二胎后身材变胖了，她认为正是这引发先生对别的女人感兴趣。

朱蒂认为丈夫喝酒是为了回避跟她交流，但她对丈夫什么都没说。她不敢质问丈夫，怕丈夫会因此离开她或者再度外遇。因为自己工作技能有限，所以朱蒂认为如果丈夫离她而去的话，自己将无法独立生活。朱蒂感到孤单，但她不想见朋友，因为她不想让朋友知道自己婚姻出了问题。她每天的生活就是做家务、照顾孩子、看报纸、看电视，还有睡觉。她很享受陪伴孩子的时光，也为自己的厨艺与清洁能力感到自豪，但她对生活有更多的期待。

让我们来看一下，朱蒂在检核自己的抑郁行为，以及相应的短期效应和长期效应时都有哪些发现。随后，我们也会邀请你做同样的练习。

朱蒂的短期效应与长期效应检核表

为了控制抑郁我做了什么	短期效应	长期效应
白天我总是睡觉	睡着后情绪会好一点。不用想先生回来之后我会怎么样	之后我会因为一天什么都没干而内疚。这让我更强烈地感受到生活渐行渐远
我避免出席大型社交场合，因为那样会耗费我的精力	我感到轻松，不需要在别人面前强颜欢笑。我先生现在都是单身赴会，然后批评我不喜欢参加聚会。我感觉自己让他失望了	我好几个月没见闺蜜了，我感觉让她失望了；不久前她母亲去世了，我知道这段时间她很难受。我的内疚感越来越强烈

（续）

为了控制抑郁我做了什么	短期效应	长期效应
我试着跟先生谈一谈我有多抑郁	他什么都没听就开始教训我。我觉得他在批评我患上抑郁。他喝酒时，情况更糟，我只能离开，躲到自己的房间	我先生不帮我一起克服抑郁，我感觉越来越孤独。这样的互动让我的抑郁症更加严重。我可能需要找其他人谈谈
我经常带狗散步	这让我心情平静，能暂时缓和情绪。散步之后我心情会好些，看待抑郁也不会那么绝望	运动让我感觉身体健康，至少我在切实处理一部分抑郁症问题了
我不跟孩子们争吵，因为那会让我更加抑郁	我庆幸自己不用跟孩子们吵架或者处理他们的愤怒情绪。我等先生回家，让他来对付孩子们	孩子们在学校的行为问题越来越多，我觉得自己没能帮到他们。这让我感觉自己是一个失败的妈妈
我通过抽烟来平复情绪，减轻压力	我觉得抽烟能暂时分散我的注意。当我紧张时，我总是走到门外抽支烟，放松一下	我感到烟瘾越来越大，长远来看，这会损害我的健康

　　从朱蒂的回答中，我们可以看到人们在抑郁时习惯于使用哪些控制情绪的短期策略和长期策略。请注意，她自己评定为效果良好的策略，基本上都是回避行为（睡觉、抽烟、避免社交场合、与先生和孩子吵架等）。

　　通过反思这个练习，朱蒂认识到，她必须停止使用这些无效的回避策略。她想不通，自己为什么长久以来都在使用无效策略。朱蒂解释说，和更积极的策略相比，这些回避策略更容易执行，她对这些回避策略更加熟悉。她听到一个声音在说，"躺下吧，睡一觉，睡醒会感觉好一些了；抽根烟，想点别的事吧；让先生去管孩子吧，他是当爸爸的"。当朱蒂的目标是控制情绪时，这些策略非常有效。但她真正的目标——也是你真正的目标——是解决这些问题，并过上有活力的生活。

短期效应与长期效应检核表

　　在这个练习中，回想你最初遭受抑郁困扰的那段时光。在左边一栏，写下你用来控制抑郁的主要策略。然后，思考每个策略的短期效应与长期效应，写在右边两栏中。

为了控制抑郁我做了什么	短期效应	长期效应

进一步探索。做这个练习时你发现了什么？你能否找出一些短期应对策略？退后一步客观地审视一下，这些短期应对策略长此以往会带来什么？按照你的判断，这些策略从长期来看对你是否有帮助？如果有，这些策略可以多加利用。

每个人的情况各不相同，或许你有很多短期策略，从长期来看它们都会酿成苦果。当你应对抑郁的短期策略长期并不奏效时，你自己是知道的，因为你可以感受到，这样的生活并不是你想要的。现在的生活是否比一个月前更好，比一年前更好？你对生活的满意度是提高了还是降低了？你是否正按照自己想要的方式生活？坦诚地审视某个应对行为究竟有利还是有害，这一点非常重要。如果它无效，那就试试别的方法。随时扪心自问："新的行为是否更有效？"

正如前面所提到的那样，在回避情绪上有挑战的情境时，抑郁程度不降反升。回避策略通常是短期定向的，其目标是减少或者消除现在的情绪困扰。但是你确实拥有选择策略的自由。在接下来的练习中，你将有机会做出选择，既可以选择短期策略，也可以选择长期策略。

趋近与回避问卷

首先，你既可以在第 2 章所列举的抑郁症诱发因素评估问卷中选择一项，也可以选择你生活中抑郁的某个扳机点。然后，在下面的横线上，描述自己如何回避这种情境，以及如何趋近这种情境。尝试用行为描述自己的处理策略。

请不要让这个练习引发自我挫败感；培养对自己的友善，就像你给予别人友善一样。你已经尽了自己的最大努力，该练习将为你提供新的视角和技能，让你在生活中做出改变。跟随着我们，我们是你前进的伙伴。

生活中的人际关系：＿＿＿＿＿＿＿＿＿＿＿＿＿＿＿＿＿＿

我可以用来回避处理这个问题的策略：＿＿＿＿＿＿＿＿＿＿

＿＿＿＿＿＿＿＿＿＿＿＿＿＿＿＿＿＿＿＿＿＿＿＿＿＿＿＿

我可以用来直接处理这个问题的策略：＿＿＿＿＿＿＿＿＿＿

＿＿＿＿＿＿＿＿＿＿＿＿＿＿＿＿＿＿＿＿＿＿＿＿＿＿＿＿

工作／学习行为：＿＿＿＿＿＿＿＿＿＿＿＿＿＿＿＿＿＿＿

我可以用来回避处理这个问题的策略：＿＿＿＿＿＿＿＿＿＿

＿＿＿＿＿＿＿＿＿＿＿＿＿＿＿＿＿＿＿＿＿＿＿＿＿＿＿＿

我可以用来直接处理这个问题的策略：＿＿＿＿＿＿＿＿＿＿

＿＿＿＿＿＿＿＿＿＿＿＿＿＿＿＿＿＿＿＿＿＿＿＿＿＿＿＿

休闲／娱乐行为：＿＿＿＿＿＿＿＿＿＿＿＿＿＿＿＿＿＿＿

我可以用来回避处理这个问题的策略：＿＿＿＿＿＿＿＿＿＿

＿＿＿＿＿＿＿＿＿＿＿＿＿＿＿＿＿＿＿＿＿＿＿＿＿＿＿＿

我可以用来直接处理这个问题的策略：＿＿＿＿＿＿＿＿＿＿

＿＿＿＿＿＿＿＿＿＿＿＿＿＿＿＿＿＿＿＿＿＿＿＿＿＿＿＿

健康行为：＿＿＿＿＿＿＿＿＿＿＿＿＿＿＿＿＿＿＿＿＿＿＿

我可以用来回避处理这个问题的策略：＿＿＿＿＿＿＿＿＿＿

＿＿＿＿＿＿＿＿＿＿＿＿＿＿＿＿＿＿＿＿＿＿＿＿＿＿＿＿

我可以用来直接处理这个问题的策略：＿＿＿＿＿＿＿＿＿＿

进一步探索。这是另外一种审视抑郁扳机点的方法。在这个练习中，你是否发现了在抑郁诱发因素评估问卷中没有发现的新问题？如果发现了新问题，那很好。当你采取新策略处理生活中的新问题时，也可以考虑使用这种方法。

如果你没有发现新问题，权当这个练习可以帮助你确认和澄清你从抑郁诱发因素评估问卷中可以学到哪些知识。如果选择直接解决问题的话，你是否觉得很难决定自己应该去做什么？如果你也是这样，不要觉得孤单！有一个好消息：你可以重新训练自己的大脑，让它多去寻找长期应对策略。

朱蒂的练习结果

当朱蒂做这个练习时，她观察到自己的生活中出现了一些有趣的事情，她发现自己对生活中的挑战采取的是回避而非应对的态度，这让自己的抑郁更加严重。

人际关系：我的婚姻状况正在迅速地走下坡路。

我可以用来回避处理这个问题的策略：我和丈夫谁都没有讨论我们相处不好的事实。相反，我们只是相互吹毛求疵，批评对方。当他心情不好时，我尽量躲得远一点。我不让自己思考自己有多么不开心，必须处理婚姻中的问题很可怕。我有可能成为一个单亲妈妈。

我可以用来直接处理这个问题的策略：我和丈夫必须坐下来谈谈，就我们的婚姻状况进行真诚的沟通。我们可能需要婚姻咨询。至少我得让他知道，这段关系对我很重要，我想尽力去挽救。

工作 / 学习行为：我没有发展工作技能，也没有干出一番事业，我原本打算等孩子们长大之后就去工作的。

我可以用来回避处理这个问题的策略：对于重回职场我有很多担心。我知道我的技能已经过时了，所以我不再去看招聘广告，也不和朋友们谈论我对事业的兴趣。

我可以用来直接处理这个问题的策略：我可以去失业救济机构寻求他们的帮助，编写简历，学习择业策略。我可以和朋友们谈一谈，了解他们在有孩子之后如何重回职场。我也可以让他们帮我留意一下兼职工作。

休闲 / 娱乐行为：我很少发现能给我带来快乐的活动或者爱好。

我可以用来回避处理这个问题的策略：我只是不去想它。我做家务、做饭、照顾孩子，日复一日。我告诉自己，这就是我需要的一切，况且我也没有精力去做其他任何事情。当朋友打电话邀请我出去的时候，我会编造一个借口，说我不能去。

我可以用来直接处理这个问题的策略：我可以培养一些能够在家里做的爱好，例如缝纫或者阅读。我可以加入读书俱乐部，或者只是接受邀请。对我来说，在孩子的学校做志愿者很容易，他们总是要求父母帮忙。

健康行为：在过去三年里，我的体重增加了超过 10 千克，而且我抽烟太多。

我可以用来回避处理这个问题的策略：我害怕戒烟或者改变饮食习惯，因为抽烟和吃零食是我保持冷静的方法。我担心戒烟后我会感觉更沮丧，甚至可能体重增加得更多。

我可以用来直接处理这个问题的策略：我可以在基督教青年会进行健康评估，也许可以请健身教练帮助自己开始一项健身计划；我可以设定一个适中的减肥目标，这样我会有成就感；我可以拨打戒烟热线，热线号码在家庭医生给我的卡片上。

正如朱蒂的答案清晰显示的那样，她痛苦地挣扎着，回避自己主要的生活问题。在做练习的过程中，朱蒂意识到，自己花了太多时间和精力通过回避来处理自己的感受，她也意识到，自己对如何处理生活中的大麻烦有很多好主意。

朱蒂的活力生活之旅

朱蒂意识到，自己的生活正在逐步走下坡路，自己必须做些什么才能扭转方向。她知道自己陷入混乱的主要原因是她不愿意直接处理丈夫的事情，以及丈夫对此一点也不关心。于是，一天晚上，当孩子们都去一个朋友家做客时，朱蒂向丈夫提到了丈夫出轨那件事，并要求他对自己的行为负责，要向自己道歉。同时，她告诉丈夫，酗酒对他来说毫无作用，他需要接受帮助。他站起来，离开桌子，什么也没说，然后钻进卡车，驱车而去。

　　尽管当时朱蒂泣不成声，但是她感觉自己终于从沉默、麻木、孤独的牢笼中获释。在那个时刻，她接受了现实：自己可能已经无法拯救婚姻。但在内心深处，她知道自己可以应对，可以为自己和孩子创造更好的生活。但是几个小时之后，丈夫回来了，他答应朱蒂，自己会寻求酗酒治疗。他为自己的不忠道歉，并强调这与朱蒂无关，都是因为他自己的不安全感和冲动。他乞求朱蒂原谅自己，并说这次是认真的。朱蒂积极地与丈夫一起去咨询，但是她把关注点聚焦于为自己创造一个蓬勃、有活力的生活，而不是丈夫是否愿意共同担当。

把有效性作为生活的标准

　　有效性标准在日常生活中具有独特意义：不必遵从任何教导你如何生活的条条框框。有价值的生活就像人有多种口味，如何获得有价值的生活与哪种口味无关，而与你想要什么样的生活有关。正如我们前面提到的那样，生活不是什么应该有效，而是什么是有效的。如果你完全不知道怎么利用有效性这个向导，你可以询问自己下面这些问题：

- 通过酒精放松对我来说有效吗？
- 躲避约会对我来说效果如何？
- 减少睡眠时间对我来说有效吗？
- 不跟伴侣谈论我们的性生活问题对我来说有效吗？
- 不去寻找一份更令人满意的工作或者进行职业规划对我来说有效吗？
- 目前我正在生活中做哪些对我来说有效的事情？
- 目前我正在生活中做哪些无效的事情？
- 做两份工作来逃避我的家庭生活对我来说有效吗？
- 我今天所做的选择对我来说效果如何？
- 等着被激励去散步对我来说有效吗？
- 每天晚上吃个冰激凌对我来说有效吗？
- 不去教堂对我来说有效吗？

询问自己有效性问题需要勇气。通常，你问这些问题的同时意味着，你已经认识到，自己的头脑向自己承诺的结果跟自己真正想要的结果之间存在差异。

在本章结束之前，不妨探讨一下，在四个生活领域，哪些方面会涉及有效性问题。也要提醒自己，不要担心有效性问题，不要认为答案一定是消极的。这个过程就像检查轮胎压力一样，你不知道它是否存在问题，除非亲自测量一下。

我的有效性问题

在空白处，分别记下你在四个关键生活领域（人际关系、工作／学习、休闲／娱乐、健康）的有效性问题。你写的内容可能与我们前面列举的类似，也可能完全不同；你不需要现在就回答这些问题——时候未到，只是记下它们就可以了。

人际关系：_____

_____

_____

工作／学习：_____

_____

_____

休闲／娱乐：_____

_____

_____

健康：_____

_____

_____

进一步探索。 你可以在所有生活领域都找到一些与有效性有关的问题吗？如果答案是肯定的，那么欢迎你来到生活的竞技场！在这个世界上，很少有人可以解决哪怕一个生活领域的所有问题，这种人几乎不存在。因为生活本身是动态的，它不断展开、充满挑战，你可以想象，有效性问题时而浮出水面，时而沉入水下，时而又浮出水面。你或许已经跟自己的生活联系起来，意识到哪些策略是无效的。我们将在后续章节中深入讨论这个问题。

我们希望你清晰认识到：我们不会因为你有时陷入无效行为而责备你。我们都会做出无效行为。我们知道始终聚焦于有价值的生活非常困难，这也是为什么很多人会在某个生活阶段经历抑郁的原因。与此同时，你的行为（或者行为缺乏）和你现在的生活密切相关，对这一事实，我们采取积极对待而非消极对待。即使大脑试图威逼利诱你遵循无效规则，你依然可以控制自己的行为。

如果你已经识别出目前生活中的无效策略，那么可以尝试一些新的策略。这样做可以为自己提供机会学习新事物，然后继续尝试一些其他策略。当然，这些都和我们行为的丰富性有关——研究、观察和注意我们前进的方向吧！这句话给我们启迪：千里之行，始于足下。你现在就迈出了第一步，旅途就在你脚下。

需要培养的观念

- 有效性是一个强有力的工具，可以帮助揭示你所遵循的规则，并核查这些规则是否真的有效。
- 想知道规则是否有效，你需要学习观察自己的行为，并分析行为的结果。
- 抑郁的短期应对策略往往聚焦于控制痛苦的情绪。
- 抑郁的长期应对策略通常不会立竿见影，但是它们可以带来持续而有效的结果，从而增强生命活力。
- 总而言之，解决问题比回避问题更好，直面困难情绪比逃避困难情绪更好。
- 现在就开始探索你生活方式的有效性吧，检查所有可能的抑郁诱发因素，并制订趋近型而非回避型问题解决计划，这将帮助你创造更美好的生活。

第 4 章

理解头脑和正念

努力把握现在，未来的一切将经由现在成为过去。

——詹姆斯·乔伊斯

如果自动驾驶让你进入一种导致抑郁的生活方式，那么解决之道就是有意识地选择另外一种生活方式：一种不断拓展自我的生活方式。如果规则遵循及其产生的回避情绪、回避行为让你远离内心的活力，那么你可以学习接近与拥抱所有的情绪和行为，包括那些你不喜欢的回避情绪和回避行为，这样做可以更好地与内心的活力产生联结。

在上一章，我们建议你想象一下，以趋近策略为指导去生活将是一种什么样的场景。如果生活可以被轻而易举地改变，那么毫无疑问，你肯定早就去改变了——你甚至不需要打开这本书。你会惊讶地发现：你之所以很难做出改变，是因为你的头脑在作祟。

你的头脑不一定帮助你实现目标。我们在第 2 章曾经讨论过，你的头脑里充斥着各种各样需要遵循的规则，而且反复提醒你一定要遵循这些规则。你的头脑已经被程序化了，它告诉你控制抑郁以及其他痛苦情绪是一项重要的工作。你的头脑让你认为，在摆脱抑郁症之前其他事情都不重要。在讨论情绪控制问题时，你和其他人一样，都使用线性思维。

我们可以保证：你的头脑会喋喋不休地跟你讨论，控制、压抑和回避都有哪些优点。你很难摆脱头脑，因为它总是伴你左右，并且很多时候头脑对你很有帮助。我们需要更换一种方式和头脑联结：如果值得的话就聆听头脑的声音，如果发现更好的方法就追随自己的直觉。

在这一章，我们希望帮助你更好地理解头脑如何发挥作用，以及如何培育正念技能以帮助自己用更丰富的方式和头脑联结。为了实现这些目标，我们将从关系框架理论的视角出发，深入讨论头脑的工作机制，你很快就会明白我们为什么会无条件地服从头脑的指令。

我们将讨论日常生活中常用的两种思维方式：一种思维方式是线性的、以规则为基础的语言和社会控制系统，它促使你走向情绪回避；另一种思维方式源自价值、直觉和激情，它引导你进入一种对内心体验保持觉察、开放和好奇的状态——当你全身心追求生命中重要的东西时，就会进入这种状态。第一种思维模式是痛苦的根源，第二种思维模式是内心安宁、关怀和活力的根源。ACT 的目标是帮助你使用第二种思维模式实现心理灵活，包括让你能够活在当下，对内心体验保持开放与接纳，同时投入生活，去追寻自己认为重要的东西。

我们在本书中所教授的正念技能将直接提升你的心理灵活性，它们将帮助你活在当下、保持开放——接受内心体验，创造并维持某种生活方式，产生与价值密切相关的积极情绪。在这一章中，你将有机会直接接触——真正地体验——正念技能。

在本章末尾，我们将帮助你测试自己当前的正念技能水平，然后帮助你制订计划去提升它们。记住：神经科学研究表明，即使每天只是进行短暂的正念技能练习，也能让大脑功能发生迅速、持续和积极的改变（Deshmukh，2006；Hankey，2006；Lutzetal.，2009；Davidson and Begley，2012）。

欢迎来到你的头脑

在本书中，我们使用"头脑"一词表示一种已经与想法、情绪、记忆和身体感受融合并对其做出反应的过程。"头脑"一词不是字面意义上的某件事物，而是一种动态的、在意识中不断展开的过程。当你与头脑融合的时候，你会遵循其指令，就像孩子遵循父母的指令一样。只有你能和自己的头脑相连，因为其他人无法使用你头脑中的文字机器。只有你和你的头脑有这个机会。你和自己头脑的关系独一无二，因为每个人的经历都与众不同。正因如此，没有两种头脑是完全一样的，即使我们生来就被训练遵循同样的社会规则、社会规范和社会期望。我们将花点时间解释，语言和思维操作系统如何诞生。

关系框架理论认为，人类的语言和思维最初产生于数量有限的符号关系，即关系框架。关系框架的典型案例包括现在 / 然后、如果 / 那么、这里 / 那里等。关系框架理论研究者非常好奇，这些框架如何发展、扩充和成倍增加，从而产生数量众多的人类语言。

语言中最基础的关系框架是指代框架。指代框架让我区别于你，这正是观点采择能力的开端，我的观点不同于你的观点。小孩子还无法建构这种关系，他们不能区分他人的情绪和自己的情绪。如果父母在一岁婴儿面前哭泣，婴儿也会跟着哭泣。

学习指代框架的过程也是自我觉察的过程。佛教哲学认为，产生与他人分离的自我，正是人们痛苦的根源。一旦知道自己有别于他人，人们就开始评价自己和他人的异同，这最终成为痛苦的根源。

指代框架也让我们从观察者的角度来区分事物：这里和那里、现在和以后等。在语言系统中，指代框架让我们形成如下陈述："照片在那里，在我前边""照片中我 5 岁，现在我 50 岁"。在头脑中，指代框架可以区分"我"和"我的想法"，例如，可以说"我有这样一种想法：我对自己的职业前景感到难过"。我们最初要理解指代框架可能有些困难，觉得这种解释和直觉相反，甚至认为这是虚构的。但是一旦我们建立了"我和我的想法"的关系，我们就可以说"我有一种想法：我是孤独的"或者"我有一种感受：我感到悲伤"。这正是提高我们活在当下的能力和经验开放能力的核心步骤之一。

最初，这种区分让人非常惊讶，甚至让人觉得不可思议，但是正如你和坐在你面前的人不同一样，你和你的想法也不同。更确切的说法是，你可以观察自己的思维活动，但是作为观察者，你和自己的想法是分离的。你要学会从头脑所产生的无效规则中抽身出来，通过练习冥想、祈祷、正念，抑或三者的结合，由内而外地增强自己的指代框架能力。现在有个悖论——我们用"正念"这个词区分自己和自己的想法。好在"正念"也只是一个词语而已。

打开脆弱的蛋壳

头脑里的各种活动非常微妙、难以琢磨，以至于我们认为它们理所当然。表面看来，让头脑去操控日常生活似乎必要而正确，正是头脑帮助我们组织、计划、预测并参与外部世界。事实上，头脑只是一种操作系统而已。头脑以稳定的速度，在 24：7 的显示屏上输出信息。但是不要错误地把操作系统当成电脑本身！和其他操作系统一样，头脑并不像你想象的那么强大。下面这个含有指导语的音频练习可以帮助你理解这个违反直觉的观念。

从冰箱里拿出一个鸡蛋，把它放在你的掌心，集中精力在上面一分钟。你看到了什么？你有什么感觉？你可以看到一个白色或棕色的蛋壳，它有光滑的、略带沙质的质感。现在，注意蛋壳在其功能方面是多么完美，整个结构是蛋壳完成其功能所必需的。它的构造完美无缺，从它作为一个微小的蛋壳出现的那一刻起就是这样。你能看到蛋壳开始形成的位置吗？有明显的起点吗？蛋壳最后形成的部分在哪里？最后，这个鸡蛋有活性的部分是什么？蛋壳里面有什么？当你准备好了，回到书中完成本练习的其余部分。

现在你有机会真正去研究这个蛋壳，你可能会想，这是多么完美的设计，让它刚好完成自己的工作。现在，让我们改变一下语境，看看蛋壳会发生什么。如果我们让你把鸡蛋扔在地板上会怎样？你会拒绝吗？因为你知道这会让鸡蛋以其他形状结束——地板上的一滩糊状物。

蛋壳如此完美，它可以为里面蕴含的生命提供轻柔的保护层，但无法保护其中的生命免受物理撞击。如果你把鸡蛋扔在床上，蛋壳或许还可以起到保护作用，但是如果你把它扔在地板上，恐怕就未必了。事物在某一个环境中或许是完美无缺的保护层，但是换到另外一个环境或许就处于错误的保护形式——就像你的头脑。

打开语言的外壳

如果头脑像一只鸡蛋的话，那么蛋壳就是语言和思维的操作系统。这套操作系统的主要产品就是想法、情绪、记忆和身体感受。事实证明，这个外壳像蛋壳一样生长和成熟，它同样很脆弱。它有多脆弱呢？下面这个有指导语的音频练习已经使用了数十年（Hayes，Strosahl，Wilson，1999），用以展示语言和思维的脆弱本质。

首先，想象词语"橘子"。让和这个词语有关的所有感受、记忆和表象都进入你的头脑。你能感受到的是橘皮的气味还是质地？你能想象出橘子又酸又甜的味道吗？你看到它的颜色了吗？你能看见手上的橘子瓣吗？你能感受到当你咬一小块果肉时滋出的果汁吗？给自己一分钟左右的时间想象一个橘子的完整形象。

然后找一只有秒针的手表。在接下来45秒时间里，我们希望你尽可能快地重复说"橘子"这个词。能多快就多快，直到45秒结束。如果你发音有困难，或者你的注意离开了任务，就再次回到任务上，尽可能快地重复这个单词。预备，开始！

如果你做完了，回到书本去完成这个练习的剩余部分。

当你做这个练习的时候，你和"橘子"这个词的关系有何变化？你是否发现，词语重复的次数越多，听起来就越像胡言乱语？随着时间推移，你觉得这个词语很难发音吗？在练习的第一部分中出现的图像和联想发生了什么变化？它们消失了吗？

让我们再考虑一下"橘子练习"的机制。最初，当我们要求你说出"橘子"这个词时，它在语言系统中使用，这个系统运行得很好。它不仅给你带来了"橘子"这个词，而且带来了与橘子有关的各种表象和联想。然后，当我们要求你以一种违反常理的方式说出这个词时，它变成了一种奇怪的声音集合，大部分没有图像和联想。你只是在发出一个与外观没有任何功能联结的声音。你可以用任何词再试一次，结果是一样的。

该活动从本质上打开了语言的外壳，揭示了语言的局限性，而这往往可以让人们解放思想。一旦意识到环境对反应性头脑如此依赖，你就更容易用怀疑的态度对头脑做出反应，特别是当这些反应涉及自己的内心世界时，更是如此。在这一部分觉察中，有一些令人敬畏的、必不可少的智慧，就像鸡蛋的本质不是蛋壳而是蛋壳里面的东西一样。鸡蛋之所以存在，不是因为蛋壳；如果里面没有生命，就根本不需要蛋壳了。

学会认识到你的外壳和你的本质有所不同，这对过上丰富多彩的生活非常必要。你是生活的本质，外壳在一定程度上对你起到保护作用，在某种情况下，这种保护可能是无效的——甚至起破坏作用。我们将帮助你学会何时使用外壳、何时放弃外壳，这样你才能接近头脑中重要的东西。不用担心你会打碎语言的外壳，它非常结实，并且可以迅速拼接起来。

两种头脑模式

从功能来看，头脑有两种主要的组织形式：反应性头脑和智慧性头脑。第一种模式（反应性头脑）是线性的、分析式的、判断式的问题解决模式，在很大程度上基于大脑的语言处理和推理功能。第二种模式（智慧性头脑）是指智慧的非语言模式，例如直觉、预言、灵感、创造性、关怀、自我超越、道德等。这两种模式的心智能力存在于不同的大脑区域。因此，大脑似乎是有组织地给我们提供两种不同的方法，去接近、理解和回应身体内外发生的事情。抑郁的问题在于，言语的、分析式的模式战胜觉察，而非言语模式被拒之门外。在本章的其余部分，我们将认真研究这种二分法，因为它可以直接回答为什么正念练习可以成为重塑大脑的强大盟友，帮你克服抑郁。

反应性头脑

反应性头脑是语言系统的直接产物。反应性头脑的性质是线性的、分析式的、判断式的。它对你交谈，给你讲经布道，无休止地说"总是""应该""必须""应当"等，而不管你是否想要或者需要其建议。你的反应性头脑中充满了判断、分类、比较和预测等，它糅合一系列概念：此时此地你是谁，你如何成为现在的样子等。它告诉你，你拥有的某些东西太少，例如生命中的爱；它告诉你，你拥有的某些东西太多，例如体毛或者腰间的赘肉。它告诉你，如果你做出某种行为会发生什么（例如"如果你辞职，你就找不到下一份工作"），如果你不做某种行为又会发生什么（例如"如果你不辞职，你的老板依然会训斥你，你将颜面扫地"）。这种比较、评价和预测的行为成为抑郁症的温床，反应性头脑所产生的过度识别会让你落入规则遵循的陷阱，从而让你无法适应周围环境。

需要澄清的是：我们不是在批判反应性头脑。在很多生活情境中，例如当你在计划工作任务、处理银行账户或者穿越繁忙的十字路口时，反应性头脑非常有效。我们前面提到，反应性头脑在计划、评估和预测外部世界方面非常成功。没有反应性头脑的组织和问题解决功能，我们将步履维艰。

但问题在于，反应性头脑的功能会潜移默化地渗入它不起作用的领域，包括对你的想法、情绪、记忆、自我价值、他人评价等做一些毫无帮助的评估、比较或者预测。在内心世界当中，反应性头脑的副作用是非常惨烈的，它会让你的行为被无效规则支配，这些规则将助长情感回避和行为回避。此外，我们在第 2 章中讨论到，反应性头脑所引发的规则遵循，会让注意远离自身行为对真实世界造成的影响，从而使你很难识别自己所采取的策略是否有效。

还记得第 2 章提到的鲍勃吗？在家庭破裂之后，他不得不面对这个现实。他的反应性头脑告诉他，不要和朋友在一起，也不要去探视孩子，因为那样他会成为孩子的负担。他的反应性头脑建议他采取这种策略来控制自己的抑郁，但是这种策略让他的抑郁越来越严重。他的反应性头脑告诉他，要比失去家庭之前更加努力地工作，不要再为自己感到难过了。

鲍勃越是遵循反应性头脑的建议，越是感到愤怒和悲伤，他越来越依赖酒精的麻醉来放松和入睡。当然，喝酒并不能阻止反应性头脑在他耳边喋喋不休，反应性头脑一直告诉鲍勃："其他同事能照顾好他们的患者，也能腾出时间照顾好家庭，你为什么不能？"鲍勃的反应性头脑无法识别自己所提供的策略是否有效，因为没有其他行为计划。除非鲍勃能学会倾听自己的直接经验，否则他无力抵挡反应性头脑的喋喋不休。

智慧性头脑

智慧性头脑深深根植于我们的觉察以及非语言形式的觉知，将我们从反应性头脑的喋喋不休中解脱出来。就像反应性头脑乌云飘走之后留下的澄澈蓝天一样，智慧性头脑是我们具有自知之明的终极源泉。智慧性头脑是智慧的仓库，是我们人类从成为人类之后就一直具有的东西。

只是和自我觉察进行直接接触，你就能感受到舒适、安全和踏实。即使你周边的外部世界发生改变，内部感受也不会改变。正因如此，当你陷入困境时，智慧性头脑会成为你的庇护所。正是在智慧性头脑这个庇护所里，你才能切实抓住此时此地充满生机活力的感受。你的感官变得如此敏锐，以至于能清晰觉察到身体内部（例如你的呼吸频率、心跳频率、四肢的感觉等）和外界环境（例如不同的颜色、新的气味、伴侣异样的表情等）所发生的一切。

如果持续接触智慧性头脑，你会产生一种与所有事物相互关联的感觉，并且对他人和自己的痛苦产生一种深切的关怀。自我关怀（在本书后面章节还将进行解释）会帮你从完美主义中解脱出来，给予自己友善和仁爱。当感受到自己和每个人都相互关联时，你就能意识到，每个人都有缺点和不足。欢迎回归人类世界！

还记得我们前面曾经提到的鸡蛋吗？智慧性头脑就是蛋壳里的物质，它隐藏在语言和概念化自我的脆弱蛋壳中。它不是由想法、情绪、记忆和感受来定义的。智慧性头脑能看到语言这一外壳，并思考事物的本来面目。蛋壳有其特殊作用，条件合适时重要而有效。但它的作用有限——正如反应性头脑一样，它依赖于语言和想法，其功能受制于语言规则的有限语境。与之相反，由于并不活在评价、标签、比较和预测的世界里，智慧性头脑充满了好奇、共情、活在当下。智慧性头脑直面当前的体验，对当前的体验充满兴趣。

在本书中，我们做的很多工作就是让你持续不断地、充满耐心地从反应性头脑模式转换为智慧性头脑模式。通过持续不断的练习，你可以轻松完成这个转换。其实，想要开始转换，一个简单的方式就是给反应性头脑起个绰号，行动起来，试试看，绰号起得越离谱越好。诸如"吹牛""无所不知"或者"内部批评家"等绰号会引发你的思考。当你给它起绰号时，你已经在区分你和你的反应性头脑——这正是你接近智慧性头脑迈出的重要一步。

智慧性头脑和心理灵活性

在智慧性头脑这一思维模式上花费的时间越多，你的心理灵活水平就越高。智慧性头脑本身就包含活在此时此地，即使面对痛苦的内部体验也保持开放与好奇，并与你主要的人生信条相伴而行。这不仅有助于提升健康和幸福，还能帮助你迅速扭转抑郁趋势。智慧性头脑将你从规则遵循中解放出来，不再使用回避策略，当你把智慧性头脑作为庇护所时，就不会再去逃避人们本应该拥有的那些体验。你可以和内心体验共舞，而不是去抗拒它们，你关注当下这一刻，把行动建立在生命中重要的信念之上。这正是快乐开始的地方。

需要注意，即使是心理灵活的人也会被无效规则融合，做出和价值相反的行为。然而，必要的正念技能可以让他们朝着价值方向前进，或者历经磨难最终"回到正轨"。在讨论调节心理灵活性的正念技能之前，我们有必要仔细研究心理灵活性的三个核心属性——觉察、开放和投入。

觉察

觉察是一种以灵活的、有效的方式活在当下、关注眼前事物的能力。几乎所有的冥想流派都强调某种呼吸或者注意集中练习，这绝非偶然。他们普遍认为，活在当下是平和心灵和超脱体验的入口。

通常，觉察到自己在做什么，可以解决自动化生活引发的很多问题，包括抑郁症在内。觉察这一技巧可以让你始终关注周围发生了什么。这让你能够注意到错误并从中吸取教训，而不是跳回去又去遵循头脑告诉你的无效规则。一旦注意到错误，你就不会选择那些无意识的、自动化的行为，你会看到其不良后果，进而选择对自己有益的行为。

遗憾的是，我们常被教导，自动化才是首选的生活方式：完成每日常规，遵循社会灌输的规则。真可惜啊，你把生活交给自动驾驶系统，抑郁自然篡位幸福！不幸的是，你可能不会选择真正促进健康的生活方式，可以说，现代生活的快节奏不允许你闻到玫瑰的香味。好可惜啊，在生活中做出正确的选择非常重要，毕竟玫瑰闻起来多香啊！

有意活在当下的能力也会让你更加关怀、友善地对待自己和他人。例如，你可能发现，即使朋友做了什么伤害到你，你也不愿意去评判他。你甚至可能意识到，自己无意间做的事情存在问题。当遭遇挫折或者犯错误时，如果你能够活在当下，并注意到反应性头脑对自己的苛刻评判，那么你会用更加友善和接纳的态度去对待自己。

开放

开放是指对自己的内心体验抱着一种接纳、好奇和抽离的姿态。每个人都有无数的想法、情绪、记忆、表象和身体感受等个人体验，但是人们如何应对这些个人体验却大相径庭。一个根本的区别在，人们是趋近还是回避这些痛苦的、不想要的内心体验。回避有时候有效，例如碰到热火炉的时候，你得把手抽回来，但是习惯性地回避痛苦的情绪和想法有时候会给个体生活造成沉重的负担。与之相对应，对痛苦的情绪和想法采取开放、好奇和接纳的态度，可以降低控制、回避和麻木不仁的态度，并允许你朝着选择的价值方向前进。

假如你正在找工作，并且已经有些进展。你把简历发出去之后，得到一个面试机会。每一步，你都会体验到焦虑和担忧。当你想到即将到来的面试时，你可能会体验到胸闷，也可能会产生如下想法，"如果因为太紧张而把面试搞砸了可怎么办？"如果你的反应方式是回避，你就很容易陷入试图控制这些不愉快想法的陷阱，这会消耗你的精力，转移你的注意，甚至阻碍你成功通过面试。如果你的反应方式是趋近反应，你可以简单地注意到围绕自身弱点产生的情绪和想法，之后继续投入精力推动事情往前发展。

投入

投入是指根据价值方向去处理各种情况、事件并采取相应行动，即使这样做可能让人体验到痛苦的情绪、压力的想法、讨厌的回忆，或者难受的身体症状。当你投入生活时，就像虎口拔牙、单刀赴会，你可以专注地去处理生活中的各种难题。例如，一个投入生活的人可能会跟之前可能伤害过他的朋友谈一谈去消除误会，谈话可能比较艰难，虽然无法保证冲突解决之后关系是否可以恢复如初，但是一个投入生活的人、持趋近倾向的人依然会选择这么做。

相反，如果不去投入生活，你就会从情绪烦躁、充满挑战的情境中退缩。你可能会认为问题会自生自灭，采取行动反而可能事与愿违。或者，你可能过度关注逃离那种情境，从而采取冲动性或攻击性的行为，对他人的感受置若罔闻。例如，你可能决定不再和朋友说话，因为他伤害了你的感情，你或许会认为交往不良会彻底断送友谊，你可能决定把朋友大骂一顿并认为他罪有应得。但实际上，你的朋友或许根本就没意识到你的感情受到了伤害。

不投入生活会让抑郁循环进一步恶化，在很多充满挑战的生活情境中，如果你袖手旁观，放手让事情自己变好，或者攻击、冒犯别人，情况往往会越来越糟。这种模式的退缩行为或者冲动行为还会让你感觉失控，并触发其他消极情绪，例如挫折、愤怒、排斥或者羞愧等。

正念五因素

如何定义正念的核心特征，在心理学领域和宗教学领域都引发了激烈讨论。"正念"这个术语实际上不太确切，因为它的核心技能都是在讨论如何"离开"头脑而不是"进入"头脑。但是也不能将其称为"不用头脑的训练"！

鲁思·贝尔及其同事（Baer et al.，2006；Baer et al.，2008）的开创性研究可以更好地揭示正念的核心特征。如果正念不是一种单一维度，那么它包括什么维度呢？贝尔及其研究团队编制了自我报告式的正念量表，对几个群体进行大样本施测，其中既包括大学生，也包括因为心理健康问题而寻求心理治疗的群体。其研究表明正念有五种独立的维度，或者称为"侧面"。正如"侧面"一词所表示的那样，每一种技能都与其他技能相互补充，就像钻石的各个侧面共同构成了钻石亮丽的色泽一样。你培养的正念技能越多，你的心理灵活水平就越高。在本书的第二部分，我们将帮助你理解、实践并加强每个侧面，让你的钻石熠熠生光。

以贝尔的正念五因素量表为依据，我们将正念定义为一组独特的心理技巧，它们共同帮助你活在当下，以一种好奇、接纳、不批判的态度去关注自己的想法、情绪、记忆和感受（Kabat-Zinn，2005）。正念还培养与所有人、所有事物相互联结的感觉，并培养对自己痛苦、对他人痛苦的关怀。最重要的是，正念可以训练我们的思维方式，让我们对自己的日常行为保持觉察和意识。让你有意识地体验生活，并将日常行为和自己认为的生活中有价值的东西联系起来。

自测：五因素正念问卷

我们希望你更多地了解正念的每个维度是什么，以及它们在日常生活中有何表现。为此，我们希望你完成一份调查——五因素正念问卷 – 压缩版（Baer et al.，2008）。接下来，我们将简要介绍每个维度，然后请你对每个领域的正念技能进行自我测试。虽然这听起来可能有点学院派，但测试结果将为你提供重要的信息，让你能够超越抑郁，创造一种鲜活的、有目的的生活！我们建议你定期重复这个测试，这样你就可以看到，通过我们在第二部分介绍的大脑训练，自己的正念技能如何得以提高。

维度 1：观察

观察技能是指能够"单纯地注意到"你身体内部（身体感受、想法、情绪、记忆）和身体外部发生的事情（声音、景象、颜色、气味、他人活动）。在观察模式中，你保持心灵的平静，以一种特殊的方式集中注意——就像你使用相机镜头的变焦功能。

下面的五因素正念问卷题目代表了观察维度。请使用等级 1 ～ 5，在每条陈述右边的方框中注明，在过去一个月中每种体验出现的频率。请根据你真实的体验"是什么"，而非"应该是什么"来回答。完成所有陈述之后，请计算你的观察得分。

从不或者极少数 时间这样 1	不经常 2	有时这样， 有时不这样 3	经常 4	非常经常或 者一直这样 5

	你的答案
1. 在行走时，我会有意关注身体部位在行进中的感觉	
2. 在洗澡时，我会留心水流淌过身体的感觉	
3. 我留意到食物和饮料是如何影响着我的想法、身体的感觉和情绪的	
4. 我会注意我的一些感觉，例如：微风吹拂我的头发、阳光照在我脸上的感觉	
5. 我会注意一些声音，例如：时钟的嘀嗒声、小鸟的叽喳声，或者汽车穿梭而过的声音	
6. 我闻到了周围一些东西的气味或者芳香	
7. 我注意到了艺术品和自然界中事物的一些视觉元素，如：颜色、形状、纹理，还有光和影子	
8. 我会去注意，我的情绪是如何影响我的想法和行为的	
观察得分	

进一步探索。花点时间去审视你每个问题的答案。你在不同题目上的评分有所差异吗？我们大多数人观察内部世界或者外部世界的能力有所不同。例如，你可能发现自己很容易观察自己的身体感受，却很难注意头脑里出现的想法、情绪或者记忆。你的观察能力也会因为你所处的环境而变化（例如，坐公交车去上班的时候，或者晚上躺在床上的时候）。有些人能够注意到环境的声音或者颜色，而其他人更容易注意到内部感受，例如呼吸。好消息是，你可以用自己在一个领域的观察优势去发展在其他领域的观察能力。

维度 2：描述

描述是指你能够用语言去组织和传达自己所能觉察到的事物，无论是内部的事物还是外部的事物，无论是哪个时刻的事物。有些人使用"见证人"这个词。见证人的工作就是说出事实，完整的事实，除了事实之外别无其他。

见证人具有几个核心特征。首先，见证人需要安住于当下，一切在你面前次第展开。例如，见证意味着你在接触种种情绪体验时，能够给各种情绪贴上明确的标签，比方说当你和伴侣发生激烈争吵并说出一些尖酸刻薄的话之后，你既感到悲伤也感到羞愧。

其次，对各种直观体验的描述尽可能客观。这涉及在使用一些描述性词语时要关注其即时特性。例如，在描述悲伤时，见证人可能会说，"我的眼睛很累，我想闭上眼睛……我感到身体沉重……我有一种想法，我不想待在这种关系中。"见证人不会使用头脑对事件进行解释或者判断——这将产生一些评价性的词语（"我不应该感到悲伤……想离开这段关系是错的"）。见证人只是尽可能简单地描述事件，而不对事件做出判断。

下面的五因素正念问卷题目代表了描述维度。请使用等级 1～5，在每条陈述右边的方框中注明在过去一个月中，你的每种体验的出现频率，之后请计算你的描述得分。

注意问题 3、4、5，你需要用 6 减去你答案的数字，以获得该问题修正后的分数。例如，如果你问题 3 的得分是 4"经常"，你需要用 6 减去 4，从而得到修正分数 2。

	你的答案
1. 我擅长用语言描述我的情感	
2. 我能用语言清晰表达自己的信念、观点以及期望	
3. 我难以找到词语来表达我的所思所想	6-
4. 我很难用合适的词语来表达我对事物的感受	6-
5. 当我对身体有种感觉时，我很难找到合适的词语来描述它	6-
6. 即便是我感到非常不安时，我也能找到词语来表达它	
7. 我总是倾向于用词语来描述我的体验	
8. 我通常能够非常详细地描述我此时此刻的感觉	
描述得分	

进一步探索。花点时间去审视你每个问题的答案。你在不同题目上的评分有所差异吗？例如，感觉愤怒的时候，你很难描述自己的体验；感觉正常的时候，你描述起来会容易些。想一想，你是否能够使用一些与直观体验密切相关的词语，是否能够避免使用一些对直观体验给出积极或者消极评价的词语。我们一方面希望你增加词汇量，不断扩充描述性的词语；一方面希望你消除一些标签化的词语，不对事物进行积极评价或者消极评价。尝试回顾一下自己的回答模式，看看通过练习是否可以增加自己的描述技能。

维度 3：解离

解离意味着允许任何想法、情绪、记忆和感受简简单单地存在，而不被对这些想法、情绪、记忆和感受的主观评价所操纵。解离有时也被解读为"放下"。当你能够从某种想法、情绪、记忆和感受中解离时，你就能够注意到这些内心经验，而不会因为试图分析它们而迷失于其中。从某种意义上讲，你愿意让这些内心经验就待在那儿，并在你的觉察中伸展开来。这很难做到，尤其当想法如此令人信服、感觉如此痛苦、记忆让我们能够重温过去时，更是如此。我们总是试图逃避痛苦和苦难，我们都有独特的逃避策略。解离技巧可以帮助我们注意到逃避行为的存在，并待在我们原本想逃离的地方。

下面的正念五因素问卷题目代表了解离维度。请使用等级 1～5，在每条陈述右边的方框中注明在过去一个月中，你的每一种体验的出现频率。完成所有陈述之后，请计算你的解离得分。

	你的答案
1. 我感受到了我的情绪和情感，但我不必对它们做出反应	
2. 我观察自己的情绪，而不迷失其中	
3. 在困难的情境下，我会暂停一下，而不马上做出反应	
4. 当陷入令人烦恼的情绪或者情境中时，我能做到只是去注意它们，而不做出相应反应	
5. 通常，当我有令人伤感的想法时，我能很快恢复平静	

（续）

	你的答案
6. 当我有悲伤的想法时，我会"退一步"，并去觉察那些想法的存在，而不被其控制	
7. 当我有令人痛苦的想法时，我通常只是去注意它们，顺其自然	
解离得分	

进一步探索。花点时间思考一下你在解离方面的得分。在某些情况下，你是否比其他情况更容易解离？例如，和配偶相比，如果同事对你的打扮冷嘲热讽，你是否更容易解离？你是否对某些类型的情绪更容易融合并做出过度反应？你是否有一些特定的方法或策略去激活解离技能？有时候，简单一句话，例如"呼吸，放下"，就可以提醒自己，是时候退后一步了，给自己留出内在的呼吸空间。

维度 4：自我关怀

自我接纳和自我关怀练习是培养智慧性头脑的强大工具。有时候这种练习也被称为自我关怀。在治疗抑郁症的文献中，越来越多的研究关注带着关爱和友善去对待自己。产生抑郁行为的人往往过度使用自我批评，在某种程度上，他们可能认为自己不可爱、没有价值。自我关怀的练习会采取完全相反的立场，完全接纳自己，无论是优点还是缺点。

下面的正念五因素问卷题目代表了自我关怀维度。请使用等级 1～5，在每条陈述右边的方框中注明在过去一个月中，你的每一种体验的出现频率。完成所有陈述之后，请计算你的自我关怀得分。

注意，你需要用 6 减去你答案的数字，以获得该问题修正后的分数。例如，如果你问题 1 的得分是 2"不经常"，你需要用 6 减去 2，从而得到修正分数 4。

	你的答案
1. 我为自己有不理智的情绪而责备自己	6-
2. 我告诉自己，我不应该以现在这种方式来感受现在的情感	6-

（续）

	你的答案
3. 我认为我的一些想法是异常的、不好的；我不应该那样想	6-
4. 我会评判自己的想法是好的还是坏的	6-
5. 我告诉我自己，我不应该思考我现在正在思考的东西	6-
6. 我想有些情绪不对或者不合时宜，我不应该体验到它们	6-
7. 当不理智的想法出现时，我会自我否决	6-
8. 通常当令人困扰的想法或者景象出现时，我会根据我当时所想的内容或者脑海中出现的景象来判断自己是对还是错	6-
自我关怀得分	

进一步探索。花点时间去审视每个问题的答案。对抑郁的人来讲，完成这个维度往往让人茅塞顿开，因为他们往往是最常进行自我批评的人。你是否注意到，你很难不批评自己而去接纳痛苦的内心体验。当你迷失在自己的所作所为引发的反应性头脑中时，你很难让自己放松下来。记住，自我关怀是无条件的；这是一种深层次的尊重态度，不依赖于你的表现或者成就，不依赖于他人的认可。自我关怀的人在培育自己的幸福感时，可以经历失败、挫折或者失望，但他们不会迷失于自我批评或者自我排斥；他们愿意接近自己的痛苦——带着温暖和优雅去接近自己的痛苦。

维度 5：正念行动

正念行动是指在做事的时候对自己的所作所为保持觉察，有时也称为有意识的行动。有意识的行动意味着活在当前这一刻，以一种反映自己信念和原则的方式做事。有意识行动的体验和自动驾驶方式有着本质区别，与其在阴霾中度过每一天，不如让自己正念地进入各种感受，基于自己的价值选择每一项行动。

下面的正念五因素问卷题目代表了正念行动维度。请使用等级 1～5，在每条陈述右边的方框中注明在过去一个月中你的每种体验的出现频率。完成所有陈述之后，请计算你的正念行动得分。

注意，你需要用 6 减去你答案的数字，以获得该问题修正后的分数。例如，如果你问题 1 的得分是 2 "不经常"，你需要用 6 减去 2，从而得到修正分数 4。

	你的答案
1. 我难以把注意集中在当前发生的事情上	6-
2. 我好像是在自动做一些事情，并没有完全意识到它们	6-
3. 我草草地做完一些事情，而没有真正地集中注意在其上	6-
4. 我总是自动完成某项任务，而没有意识到我在做什么	6-
5. 我发现自己在做事情的时候，没有专心在所做的事情上	6-
6. 在做事情的时候，我经常走神，而且很容易被干扰	6-
7. 我没有注意到我在做什么事情，这是因为我在做白日梦、在担忧，或者分心于外界	6-
8. 我很容易分心	6-
正念行动得分	

进一步探索。花点时间仔细审视每个问题的答案。你是否倾向于在某些活动中自动驾驶，在另外一些活动中并非如此？哪种活动最有可能将你带入自动驾驶模式？在哪种情境中你更容易觉察或者有意识？在正念的五个维度中，有意识觉察是起作用的关键，正因如此，有意识觉察也是五个正念技能中最重要的一个。想一想都有哪些方法可以让你有意识去锻炼自己每天的有意识行动水平。

综合来看：你有多正念？

现在总结一下自己的测评结果，为自己的五方面正念技能绘制一幅剖面图。在表格中记录自己每个维度的分数。请注意，三个月之后，我们还会回顾这个分数，会请你再次完成这份问卷，以便评估本书后边介绍的练习效果如何。

五因素正念问卷汇总表

维度 / 技能领域	今天我的得分	3 个月后我的得分
1. 观察		
2. 描述		
3. 解离		
4. 自我关怀		
5. 正念行动		

正念练习的目标

现在，回顾一下自己五个维度的分数，想一想，如果自己的正念技能比现在更强的话，会是一种什么样的情形？例如，你可以在观察维度得到更高的分数。想象一下，如果你得到最高分数会怎样，那意味着即使在最高水平的抑郁风险情境中，你依然可以练习观察。在痛苦的时刻，如果你能够切实爱自己，练习自我关怀，生活将会如何？如果加强解离技能，哪怕是在高度冲突的情况下，你依然可以把自己从沉思和忧虑的旋涡中解脱出来。如果你能把这些事情做得更好一些，生活会更好吗？我们认为会的！

一种彻底改变的方法

要克服抑郁症，你需要对自己的内心体验保持开放、接纳和好奇；你需要对自己的日常生活更加正念、更有意识；你需要将积极的生命力量用于生命中对自己重要的事情上。提高心理灵活性的正念技能并非彼此孤立；相反，它们相互联系、相互支持。例如，你对痛苦的、不受欢迎的内心体验越开放，你越能活在当下，你的行动也会越有意识。在日常生活中你越正念，你对自己和他人越会充满关怀。无论情绪多么痛苦，你越靠近它们并努力解决问题，越能体会到从痛苦的情绪中解放出来对于过上充满活力、富有目标的生活并非必不可少。

由此，我们可以得出三条生活原则，从而让你克服抑郁，从根本上改变生活：

1. 每天尽可能活在当下。练习唤醒自己的感官，这样你可以很好地感受到自己的内心世界和外部世界。这正是生活的乐趣所在！

2. 对自己的内心体验保持开放、好奇、非评判，即使内心充满艰辛。只要你不陷入和它们的缠斗，它们就不会伤害到你。你也可以从内心体验中学习，而不只是从你喜欢的事物中学习。

3. 按照自己的价值安排每天的生活。这给你一种活力感，你在有意识地生活，按照既定目的在行动。当你按照自己的信念去做出反应时，即使是艰难的生活环境也能促进你的成长。

在日常生活中，当你按照上述法则行动时，你会发现人生有所改观，你将产生更多积极的情感体验，而且你明显感觉到自己能够更轻松地做自己。在第二部分，我们将教给你九种特殊的正念方法，你可以练习并运用这些正念技能去创造梦寐以求的生活。如果你对这美好的前景感兴趣——如果你不感兴趣，我们会感到惊讶——那就继续阅读吧！

需要培养的观念

- 头脑就是语言和思维这一操作系统的产品。它不是一个事物，而是一个动态的、展开的过程，你可以通过训练和练习观察它而不陷入其中。

- 反应性头脑是一个规则遵循者。在某些情境中，反应性头脑是有效的，但并非总是有效。在战胜抑郁症的过程中，和反应性头脑建立一种全新的关系是重要的一步。

- 智慧性头脑是远离反应性头脑的庇护所。智慧性头脑是和平与安宁、自我关怀与他人关怀的源泉。

- 心理灵活性包括开放、接纳和观察抑郁情绪以及引发抑郁情绪的想法、记忆或感受；活在此时此地，同时投入有意识、有价值的行动。你的目标是在痛苦的时候发展更高的心理灵活性，而不是追求"幸福"的光环。

- □ 五种技能在任何时刻都相互独立、相互关联，他们都可以增强正念。你可以通过练习不断提高这五种技能。

第二部分

超越抑郁的九大正念步骤

千里之行，始于足下。

——中国谚语

在本书的这一部分，我们将教你九大步骤，你现在就可以用它们来超越抑郁，过上你想过的生活。如果回避、融合和生活在自动驾驶模式通往抑郁，那么出路就在于活在当下，用反映价值的方式接近并解决具有情绪挑战的情境。正念以及正念所有有效的功能将帮助你克服并超越抑郁。我们将教你如何与价值相联系，如何创造一种超脱的生活愿景和目标，如何活在当下，如何与喋喋不休的反应性头脑、破坏性的自我概念保持解离，如何自我关怀，如何在日常生活中保持觉醒，如何制定并兑现承诺、遵循价值去生活。一旦你学会在日常生活中使用这些强大的正念策略，抑郁症将没有藏身之所！

这里有一张工作表，可以追踪你在使用本书所列出的九大策略时信心如何。在阅读第二部分的各个章节之后，你可以回过头来再次评估自己对本章所提供的表格掌握程度如何。跟以前一样，请你从 1 到 10 计分，1 表示你需要更多帮助，10 表示你已完全掌握。

你可能对我们所提供的一些策略已经积累了一些实际经验。如果是这样，加油，继续投入大量精力去做。最好按照章节顺序逐章阅读，因为后面章节会以前面章节所提供的概念和练习为基础。不过，你也可以集中关注最能滋养你的章节。对你来说，一些策略可能是全新的，以往很少使用，当你质疑这些策略时，它们可能会失效。如果发生这种情况，请尽量保持开放的态度。当全部策略最终汇总在一起时，你可能会产生顿悟的感觉。

第二部分　信心工作表

没有信心		有点信心		有信心		已经掌握	
1 2	3	4 5	6	7	8	9	10

	章节	信心水平
5	第一步：找到真正的价值方向	
6	第二步：安住于当下	
7	第三步：练习无评判的接纳	
8	第四步：解离与放下	
9	第五步：不要相信理由	
10	第六步：轻柔地抱持你的故事	
11	第七步：飞跃——练习自我关怀	
12	第八步：带着愿景和意愿生活	
13	第九步：对自己信守承诺	

进一步探索。如果在阅读某一章节之后，你的信心为5分及以下，这提醒你需要重新阅读困扰这一章节，进而从中获益。如果你在读完第二遍之后信心仍然很低，可以考虑让朋友阅读之后与你讨论。这种对话和支持可以帮助你保持动力。

第 5 章

第一步：找到真正的价值方向

如果你失去目标和方向，那么你只能随波逐流，无所适从。

——中国谚语

没有生活的目标感或者意义感往往是抑郁的情绪表现。解药就是明确生活价值，盘点目前的生活方向，看看自己是否在朝着生活方向努力。虽然盘点的结果并不总是让你喜欢，但是和价值相联结会激活你的积极情绪，并强化动机。即便在艰难的时刻，这样做也会给你带来强烈的生活方向感。

在第一部分，我们提到，正念是通往智慧性头脑的路径。在智慧性头脑模式下，你可以觉察到反应性头脑喋喋不休，而自己不会卷入其中。在这一部分，我们将带领你完成九个步骤，锻炼你头脑的正念肌肉。随着练习深入，你的正念技能会变得越来越高超，你可以用它们来倾听——不是被反应性头脑误导，而是由智慧性头脑的直觉和愿景所指引，这些直觉和愿景温柔而坚定，让你欢欣鼓舞。把自己置于智慧性头脑模式下，你可以明确知晓在此时此刻的生活中什么有效，什么无效。然后，你可以开始抛弃无效的生活策略，它们加剧了你的抑郁；进而采取全新的策略，帮助自己过上鲜活而有意义的生活。现在是时候了，放下忙碌的工作，深入了解每一种正念技能！

在本章，我们将向你介绍穿越抑郁、重启生活的第一步：找到真正的价值方向。史蒂芬·柯维认为高效能人士的第一个习惯是不忘初心（Covey，1989）。如果你可以选择你想要的生活，那么生活将是什么样子？那样的生活就是我们要帮助你创造的生活，我们需要帮助你识别自己的价值。当你根据自己的价值绘制新生活的图景时，你会立即发现自己的健康感和幸福感得以提升，动机得以增强，对自己的能力更有信心，可以用更健康的方式解决问题。你的价值就像指南针一样，能为你带来丰富、有意义的生活体验。在本章，我们会帮助你探索并澄清价值。想象一下，把过上真正有价值的生活作为方向，指南针将赋予你活力感、意义感和目标感。

什么是价值

本书谈论的"价值"指人在生活中极度信奉的原则。你的价值是你自己的，只能是你自己的。它们是你对自己想要过怎样的生活以及想要在生活中表现出什么模样的个人信念。下面这些例子是来访者提供的对价值的阐述：

- 我想受到良好的教育，并将我的知识传授给其他人。
- 我想成为一个对孩子充满爱心、善良、负责任的家长。
- 我想成为一个有信仰的人，我会尊重其他人任何形式的信仰。
- 我想成为一个对爱人充满爱心、富有同情心和支持感的生活伴侣。
- 我想持续不断地挑战自我、提升自我。
- 我想帮助动物过上安全、健康的生活。
- 我想通过慈善活动和志愿服务为社区做贡献。
- 我想改善经济上困窘的人们的生活。
- 我想在余生提高自己的身心健康水平。
- 我想保护地球，打造一个干净的、永恒的星球。
- 我希望当我关心的人需要帮助时，我能够提供帮助。

我们强调价值，因为按照价值生活可以拯救你脱离人生旅途中的痛苦和苦难。在后续章节中，我们要求你将情绪回避切换为情绪接纳、基于价值去生活。我们要求你趋近带来痛苦的生活情境而不是回避它们。我们鼓励你勇敢地面对情绪困扰，根据价值行事。

除非有更好的理由，否则你很难达到这些要求。这种理由正是源自愿望和意愿，你要根据自己的原则生活，而不是根据恐惧和回避原则生活。当你接触自己的价值时，即使你正处于抑郁之中，价值也可以为行动提供动力。它是一种精神燃料，可以推动你过上充满意义的生活。在几乎所有的生活情境中，没有什么比捍卫自己的价值更让人欢欣鼓舞了。

神经科学：价值产生内在的积极动机

你可能还记得，关系框架理论作为一个科学研究领域，旨在寻求新的策略，帮助人类过上更有目的的生活。在关系框架理论中，价值主要做两件事：创造激活行为的动机，引导行为去追寻期待的结果。和价值联结可以激活积极情绪，当然，价值也会提高我们遵照其采取行动的可能性。

从神经科学角度看，有三条神经通路和我们的价值体验以及与价值一致的行为投入有关。第一条通路负责创造价值所表征的道德直觉。这包括形成意志或者愿望，在特定生活环境中以特定方式行事。意志的发展和默认的网络激活模式有关（参见第 1 章；Fox et al.，2005）。

第二条广泛分布的神经通路对想象的行为及其结果产生情绪反应。在情绪体验中，至少有六种不同的大脑激活模式。当记忆和自我参照的推理被用于未来行为的心理预演时，我们会看到其中一种模式。这种类型的情绪体验受到岛叶、前扣带回的支持，被内侧前额叶皮质所加工（Phan et al.，2002）。这些区域和自我控制、道德推理以及自我等有关。

第三条神经网络负责产生不同的动机状态。它由两个神经系统组成——分别位于右半球和左半球。趋近动机（也称预期奖励动机）与左侧前额叶皮层的激活有关，特别是腹侧被覆盖区域的活动（Fields et al.，2007）。回避动机（也称预期惩罚动机）与右侧前额叶皮层的激活有关（Phan et al.，2002）。

上述神经科学的研究结果如何将价值和抑郁联系在一起呢？原则上，专注并参与有价值的行动会激活相应的大脑区域，减少大脑中的抑郁通路。当感到沮丧时，你对未来的大部分想法都是消极的，这反过来会产生消极的情绪氛围，从而激活大脑中的回避动机系统。

与之相反，价值允许你在大脑中预演未来，在预演中你做了积极的、对自己重要的事情。这会在你大脑中产生积极的情绪氛围，随后激活趋近动机系统。随着时间推移，你会体验到越来越多的积极情绪，趋近动机不断增强，从而和价值联系起来。降低抑郁意味着滋养有价值的生活！

行尸走肉

如果价值是推动人们投入鲜活生活的燃料，那么缺乏价值推动的人，活得就像行尸走肉一样。如果没有价值指引，你就会陷入浑浑噩噩的生活模式，无法对生活中重要的东西做出反应，活得无精打采、没有热情。例如，假设你最重要的价值之一是创建一种关怀、合作、相互支持的人际关系。如果你的某种重要人际关系陷入冷战，你就会感到活力降低，因为在这种情况下，你没有按照自己的价值生活。各种各样的消极因素会阻碍你，让你步履维艰，你可能感到不知所措，害怕表达自己的需要，害怕坚持自己的价值。你的反应性头脑会带来大量信息，怂恿你减少生活中的冲突。

正如下面艾美的故事所呈现的那样，当回避规则高速运转时，你很难做出经由价值指引的行动，甚至很难记起自己曾经采取过经由价值指引的行动。

艾美的故事

艾美，女性，46 岁，离异，和她的猫咪依玛住在一起。在她与老公 21 年的婚姻里，她一直和抑郁做斗争。艾美的老公发生过不止一段婚外情，艾美曾经爱过老公，但他的婚外情让自己很受伤害。艾美不止一次威胁要离开老公，老公的回应摧毁了她的信心。他好像在说，"谢天谢地！你永远找不到一个那么悲催的人想和你在一起，你会孤单一辈子。如果你觉得自己很有魅力，那你尽管离婚，但是你根本就没有魅力。"艾美开始觉得他可能是对的。多年来，艾美向他妥协，如果他答应对自己忠诚，她会留下来。艾美也向自己妥协，自己会留下来，直到儿子长大成人。压死骆驼的最后一根稻草是艾美发现丈夫与自己的一个好朋友发生了关系。

　　现在，离婚四年之后，艾美开始工作，照顾依玛，时间允许时就去看望儿子。她继续担任公司的办公室主任，她已经在这家公司工作了18年。多年以前，她非常热爱自己的工作，认为这份工作富有挑战性，也让自己很有创造力、很有价值感。但是过去几年，公司出台了一系列管理变革措施，她的工作满意度不断下降。现在，她觉得工作只是为了赚取薪水、得到医疗保障和退休福利。

　　艾美在单位和社区没有任何亲密朋友。她丈夫再婚了，并且丈夫和新老婆的朋友圈跟艾美的大多重合。艾美认为抑郁让自己很难参与社交，因此她没有结交任何新朋友。她长时间工作，没有任何精力去做其他事情。她听说锻炼有助于治疗抑郁，曾经参加过几次步行活动，但总是跟不上队伍。尽管她想象自己会遇到某人并建立恋爱关系，但是最近她告诉母亲，她不想重蹈覆辙。

　　从价值的角度来看，艾美的生活在某些领域缺乏价值支撑。她的确值得信赖，是很好的团队成员，她的工作也趋近这些价值。艾美抱怨自己的生活很无聊，让自己对工作没有激情。她很看重创造性和亲密关系，但是与这些价值相一致的活动被她束之高阁。

价值如何在生活的喧嚣中迷失

　　说句公道话，艾美在生活中很难完全遵循所有的价值。从出生开始我们就被教导要响应社会需求——包括努力工作、得到好工作、对伴侣忠诚等，但社会利益并不总与个人利益相一致。向更有价值的生活迈出的第一步，通常是识别自己的价值并与之相连，以便将价值融入自己的生活。艾美始终坚守的原则一直都在，但她的行为让她越来越远离自己的价值。为了过上富有意义和目标的生活，艾美需要依靠内心真正的价值引导生活，而不是扮演所谓的"好母亲"和"努力的员工"的角色。

在日复一日的生活中，按照真正的价值生活并不能确保你每天都幸福快乐，但是我们向你保证：打破俗套的生活规则，拥抱自己真正的价值，你将有机会体验更多的幸福，对生活更加满意。衡量一种生活是否有价值，不是看你拥有过多少次机会、避免过多少次痛苦、遵守过多少种规则，从而让自己感觉良好；而是看你的生活有多么鲜活，和价值有多少一致，以及你是否愿意为了服务于价值而去直面或者愉悦或者痛苦的体验。

价值和抑郁

你可能会疑惑：价值和抑郁有什么关系？心理干预不就是帮助人们控制情绪问题，让人们过得更快乐吗？这种认识普遍存在。在临床实践中，我们总是听到这种想法。很多人认为，摆脱抑郁必须针对情绪本身做工作——需要克服悲伤、修复抑郁，只有这样我们才能过上美好的生活。这其实是一种很大的误解。事实上，如何生活和生活感受之间联系密切。当你觉得生活不顺利时，通常是因为清汤寡水的生活并没有给你带来足够的意义。所以事实是，你日复一日做出的行为可以产生非常强大的或者积极或者消极的情绪后果。

当你开始审视自己的价值以及它们如何在日常生活中体现（或者反过来）时，你可能会感到不舒服。这是因为你开始注意到对自己来说重要的事情。注意到两者之间的差别——自己做了什么，对自己来说什么是重要的——会引起人们的担忧。例如，假如你的价值是成为别人的好朋友，却发现自己经常拒绝朋友的邀请，你会感到很悲伤，因为没有按照自己的价值去生活。这会让你不舒服，却可以激发你更多的觉察和意识，激励你在做出选择时更加遵循自己的价值。

耐心一点，慢一点，让这种不舒服提醒你什么是重要的。你的价值可以成为向导。在下面这组练习中，我们将帮助你开启一段旅程，帮助你发现生活中真正价值的藏身之处。

搁浅

该练习能帮助你严肃起来，澄清价值。请阅读下面的段落，录制自己的音频，在需要的时候播放，这将为你带来非常愉悦的体验。完成练习之后，请记下自己的答案。请为自己留出 10 分钟时间，在不受打扰的环境里完成该练习。请你放松下来，按照指导语进行，对自己可能出现的体验保持开放的态度。你投入的越多，获得的就越多。闭上眼睛将有助于你更好地进入状态。

想象一下，你正在去往南太平洋旅行，租用的一艘观光小船发动机出了故障。当船开始撞向冰山时，你跳下船，游到附近的岛屿逃生。你奋力向前游，最终游到一个小而荒凉的岛屿。你在阳光下睡了一觉，醒来之后环视四周，想找东西果腹，想找地方躲藏。你无法知道自己在哪里，因为所有物品都留在了船上。你多么希望自己最终能被人发现啊，但至于何时能被人发现，你无从知晓。

你开始担忧家人和朋友，他们会听说你音讯全无，甚至可能认为你已经葬身大海。他们会聚在一起谈论你和你的过往。他们并不知道你没事，而且很快会回来。无论怎样，他们会举办一场追悼会来纪念你。

他们会为你写悼词并聚在一起怀念你。悼词通常讲述逝者令人刻骨铭心的品质以及这些品质对他们生活的影响。

现在想象一下你就在现场，别人发现不了你，你就像在他们上面飞翔的隐形鸟，倾听他们发自肺腑的感谢之词。你的生活伴侣如何评价你？你的伴侣会把你形容为恋人、伙伴还是玩伴？如果你有孩子，他们会用什么词语来形容你的生活和你的生活态度？他们会如何评价你的付出，让他们在没有你的情况下继续生活？

你的朋友、同事和邻居会说什么？他们会如何评价你的精神生活？你所居住的社区会如何评价你的贡献？悼念者如何记住你的兴趣、你的娱乐爱好？准备好之后，返回本书并完成练习的剩余部分。

完成该表象练习之后，请花时间认真思考并回答下面工作表中的问题。

搁浅工作表

基于我目前的生活，我将会听到什么样的悼词……

来自我的伴侣_____

_____

来自我的孩子_____

_____

来自我的亲密朋友_____

_____

来自我的同事_____

_____

来自我所在的社区_____

_____

来自我的精神信仰_____

如果我按照我想要的方式生活，我将会听到什么……

来自我的伴侣_____

_____

来自我的孩子_____

_____

来自我的亲密朋友_____

_____

来自我的同事_____

_____

来自我所在的社区_____

_____

来自我的精神信仰_____

_____

进一步探索。如果今天就举行追悼会，你将会听到什么，你最想听到什么？两者之间有何差异？些许差异都会给你带来重要信息。首先，看一下你自己写的内容，你最希望听到的内容正是基于你现在的生活方式。你可能会列举一些让自己温暖的事物，因为你做的这些事情反映了自己的价值，并被你爱的人记住。同时，你也会列举一些自己不太引以为豪的事情。这些事情需要引起你的注意，因为它们将邀请你在这些领域做出改变。我们每个人都有一些这样的领域，所以你不要因此瞧不起自己！

其次，比较一下你现在听到的内容和你在理想情况下听到的内容有何差别，这样你可以发现自己把什么原本应该重视的东西放到了不太重要的位置。这些可能是重要的价值，却因为你采取情绪回避策略去解决生活中的问题而被掩盖起来、不受重视。

靶心练习

你可能很熟悉有靶心的靶子，其目标是去中靶心。越靠近靶心，获得的分数越高；有时你可能完全脱靶，这样你无法获得任何分数。在阅读本章剩余部分时，请牢记靶心的概念，因为你将根据心理学家托拜厄斯·伦德格伦的研究完成下面这组练习（Lundgren et al., 2012）。这组练习将以你刚才的价值练习为基础，帮助你更好地阐明和聚焦价值。

你还记得第 3 章讨论的四大生活领域吗？它们是人际关系、工作 / 学习、休闲 / 娱乐和健康。你现在将努力确定自己在这些领域的核心价值，并评估日常活动与这些核心价值的一致程度。首先我们将简单描述一下各个生活领域。

人际关系价值

关于人际关系的价值，我们的认识大致相同，都认为诚实、值得信任、可靠、幽默、宽容、可以双赢、敏感、有力量等很有价值。人际关系在很多生活领域都有所体现。对很多人来说，最重要的人际关系是配偶或者生活伴侣。其他重要的人际关系是朋友和家人，包括原生家庭、扩展家庭和子女等。某些价值，例如同理心或者尊重他人，通常与所有人际关系都有关；而某些价值，例如成为角色榜样，可能更适用于某些特定的人际关系，例如父母而非朋友。

当你思考自己所拥有或者自己想培养的各种人际关系时，请考虑你将如何在各种人际关系中体现自己的价值。在下面的工作表中，描述一下你希望人际关系走向何方。仔细填写每种人际关系对你来说最重要的一些价值。

人际关系价值

伴侣：＿＿＿＿＿＿＿＿＿＿＿＿＿＿＿＿＿＿＿＿＿＿＿＿＿＿＿＿＿＿
＿＿＿＿＿＿＿＿＿＿＿＿＿＿＿＿＿＿＿＿＿＿＿＿＿＿＿＿＿＿＿＿＿

家人：＿＿＿＿＿＿＿＿＿＿＿＿＿＿＿＿＿＿＿＿＿＿＿＿＿＿＿＿＿＿
＿＿＿＿＿＿＿＿＿＿＿＿＿＿＿＿＿＿＿＿＿＿＿＿＿＿＿＿＿＿＿＿＿

子女：＿＿＿＿＿＿＿＿＿＿＿＿＿＿＿＿＿＿＿＿＿＿＿＿＿＿＿＿＿＿
＿＿＿＿＿＿＿＿＿＿＿＿＿＿＿＿＿＿＿＿＿＿＿＿＿＿＿＿＿＿＿＿＿

朋友：＿＿＿＿＿＿＿＿＿＿＿＿＿＿＿＿＿＿＿＿＿＿＿＿＿＿＿＿＿＿
＿＿＿＿＿＿＿＿＿＿＿＿＿＿＿＿＿＿＿＿＿＿＿＿＿＿＿＿＿＿＿＿＿

他人：＿＿＿＿＿＿＿＿＿＿＿＿＿＿＿＿＿＿＿＿＿＿＿＿＿＿＿＿＿＿
＿＿＿＿＿＿＿＿＿＿＿＿＿＿＿＿＿＿＿＿＿＿＿＿＿＿＿＿＿＿＿＿＿

进一步探索。在写出你的人际关系价值之后，请你反思过去几周自己是如何处理各种人际关系的。你每天的选择在多大程度上与人际关系价值相一致？你的行为在多大程度上支持你所看重的价值？你的人际关系行为是否反映出行为承诺——维护和增强人际关系，这些人际关系既包括你的亲人，也包括关系不太亲近的人。反思这些行为，然后确定你的行为选择与人际关系价值的一致程度。

如果你发现自己的某些行为选择与自己的人际关系价值不一致，请不要担心。当情绪低落时，你的行为选择很难与人际关系价值保持一致，因为你每天都需要付出艰辛的努力。你好像生活在迷雾中一样，努力澄清价值将有助于驱散迷雾，那样你就可以拥有更清晰的焦点，并拥有更多机会缩短你所看重的事物和你所做的行为之间的差距。

在下面的靶子上，标记 × 来表示你的行为与你的目标价值有多近或者有多远。

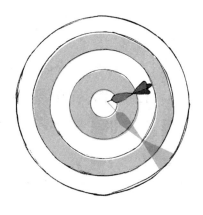

为了帮助你更好地专注于人际关系领域的积极变化，请写出几个与你的价值相一致的行为选择，以及几个与你的价值不一致的行为选择。

与我的人际关系价值相一致的行为举例：＿＿＿＿＿＿＿＿＿＿＿＿＿＿＿＿

＿＿＿＿＿＿＿＿＿＿＿＿＿＿＿＿＿＿＿＿＿＿＿＿＿＿＿＿＿＿＿＿＿＿

＿＿＿＿＿＿＿＿＿＿＿＿＿＿＿＿＿＿＿＿＿＿＿＿＿＿＿＿＿＿＿＿＿＿

＿＿＿＿＿＿＿＿＿＿＿＿＿＿＿＿＿＿＿＿＿＿＿＿＿＿＿＿＿＿＿＿＿＿

与我的人际关系价值不一致的行为举例：＿＿＿＿＿＿＿＿＿＿＿＿＿＿＿＿

＿＿＿＿＿＿＿＿＿＿＿＿＿＿＿＿＿＿＿＿＿＿＿＿＿＿＿＿＿＿＿＿＿＿

＿＿＿＿＿＿＿＿＿＿＿＿＿＿＿＿＿＿＿＿＿＿＿＿＿＿＿＿＿＿＿＿＿＿

＿＿＿＿＿＿＿＿＿＿＿＿＿＿＿＿＿＿＿＿＿＿＿＿＿＿＿＿＿＿＿＿＿＿

工作 / 学习价值

现在描述一下你对工作 / 学习的看法，这里指的是规律的、让自己持续感觉有价值的活动，无论它是上班、上学、做家庭主妇，还是看护他人，或是花费时间为社区做志愿活动。很多工作并不获得报酬，你之所以参与这些活动只是因为你有这方面的价值。仅仅为了获得报酬，并不意味着你在工作时依照自己的价值生活。例如，在做完这个练习之后，你可能会发现，根据自己的价值在食品救济中心当志愿者，其意义远远高于为了获取报酬在餐馆当服务生。

重要的工作 / 学习价值可能包括：可靠、保持专注、坚持不懈、与人合作、团队协作、富有创造力、帮助他人、始终尽力而为、按时完成、让工作更轻松等。在下面的工作表中，描述一下你在工作 / 学习中看重的价值。

工作 / 学习价值

工作 / 学习（包括做家务、看护他人、志愿服务，或者上职业学校、大学）：

_____

_____

进一步探索。在写出你的工作 / 学习价值之后，请反思过去几周自己的行为，你每天的行为选择在多大程度上与工作 / 学习价值相一致？如果你重视合作或者创新，你的日常行为在多大程度上反映了这一愿望？

在下面的靶子上，标记 × 来表示你的活动与你的工作 / 学习价值有多近或者有多远。

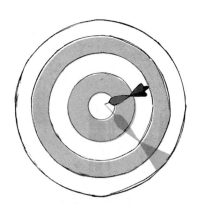

为了帮助你更好地专注于工作 / 学习领域的积极变化，请写出几个与工作 / 学习价值相一致的行为选择，以及几个与工作 / 学习价值不一致的行为选择。

与我的工作 / 学习价值相一致的行为举例：_____

_____

_____

_____

_____

与我对工作 / 学习价值不一致的行为举例：_____

_____

_____

_____

_____

休闲 / 娱乐价值

现在请你描述自己休闲 / 娱乐活动的价值——任何你喜欢的休闲 / 娱乐活动，可以让你身心放松地品味生活的甘甜。在当今压力山大的世界中，通过娱乐进行"充电"的能力至关重要。我们曾经提到，参加快乐的活动可以强化大脑中的奖励和趋近动机通路。我们知道，娱乐对你来说可能是一种挣扎——抑郁心境并没有给你留出足够的情绪空间来参加有趣的、发自内心的、放松的娱乐或者休闲活动。这正是你读这本书的原因！但是请忍耐一下，探索并强化自己的休闲 / 娱乐价值总会为你带来福利。

如果你想不到最近做过哪些有趣的事，就请你回忆一下自己不那么抑郁的时候。那时候你为了开心做了什么？很可能你所拥有的价值仍然伴随着你，仍然有意义。或者请你想象一下，如果你快乐地生活并且没有遭遇目前生活挑战的话，你的价值将会是什么。

在该练习中，描绘活动场景会帮你弄清自己的兴趣所在（想象一下你会做什么，在哪里，你会看到和听到什么等）。在下面的工作表中，描述一下你将把何种休闲 / 娱乐活动排在前面？同时想象相应的场景。

休闲 / 娱乐价值

玩耍：_____

_____

放松：_____

_____

娱乐活动：_____

_____

创意活动：_____

_____

进一步探索。 在写出自己的休闲／娱乐价值之后，请你反思一下过去几周自己的行为。你的日常行为选择在多大程度上与自己的休闲／娱乐价值相一致？如果你确实参加过休闲／娱乐活动，那么你在这些活动中展现出多少休闲／娱乐价值？你是否发现你在一个领域（放松）有很多活动，但是在其他领域（创新活动）却很少或者没有活动？

在下面的靶子上，标记 × 来表示你的活动与你的休闲／娱乐价值有多近或者有多远。

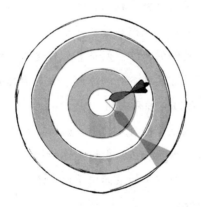

为了帮助你更好地专注于休闲／娱乐领域的积极变化，请写出几个与你的价值相一致的行为选择，以及几个与你的价值不一致的行为选择。

与我的休闲／娱乐价值相一致的行为举例：

_____

_____

_____

与我的休闲／娱乐价值不一致的行为举例：

_____

_____

_____

_____

健康价值

只有维护好自己的身体健康、情绪健康和社会健康，你才能够在家庭、工作、娱乐和社区等领域执行有价值的行动。当然，即使你有身体疾病，例如慢性疼痛或者糖尿病等慢性疾病，也不意味着你不健康。事实上，你可以巧妙地应对慢性疾病，在生活中更多地参与有价值的活动，从而增强自己的精神健康和社会健康。这里列举了一些有助于在健康领域取得成功的价值：平衡、冷静、友善、勇气、和谐、信仰、自力更生和注意卫生。

提高健康水平意味着你需要拥有一系列能力：能够自我照顾，能够解决生活压力，能够向积极的方向前进。核心的自我照顾技能包括一系列健康行为，例如注意饮食、锻炼、睡眠习惯、精神锻炼、自我成长、生活习惯等。避免或者减少消极的生活习惯（例如吸食烟草或者过度依赖咖啡因和酒精）也是在维护健康。在下面的工作表中，描述一下在促进健康方面你最看重什么。

健康价值

饮食：_____

_____

锻炼：_____

_____

睡眠习惯：_____

_____

生活习惯（包括减轻压力的方法）：_____

_____

精神锻炼（包括祈祷、瑜伽、冥想等）：_____

_____

进一步探索。在写出自己的健康价值之后，请你反思一下过去几周自己的行为，你每天的行为选择在多大程度上与自己的健康价值相一致？你的饮食行为是否反映了维持和增进健康的承诺？你有意从事锻炼和放松活动的程度如何？你的睡眠质量如何？本周你是否使用了烟草或者酒精？这些行为是否符合你增进健康的价值？反思自己的行为，然后决定你的行为与自己的健康价值是否一致。

在下面的靶子上，标记 × 来表示你的活动与你的健康价值有多近或者有多远。

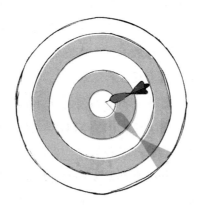

为了帮助你更好地专注于健康领域的积极变化，请写出几个与你的健康价值相一致的行为选择，以及几个与你的价值不一致的行为选择。

与我的健康价值相一致的行为举例：＿＿＿＿＿＿＿＿＿＿＿＿＿＿＿＿

＿＿＿＿＿＿＿＿＿＿＿＿＿＿＿＿＿＿＿＿＿＿＿＿＿＿＿＿＿＿＿＿＿

与我的健康价值不一致的行为举例：＿＿＿＿＿＿＿＿＿＿＿＿＿＿＿＿

＿＿＿＿＿＿＿＿＿＿＿＿＿＿＿＿＿＿＿＿＿＿＿＿＿＿＿＿＿＿＿＿＿

进一步探索。在这些重要的生活领域——人际关系、工作/学习、休闲/娱乐、健康，也许你大多数命中靶心，也许没有。无论结果如何，请将这组练习看成一次机会，澄清自己的价值，明确自己所处的位置。大多数人都不会命中靶心，但清晰的价值会为你提供关注的焦点。通过策略性地选择活动并付诸实践，你的目标将越来越清晰！

艾美的结果

完成本章的价值练习之后，艾美震惊了。她的 × 处于健康靶子的外环上，她最大的问题是饮食不规律和久坐不动的生活方式。这让艾美意识到，自己在很多时候并没有感觉到身体或者情感是否健康。在艾美的靶子上，距离靶心最远的 × 是在人际关系领域。她的人际关系价值是建立基于信任、亲密和平等的亲密关系。然而，她并没有约会，并且最近拒绝了一位男性喝咖啡的邀请。在工作方面，艾美写道，她最大的工作价值是在职业生涯上，运用自己的领导天赋、可靠性和良好的团队精神努力工作；她把 × 放在中等范围，并提醒自己寻找方法在工作中锻炼更多的创造力。关于休闲／娱乐，艾美把 × 放在了靶子的外环上。她每天都和猫咪一起玩，但她没有固定的方式与他人玩耍，也没有发现新事物的习惯。她喜欢钩针编织，囤了大量纱线，但针线长期闲置。

艾美的鲜活生活之旅

认真审视自己的价值给了艾美很多想法。她开始将价值付诸行动。首先，艾美决定上夜校，以便获得人力资源学位。当主管听说她要去夜校时，把她叫到了办公室，问她在做什么。她告诉主管，她正在进修人力资源学位，因为她希望在工作中做出更多的创新。让艾美惊讶的是，主管提出要为她的课程学习提供资金支持，并表示只要艾美做好准备，他会尽快寻找机会安排她到人力资源部门工作。艾美还制订了更好的饮食计划，包括把午餐带到单位。为了促进健康，艾美在午餐时间开始与同事一起散步。艾美打电话给一位朋友，看看社区的针织组织是否正为当地医院的新生儿制作婴儿毯。几个月前她在阅读电子报纸时读到这篇文章，并认为这是一个定期与其他人见面的好办法。

艾美最终同意和一位男性朋友一起喝咖啡。她震惊了，她原本认为自己应对被拒绝的恐惧的唯一方法，就是远离任何可能打开爱情之门的情境。尽管如此，她依然决定以开放的态度进入这些情境——并让自己的恐惧自由来去。随着时间流逝，她和这个男性成了好朋友，但是从未进行亲密接触。这对艾美的恐惧构成了挑战，她一向认为，男人过度沉溺于性爱而不珍视友谊。她意识到，如果合适的人出现，她可以和对方坠入爱河，并与自己的恐惧和焦虑共存。通过按照价值而不是恐惧生活，她开始为生活注入更多的意义，并在这个过程中克服自己的抑郁。艾美开始更专注地追求自己所选择的生活！

指引你朝向价值的头脑训练

和我们向你介绍的其他正念技能一样，你每天根据自身价值所进行的正念训练越多，就越能激活和增强积极情绪，激活和增加头脑中的动机通路。这将帮助你脚踏实地，更加专注、更有目标感地度过每一天。下面的头脑训练比较简短，平时在家也容易练习。

每日承诺

早晨起床之前，反思靶子练习中你所提出的价值，并选择其中一种价值作为当天的焦点。花时间想一想在当天的行动中如何体现该价值。它不一定是多么英勇的行为，可以只是一个微笑。然后，大声地说出这个承诺："今天，我向自己保证，我将有意识、有目的地按照我的价值采取行动。"如果你难以履行诺言，不要放弃。第二天早晨可以继续尝试。

价值温度计

每天都评估行为和价值的一致性，是奖励自己的好方法。价值温度计的工作原理在于，每天选择靶心练习的四个核心生活领域之一：人际关系、工作/学习、休闲/娱乐或者健康。在表格第一行圈出你所关注的领域。当一天结束时，评价自己的行为与自己在该领域的价值一致程度如何，其中1代表你没有做任何符合自己价值的事情，10 代表你一天的行为完全符合自己的价值。我们的目标是你每天都要绘制这个表格。

温度	人际关系	工作 / 学习	休闲 / 娱乐	健康
10				
9				
8				
7				
6				
5				
4				
3				
2				
1				

进一步探索。当你持续练习数天、数周和数月之后，回顾价值温度计刻度值的变化情况。请注意是否存在一些情境更多地支持和价值相一致的行动。是否有人能把你最好的一面展示出来？你在某些领域（例如工作）是否比其他领域（例如家庭）表现得更加一致？

痛苦的另外一面

你当前的生活情境是否会挑战你的正直和诚信？它可能是一个没有答案的问题，你和亲密伴侣一直在避免争吵，即使这种逃避伤害了你们的关系；它可能是你没能获得理所应当的工作晋升，但是事情过去之后，你却从未和上司讨论过这个问题；它可能是你的一位朋友在背后说你坏话，你很震惊。

通常，当你第一次经历由于价值被侵犯、被忽略而产生的痛苦情绪时，你会沉浸于痛苦，意识不到硬币的另一面恰恰是你拥有的价值。可以说，痛苦情绪恰恰反映了对你来说重要的东西。你可以挑选任何带有情绪痛苦的生活情境，向相反的方向工作，发现自己的价值所在。如果事情对你无关紧要，你就不会产生任何感受，对不对？在该练习中，我们希望你考虑一种对你造成过伤害的生活情境。在下面的表格中，描述这种情境，它让你感觉如何，然后向相反的方向工作，识别引起你注意的价值。在日常生活中，无论你在何时遭遇情绪痛苦，你都可以这样做。

描述让你受到伤害的情境。＿＿＿＿＿＿＿＿＿＿＿＿＿＿＿＿＿＿

＿＿＿＿＿＿＿＿＿＿＿＿＿＿＿＿＿＿＿＿＿＿＿＿＿＿＿＿＿＿＿＿＿

描述你会出现什么样的情绪。＿＿＿＿＿＿＿＿＿＿＿＿＿＿＿＿＿＿

＿＿＿＿＿＿＿＿＿＿＿＿＿＿＿＿＿＿＿＿＿＿＿＿＿＿＿＿＿＿＿＿＿

什么样的价值受到威胁？＿＿＿＿＿＿＿＿＿＿＿＿＿＿＿＿＿＿＿＿＿

＿＿＿＿＿＿＿＿＿＿＿＿＿＿＿＿＿＿＿＿＿＿＿＿＿＿＿＿＿＿＿＿＿

进一步探索。对于痛苦的内心体验和价值之间的关系，你有何新发现？对大多数人来说，看到两者之间的关系，情绪痛苦就可以减轻一些，他们认识到自己并没有遭受无畏的痛苦——这种痛苦实际上是在向自己的价值致敬。遭受痛苦时，你发现了何种价值？回过头来看，是何种对你来说重要的东西引发痛苦的内心体验？无论何时，只要你遭遇生活中的痛苦或者生命挑战，你都可以用这个简单练习来提醒自己，痛苦有其合理性，而非软弱或者异常的象征。

提醒：温柔地对待自己

在 ACT 中，我们喜欢说一句话，"千里之行，始于足下。"这意味着你每天都在前进，每天都在用各种方法做出尝试。本章所有练习都在让你朝着有价值的生活方式迈进。如果你今天很好地实践了自己的价值，那么明天起床之后请继续行动。这印证了另外一句我们很喜欢说的话：熟能生巧。没有哪个人的生活完全遵照自己的价值，你也不例外。我们始终追寻的目标，是把我们自身的价值尽可能多地融入日常生活。如果始终坚持，你会做得越来越好。如果你曾经和抑郁做斗争，你可能曾经试图打败自己，因为你并没有向反应性头脑所认为的那样，尽可能完美地活出自己的价值。如果你曾经出现这种想法，请感谢你的反应性头脑（记住你给它起的傻名字）所赐予你的一切，然后继续前进！

需要培养的观念

- 价值在抑郁迷雾中容易迷失。要想克服抑郁，重要的一步是和价值联结，并朝着价值方向迈开生命脚步。

- 生活中的行动是那些你能够记住的行为，而不是眼睛可能看到的行为。

- 当行动与价值不完全一致时，描述价值、思索价值、与价值对话，将增强你与价值的联结。

- 与价值更好地联结意味着在四大核心生活领域更加和谐：人际关系、工作/学习、休闲/娱乐和健康。

- 根据自身价值寻找新的生活方式，将激发和增强大脑的奖励区域和动机区域的活动。

- 走出去尝试新事物需要勇气。愿意去尝试，看看结果如何，运用有效的策略。让活力感、目的感和意义感成为衡量自己是否成功的标准。

第6章

第二步：安住于当下

当下时刻充满了欢乐和幸福。只要你留意，就能发现它们。

当你练习安住于当下时，负责心理效率、自我觉察、共情、关怀和创造性问题解决的神经通路就会得到加强。全然安住于当下，你能够只是注意到痛苦的情绪、消极的想法或者痛苦的回忆，而不被它们所牵制。练习安住于当下，将激活你的副交感神经系统，让你进入智慧性头脑模式，让你在服务于自身价值的同时体验到幸福感。

在第4章，我们交代了正念的一个维度——安住于当下，单纯地观察和觉察身体内部和外部发生了什么。我们已经解释过思维涣散、思维反刍、担心忧虑和注意分散等和抑郁有何关联。临床经验告诉我们，当抑郁症患者学会活在当下，并将注意控制在当下时，他们可以更好地处理消极情绪。如果你认识到自己之所以抑郁，是因为遭遇了无法解决的个人痛苦，以及伴随痛苦而产生的对生活情境的回避，你就能理解为什么接触当下、活在当下是克服抑郁症的灵丹妙药。

在本章，我们将教给你如何活在当下，如何按照各个生活领域的人生价值采取行动，从而过上更有价值的生活。集中注意和保持注意是行为改变的基本技能，只有活在当下，你才能做出基于价值的行为选择。也只有活在当下，你才能和自己的价值产生强大的联结，并经由价值驱使自己采取新的行为方式。

注意的重要性

能够集中注意，并将注意保持在你想注意的事情上（而不是你的反应性头脑让你注意的事情上），能够让你进入智慧性头脑所在的空间。在那个空间里，你不会受到反应性头脑喋喋不休的影响，能够更好地了解自己的生活状况，能够更好地根据价值（而非恐惧）采取行动。为了突出活在当下的重要性，现在，请你品味阿格尼斯·贝克朝圣者[⊖]的智慧：

昨天已经是历史，

明天仍然是个谜，

而今天是一份礼物，我们得好好利用它。（Schaefer，2006：16）

花时间思考一下，你曾经体验过哪些活在当下的时刻，在当今生活节奏迅速、以自动驾驶模式为主的年代，人们越来越难体验到活在当下。在某些特定条件下，你或许不经意间曾经体验过活在当下。或许在花园、森林或者公园的长椅上，你曾经觉察到当下。或许在一种真正的热爱和接纳状态下研究孩子的言语和行为时，你体验过活在当下。孩子往往能够把更多的时间和精力花在当下，这一点我们需要向他们学习。当我们活在当下时，会体验到宁静感与幸福感，以及不需要采取任何行动的自由。或许你练习过冥想或者祷告，体验过困扰突然消失的瞬间，例如舍弃对事件、情境或者人际互动的消极评价。回想一下这些瞬间，并记住这些生动的体验。或许只是简单地注意到周边的环境，或者注意到五种感官感受——触觉、视觉、味觉、听觉和嗅觉。或者当你和孩子一起玩耍时，你突然意识到自己完全投入到亲子互动当中。或者也许你已经体验到觉察的扩展，就像被调到宇宙无线电频道一样，你感受到深刻的清晰感和幸福感。无论哪种形式，本章的练习都旨在帮助你更多地觉察当下。很快你就会发现，你为正念留出的空间越多，你为抑郁留出的空间就越少。

⊖ 十三位土著祖母国际理事会主席，西莱茨联邦部落的精神长老。——译者注

神经科学：注意的持续性

神经科学发现，注意是大脑中分布最广泛、功能最复杂的活动之一。当我们保持注意时，所有的大脑皮层都有神经通路参与。当我们集中注意时，从原始中脑到高度进化的新皮层，各个区域都会发生相互作用。

在讨论注意时，需要记住两个关键原则。第一，它是一个持续的过程，形式和功能从简单到复杂不等。简单的注意形式包括维持生存功能和生育功能等。复杂的注意形式则与高阶象征功能密切相关，例如自我意识、观点采择和社会判断等。第二，你必须意识到，注意是有限的大脑资源。我们无法无穷无尽地供应注意资源，在有些条件下，注意能力会被迅速消耗殆尽。

抑郁通常与一种非常狭隘、非常基础的注意形式有关，称为自下而上的注意。自下而上的注意源于边缘系统这一原始结构，其发展有助于识别对自身生存的直接威胁。在自下而上的注意中，你倾向于将注意聚焦于消极信息，忽视或无视积极信息。在抑郁时你需要对这种注意进行处理——需要有意识将其转移。这是为什么抑郁症患者总是抱怨自己优柔寡断、精神上难以处理复杂信息。实际上，问题主要在于使用低级注意手段完成高级注意任务，这种注意错位让我们在压力状况下做出错误判断或者冲动反应。

好消息是，即使出现抑郁症状，也有另一种注意形式能够让你保持灵活有效，那就是自上而下的注意，它源自脑岛这一高级大脑结构和颅脑外侧前额叶皮层。自上而下的注意更加灵活机动，也被称为大脑的执行控制系统，它决定将多少注意资源分配给特定的任务，从而帮助你处理相互竞争的注意需求。这让你可以根据情境的具体需求，快速地将注意转移到内部或外部。你的感官变得更加敏锐，可以注意到之前没有注意到的声音或景象。如果你将注意转移到内部，可以观察到身体对当下的反应（例如心率、呼吸率、肌肉张力）。注意到这些内部线索是调节消极情绪的关键一步。在你能够对自身感受采取措施之前，首先要注意到它们。

自上而下觉察（注意）还有另外一个好处，它可以提高任务积极网络的活性、降低默认模式网络的活性，从而激活奖励预期动机系统。这意味着，你可以以价值为驱动力去解决生活中出现的问题，而不是以恐惧为驱动力去回避生活中出现的问题。激活自上而下的注意系统，可以让你摆脱受到默认模式网络支配的困境，重新接触以价值为基础的行动。关键在于，正念训练可以增加自上而下的注意神经回路的激活水平。

三种体验视角

作为人类，我们能从三种视角审视自己的体验：参与者视角，参与者 - 观察者视角和观察者视角。在清醒的时间，我们几乎都是在三种视角之间来回切换。没有哪种视角绝对优于其他视角；但在某些情况下，某种视角或许比其他视角更有效。为了帮助你更好地理解三种视角之间的差异，我们将三种视角和游乐园乘坐过山车这一活动做类比，看看乘客在乘坐过山车的过程中都经历了什么？

体验过山车的第一种视角是参与者视角。在这种观察模式中，你可以爬上过山车的车头，以寻求刺激的方式乘坐过山车。你直接体验过山车的刺激和恐惧；至于谁和你一起乘坐过山车，你毫无兴趣；这完全取决于你的直接体验。你越是"投入"参与者的角色，你的直接体验就越多。在某些生活情境中，作为体验的简单参与者非常可取，例如和孩子玩耍时，或者与伴侣进行亲密接触时。

体验过山车的第二种视角是参与者 - 观察者视角。在这种模式中，你再一次跳上过山车，但这次你一边坐在过山车上，一边注意其他乘客的反应。你将注意一部分用于过山车的惊险体验，一部分用于同乘者的言语 / 非言语反应。你看到其他乘客的反应，可能会因此影响自己的反应，例如当你向下倾斜时，手臂挥舞在空中、大声尖叫。同样，这种视角也非常重要，例如在团队中，需要基于他人反应进行团队建设，或者努力为团队提供更多帮助。

体验过山车的第三种视角是观察者视角。作为观察者，你实际上并没坐过山车，而是给自己在远处留出一个座位，这样你可以从更宽广的空间审视过山车各个方面的情况（例如平台和轨道、操作员和票务员、车内乘客人数、乘客的尖叫等）。作为观察者，你希望看到整个画面而不被其任何细节所吸引。该视角可以让你看到乘客来自哪里、去往哪里，也许还可以根据乘客的尖叫声评估其情绪水平。当需要采用更广阔的视角时，观察者视角非常有用，例如当你与朋友或者伙伴进行争论时，采用观察者视角会让你注意到自己的情绪反应，而不是对他们做出回应或者被他们所控制。这种不做出回应的视角，能让你更好地理解朋友或者伴侣的观点。

如你所见，在帮助你过上有意义的生活方面，这三种视角都发挥着重要作用。抑郁症患者倾向于采取参与者的视角。想想乘坐过山车的类比，参与者视角意味着面临惊险刺激时惊慌失措；在抑郁症中，参与者的角色意味着你沉浸于穷思竭虑、担惊受怕或者自我批评。我们的任务是根据具体情况确定哪种视角最适合你，然后帮你学习如何在不同视角之间灵活转换。

作为观察者

我们前面已经讨论了可以采取的三种视角，你也已经认识到注意的重要性，你认为哪种视角是本章的重点？如果你猜观察者，那你是对的。观察者视角是正念和活在当下的核心成分。现在我们讨论怎样才能成为更好的观察者。

观察者必须具备三种基本技能：

- 集中：放下任何吸引你注意的东西，把全部注意都集中于当下。集中可以是简单的行为，例如减慢呼吸节奏、感受脚踩在地面的感觉、让眼睛的焦点变得模糊、努力改变自己的视角使其更广阔等。我们练习集中的次数越多，接下来每次练习需要付出的努力就越少。集中地安住于当下。

- 聚焦：一旦可以做到集中，就可以去体会聚焦。选择某种事物作为关注的焦点，可以是内部感觉，例如空气出入鼻孔的感觉；也可以是外部物体，例如蜡烛闪烁的光芒。当注意游离时（并且注意一定会游离），把它带回到聚焦的事物。聚焦的注意敏锐而集中，能让你专注于体验中最重要的部分。例如，如果你已经体验到对某种事物的悲伤，并因为悲伤而注意分散，你就可以将注意聚焦在让你悲伤的事物上。也许你感觉喉咙哽咽，自己好像就要哭了。保持观察者的角色，可以让你更充分地和自己的身体内部联结，了解身体内部发生了什么。

- 灵活：灵活能够将你的注意从一个方面转移到另一个方面，同时保证不让注意分散，不让自己从观察者的角色逃离开来。就像你用双筒望远镜观察不同的珍稀鸟类一样。首先，你看到第一只鸟，并且在不拿下双筒望远镜的情况下移动视线，以便看到你感兴趣的第二只鸟；然后你可能会再次回到第一只鸟。你一直处于观察者模式，双筒望远镜从未离开你的眼睛。

回到作为悲伤情绪观察者的例子，灵活的注意可能包括，首先你注意到喉咙里的哽咽和想哭的冲动。随后你可能会觉察到，自己在生命的某个瞬间曾经体验过类似的感受。然后你可能注意到，桌子上的一张照片似乎也引发了你的悲伤，并注意到脸颊上温暖湿润的泪水。一度以来，悲伤已经成为你关注的焦点。

很多人都体验过注意分散，都没有掌握注意集中的技能。观察者需要具备一项重要技能，需要学会注意自己何时不再注意。你可能在毫不知情的情况下被吸引到参与者的视角，而参与者的注意类型通常比自上而下的注意质量低下。当你注意到这种情况时，你可以有意识地轻轻回到自上而下的注意通道，让自己再次集中注意，并灵活转移注意。

作为观察者，你可以集中、聚焦、转移注意，或者选择停止注意。只是为了好玩，试试吧。在你周边找到自己感兴趣的某个事物，并将注意集中在它上面。注意发生了什么，你有看其他东西的冲动吗？你的反应性头脑会分散你的注意吗？如果你注意到注意发生了变化，你是否可以将注意重新转移到最初要看的事物？这是一项非常简单的注意集中练习，你可以随时在办公室、学校或者家中进行练习。

时间连续体

为了帮助你学会如何进入当下并尽可能停留于当下，让我们做一个练习——找出当下你是处在过去、现在还是未来。把时间想象成一个连续体，从小时候非常遥远的记忆到遥远的未来，直至死亡。你的头脑跑到哪里并无对错，请不要用对错去考量。我们的目的是了解你的反应性头脑，并了解其偏好。

时间连续体				
遥远的过去	不远的过去	当下	不远的未来	遥远的未来

在时间连续体中，当下处于中间位置，请将食指放在那里，然后继续阅读或者听取指导语。

这项练习的第一步是闭上眼睛，进行几次深呼吸，并尽可能地将一天当中的烦恼和琐事放到一边。试着清空你的头脑，这样你就可以在当下停留几分钟。如果你注意到头脑在游荡，只需注意到它在游荡并开始移动你的手指。如果你的头脑飘向过去，把手指滑向左边。如果是遥远的童年记忆，把手指滑向最左边。如果你的头脑走向未来——比如当你年老的时候——把手指滑向右边。

就让你的头脑朝着它想游荡的方向去，不用刻意改变它的方向。你是否可以时刻注意到你的头脑在时间连续体的位置。如果你忽然意识到你离开了这个练习，回想一下你最后一次的思考或者回忆即可。轻轻地把你的注意拉回原处，当你任它自由活动时，觉察你的头脑在四处游荡。当你准备回到清醒状态时，请花些时间完成时间连续体练习。

你是否经常发现自己安住于当下（例如，注意到你的手指在纸上的感觉，或者你的呼吸）？

_____

当你离开当下的时刻，你的头脑会倾向于带你去哪里？

_____

有哪些特别的想法、感受、记忆，或者感觉让你不止一次脱离当下？如果有，请描述：

_____

进一步探索。在该练习中，你觉得自己很难安住于当下吗？对大多数人来说，这个两到三分钟的练习足有十分钟那么长！在现代社会，我们很少花时间坐下来探索当下。你是否体验过这种感受：你突然意识到自己根本没有活在当下，就像你醒来后发现自己在别处一样。我们都曾经有过这样的感受。我们的思想、情绪和记忆经常自动混杂在一起。本练习的目的，就是把你的注意拉回到当下。

还记得我们如何理解反应性头脑吗？它不是为此时此刻设计的。它的工作是回顾过去，努力了解发生了什么，然后展望未来并进行预测。反应性头脑喜欢评估、分析和解决问题。从一个瞬间到另一个瞬间，你会注意到反应性头脑在时间连续体上左右摇摆。反应性头脑有时候喜欢畅想未来，而未来取向最常见的症状是焦虑。反应性头脑有时候喜欢回顾过去，结果落入思维反刍的陷阱。有些反应性头脑非常活跃，喜欢在过去和未来之间来回跳跃，结果遭受思维反刍和焦虑的双重打击，而这恰恰是抑郁症的典型特征。

大多数人都觉得很难安住于当下，因为他们的反应性头脑在当下没用武之地。当你越来越熟悉如何安住于当下时，你就可以决定头脑在生命时间连续体上徘徊的位置。你需要通过冥想练习去启动智慧性头脑。随着时间推移，你可以学会运用智慧性头脑。在智慧性头脑的支配下，没有问题需要解决，你只需要安住于当下。所谓的安住于当下，究竟是什么意思呢？

单纯觉察

几乎所有流派的冥想都通过正念练习打开大门，从而实现广泛意义上的有意识觉察，其作用机制都是通过有目的地集中注意，避免被反应性头脑的喋喋不休所干扰。正如某些智者指出的那样，反应性头脑就像空中的云朵，总是创造万千气象，掠夺注意资源。但是无论云朵如何变化，最终都将淡出人的视野，被新云朵所取代。无论云朵如何变化，容纳云朵的澄澈蓝天就是觉察本身。我们作为有意识的个体，观察着各种概念在头脑里飘来飘去。对自己的觉察行为保持觉察，也被称为单纯觉察。

在帮助你把注意带到当下的同时，单纯觉察也把你解放出来，不再需要做出判断或者执着于其中。你可以体验反应性头脑中出现的一切事物，并意识到正是你自己正在注意着它们。自从你觉察到自己存在以来，你就知道那就是你。自从你有自我觉察之后，这部分自我从未改变过。它不受生活磨砺与生活苦难的影响，就像一块透镜，让你体验自己的体验。它是你自己澄澈的蓝天。当进行正念训练、训练自己的单纯觉察能力时，你会发现，这片心灵空间是个安全的庇护所。

一旦学会单纯觉察，你就能在反应性头脑和智慧性头脑之间灵活转换，根据当下需求选择最适合的头脑模式。最初，你会发现反应性头脑占据上风，它会强烈地干扰你，让你无法观察当下发生了什么、无法进行单纯觉察。随着你每天进行规律性的正念训练，智慧性头脑会变得越来越强大，反应性头脑的主导地位（至少是反应速度）将逐渐被取代，智慧性头脑将逐渐占据统治地位。智慧性头脑的广阔性和慢节奏，将帮助你在关键生活领域产生更有创造性、更有意义的体验。

一旦学会从反应性头脑中退后一步，进入单纯觉察和智慧性头脑的境界，你就可以在人际关系、工作/学习、休闲/娱乐和健康等核心生活领域追求生机与活力，而不再担心如果事情不按原计划进行，自己就会无缘无故被痛苦情绪所吞噬。就像蓝天没有边际一样，你的觉察也没有边际。就像云朵在天空中形成一样，意外事件、挫折和个人损失也会让生活蒙上阴影。这些事件不可避免，但是它们稍纵即逝，不会停留太长时间。但是有一件事情不会改变，那就是，正是你自己能够对生命中次第展开的每时每刻保持觉察。

在智慧性头脑模式下，当安住于当下时，你既可以激活新的行为，也可以用新方法做熟悉的事情。我们上一节提到，运用智慧性头脑会让你立即触碰到生活中最重要的事情。智慧性头脑与心灵直接关联，帮助你找到正确的生活方向，而不是规则遵循和情感回避。智慧性头脑为你认识和理解世界提供了全新视角，帮助你在逻辑、理性、语言所表征的知识和直觉、想象、灵感、关怀之间取得平衡。我们经常告诉来访者，尽管克服抑郁的尝试往往开始于头脑，但却终结于心灵。

月亮爬山的冥想

这个练习旨在训练你，即使处在幻想状态而非真实状态下，你也能够保持单纯觉察。当你的意识"放空"的时候，会发生很多有趣的事情！印第安人认为，太阳是男性能量的象征，是努力向上的力量，而月亮代表女性的能量和放松、感知、想象和包容的力量。生活中的平衡在于生活中同时存在着太阳的能量和月亮的能量。当今世界有很多冲突，现代社会对我们有很多期望，都催促我们做出行动。当在生活中遭遇冲突时，我们需要创造一个足够大的空间来容纳这些冲突，并在这个空间里采取行动，这非常重要。

在准备进行这次冥想的时候，花点时间思考一下你生活中的冲突。你感觉自己在与何物 / 事斗争，又或者想要从何处逃离？是工作中的不公平吗？是社会不平等吗？面对各种问题，无论是你自身的健康状况，还是关于地球的环境问题，你是想要采取行动努力去改善它还是只想逃避？是否有人际关系让你爱恨交加？通过单纯觉察、开启智慧性头脑可以帮助你做到这一点，它们有能力为你找到一个静谧的地方，产生新的视角。在开始这个练习之前，回到第 3 章末尾，回顾一下你归纳出来的与四个生活领域有关的有效性问题。在这段旅程中，你可以带着所有这些问题，一路向前，直至剩下一两个真正让你担心的问题。

要完成这段奇妙的旅程，请你阅读下面的段落，录制自己的录音，然后在你准备进行冥想的时候播放它。

给自己一段时间，关注自己的呼吸。让它自然而然地变得深远绵长。跟随自己的呼吸，感受它的节奏和起伏，吸气呼气，起起伏伏。你的呼吸是一个永恒的起点，你可以从那儿开启旅程。现在专注地用你的注意去创造一个梦境，一个可以帮助你更好地理解自己的梦境。对自己有更好的理解之后，你会更多地关怀自己。有照顾自己和信任智慧性头脑的能力之后，你就能感受到生活中新的可能性，并对它们说"好"。这就是月亮爬山冥想的精髓。吸气呼气，保持呼吸顺畅自然，并开始想象一个温暖的夏日。

是的，现在白天很长，你和朋友们在散步。他们继续往前走，探索另一条小路，你却选择留在小溪边。你喜欢站在小溪边呼吸的感觉。走了一天路，你累了，坐下来。你脱下鞋子走进小溪。清凉的溪水令人神清气爽，你弯下腰用双手捧起一捧溪水，泼到自己脸上和脖子上。然后你躺在溪边一片平坦而温暖的岩石上，聆听水流的声音、树林里树叶的沙沙声和鸟儿的歌声。它们为你歌唱，你聆听着，呼吸着。

你知道这个体验是短暂的，这让这个体验对你来说更加珍贵。鸟儿、树木、你自己，都有开始和结束，只有你躺在上面的岩石能够永存。你想想温暖的岩石和它所提供的力量，它轻轻松松地、踏实可靠地、永永远远地支撑着你。也许你会打一会儿瞌睡，因为你知道你现在不需要支撑自己，岩石会支撑你。

醒来后，回到你刚走过的森林里。你充满了新的能量，感官变得更敏锐。你闻到了森林的味道——肥沃土壤和葱郁树木的味道。你来到小路的一个岔路口，你决定不走那条会把你带回出发点的路。你被吸引着去走一条新路，一条通往月亮爬山的路。你加快步伐，期待着能够赶到那儿欣赏日落。你轻松自如地迈步向前，呼吸仍然缓慢而深长。突然你停下了脚步，因为有东西吸引了你的注意。你知道森林在展示一些东西，帮助你记住这个时刻，帮助你记住对未来的信任。仔细看，那是什么？去把它捡起来，它是你的，你可以把它带走。它将帮助你记住这一刻，记住你完全有与当下保持联结的能力——与你沉默的思想、岩石、流水和此时此刻的森林保持联结。

现在，你在日落时到达山脚。你看到一条陡峭的小径，它会带着你前往一个合适的观景点，你决定顺着它走下去。这条路和上次一样，非常好走。当你不断向上攀登的时候，你会慢慢地、深深地吸气和呼气。你到达一块光滑而温暖的大红岩前面，然后你就坐下来。你欣赏着日落，反思自己的生活——你做了什么，你想做什么。你明白阻碍你行动的是什么。你接受自己的恐惧和悲伤。落日很久，很美，云彩使它变得更加有趣和变幻莫测。当你思索你的生活和这难得的日落时，你真的没有什么需要控制或回避的，没有任何问题需要解决。就是这样。

现在，暮色降临，黑暗笼罩了你，笼罩了这座山，你决定到周围寻找一个过夜的地方。你沿着小路走远了一点，注意到山的一侧有一个山洞。你走进山洞，发现一床松针叶。它又软又暖和。最近有人在这里住过，这是一个很诱人的休息处所。你感到有了安全感并准备休息。在躺下之前，你走出山洞，仰望天空。月亮升起来了，就挂在天空。那是一轮满月，非常大。你看着月亮，月亮看着你。你寻找月亮和你之间眼睛能看清楚的边界，而这边界很模糊。你是月亮，月亮就是你。你感受到一种脉动，伴随着这种脉动，你感受到一种起起伏伏的感觉。你沉默的自我要给你一些东西，帮助你处理当下生活中让你关切的冲突和矛盾。那是什么呢？集中注意。它可能是一幅画，一种思想，一首小诗。听好了，如果你此刻感受到了强烈的情绪，允许这些情绪产生。记住你从森林里带来的礼物，继续集中注意。

当你准备好了，收回思绪，回到洞穴，好好休息。当你沉睡时，你对自己的理解可能会进一步加深。洞穴是做梦的好地方，你在这里做的梦可能对你特别有帮助。

不久，晨光慢慢将你唤醒。虽然你没睡多久，但是已经休息好，准备去看日出。你走到洞穴入口处，看到月亮落山，太阳升起。一只蝴蝶栖息在旁边一棵树上，那棵树是从岩石之间的缝隙中长出来的。蝴蝶展开翅膀，你可以欣赏到蝴蝶翅膀上靓丽的色彩。你准备往回走了，你沿着山路，穿过森林。你记得自己向自己揭示的秘密，以及你从森林里得到的礼物。你知道，你可以随时回到这里，你感谢自己的思绪允许自己这么做。现在，让自己在人生旅途中享受这一时刻吧。当你准备好了，继续阅读这本书，进一步体会月亮爬山的体验。

进一步探索。花点时间记录自己在该冥想中的体验。你是否对有效性问题有新的直觉或者洞察？有效性问题在冥想过程中是否会像在日常生活中那样重要呢？是否能够改变你的一生呢？很多时候，我们在讨论有效性问题时往往会产生强烈的情绪，而智慧性头脑可以让这些情绪变得柔和一些。不同的人在该冥想中的情绪体验差异很大，如果重复这一练习，你将来的感受或许与今天的感受大不相同。你可以考虑创建一本月亮爬山的日记，写下你在冥想过程中出现怎样的直觉或洞察。如果你发现这种冥想有助于改善情绪，你可以定期重复练习，帮助自己专注于生活中重要的事情。

莱丝丽的故事

莱丝丽是一位勤劳而勇敢的单身母亲，她在没有孩子父亲支持的情况下独立抚养儿子山姆，山姆是她生活的中心。山姆进入了一所很好的大学，虽然得到了一些经济援助，但是仍然需要花费很多钱。莱丝丽找了一份夜班工作来支持山姆获得最好的教育，山姆搬到遥远的城镇去上大学。莱丝丽想念山姆，每天在工作的休息间隙给他打电话。如果联系不到他，莱丝丽就睡不着觉。

山姆对母亲经常打来电话感到喜忧参半。他想念母亲，但是每次他们谈话后他都感到更沮丧。尽管能够把成绩维持在平均水平，但他开始和一些酗酒的学生周末厮混到一起。在山姆的第二学期，莱丝丽接到急诊室打来的电话。山姆因为酒精摄入过量正在接受治疗。为了让自己平静下来，在艰难的情况下找到前进的方向，莱丝丽进行了月亮爬山冥想，问道："既然儿子不再和我住在一起，我怎样才能帮助他，支持他呢？"

在森林里，莱丝丽发现了一只罕见的蓝色蝴蝶。她读过关于这种蝴蝶的文章，但从未亲眼见过。月亮升起的时候，莱丝丽看到一个画面：一匹漂亮的赛马在赛道上奔驰。那匹马儿汗流浃背，上气不接下气。她看到自己爬上马儿，放慢马儿的步伐，让马儿变成慢跑、踱步、散步，最后马儿放松了，完全停了下来。莱丝丽下马，开始给它梳洗，而马儿也允许她这样做。事实上，马儿接纳她充满爱意的关注，这份关注可以自由给予而不受任何限制，莱丝丽开始哭泣起来。

　　冥想之后，莱丝丽觉得自己的负担似乎减轻了。虽然她还不知道自己能够做什么，但她知道自己能够更好地理解自己和儿子的需求。她明白，活在当下就像罕见的蝴蝶一样难以捉摸，如果她放松对山姆的控制，山姆就会安顿下来，找到属于自己的人生道路。她发现自己无法控制儿子也不需要控制儿子。只要她简单表达出她爱儿子并会陪在他身边的意愿，就足够了。

加强内在观察者的大脑训练

　　采用并加强观察者的自我觉察视角，可以为你提供重要支持，帮你战胜抑郁、追求更有活力的生活。每天无论进行几次正念训练，都能提高你活在当下的能力，我们鼓励你去尝试对自己有效的方法，即使是自己想出来的方法也可以。例如，我们有位学员喜欢通过每天的瑜伽和冥想练习来提升自己的观察者技能。另一位学员则喜欢每天练习晨间瑜伽，一边欣赏日出，一边接纳内心体验，包括熟悉的自我贬损，也包括偶然的意外嘲笑。

　　下面的大脑训练练习可以帮助你以集中、灵活的方式学会集中注意，并让你了解更多的单纯觉察。如果你定期进行这些练习，你会发现自己组织注意、集中注意和转移注意的能力越来越强，因为你在创造新的神经通路，同时强化大脑中现有的神经通路。我们曾经讨论过，神经科学研究已经表明，只要定期进行这些练习一个月，就可以对你安住于当下的能力产生积极影响。

　　下面这些正念练习都有具体详细的音频指导语，帮助你更容易遵循和练习我们希望你学习的技能。我们建议你朗读这些音频指导语，并录制自己的录音。这样你就可以挑选你最喜欢的练习作为日常正念训练的一部分。

生命的呼吸

　　为了体验活在当下，为了提高觉察能力，我们需要学会控制和加强自己的呼吸。呼吸是感受自己存在的重要手段。它不仅控制吸气和呼气，还控制心率、脑电波、皮温以及其他一些基础生理学指标。巧合的是，已有研究表明，我们让你练习的这种深沉的、有规律的呼吸可以降低下丘脑－垂体－肾上腺轴的活动，该器官不仅控制着大脑的战斗或逃跑系统，也为反应性头脑提供消极能量。所以，腹式呼吸这种呼吸方法可以镇定神经系统，改善智慧性头脑的神经通路。

事实上，这种深呼吸练习的术语是普拉纳亚马（Pranayama），字面意思是"生命的呼吸"。普拉纳亚马有多强大？研究表明，能够觉察到每一次呼吸的人在现实生活中注意能力有所提升，幻想和神游的概率有所降低，并在抑郁降低的情况下表现出积极情绪（Levenson et al.，2014）。进行呼吸练习两周之后，你就可以观察到这种呼吸方法的好处！

找个舒适的地方坐下，确保穿着宽松的衣服，这样就可以进行深呼吸了。让身体保持一种舒适的姿势，闭上眼睛几分钟。首先，把注意集中在呼吸上。注意自己的呼吸一段时间，不要试图以任何方法改变呼吸。花点时间关注你当下的呼吸。这是你生命的当下，没有理由匆忙度过。允许身体按照自己的方式呼气和吸气。

现在想象一下，你的肚子里有一个气球，你想用吸入的空气充满它。当你缓慢而深沉地吸气时，你在给肚子里的气球充气。当给气球充气时，你会注意到肚皮往外往下鼓起。气球充满后，先暂停几秒钟，然后逐渐让空气排出气球。当你给气球排气时，你会注意到肚皮稍微往上往内收缩。当你吸气和呼气时，你的胸部和肩膀尽量保持静止。如果你注意到胸部和肩膀有起伏，试着让空气进入腹部，让胸部和肩膀保持静止和放松。

现在，当你吸气的时候，把嘴巴闭起来，通过鼻腔吸气。注意到空气通过鼻腔进入肚子里气球的感觉。把这股气流想象成一个倒置的伞柄。你从伞柄弯曲的一端开始，把你的呼吸带到鼻子里，然后顺着伞柄充入气球。呼气时，张开嘴巴，倒转伞柄。你的呼吸离开气球，顺着长长的伞柄上升，然后穿过拐弯，从嘴里呼出去。现在，当你继续专注于呼吸时，注意到呼吸从鼻子进入并到达腹部时你所经历的所有感觉。当吸入空气时，你注意到它的温度了吗？当空气穿过你的鼻子时是什么感觉？当你呼气的时候，空气是温暖的还是潮湿的？如果你注意到你的注意从呼吸上离开了，只需要轻轻地回到你做这个练习的目的。接下来的五分钟，继续给肚子里的气球充气和排气。

进一步探索。当进行基础呼吸练习时，你有什么体会？你能有意识地向肚子里的气球充气吗？你在呼吸的时候注意到你的思绪在游荡吗？你能把注意再次集中到手头的任务吗？如果一开始觉得这项练习很难，请不要气馁。当反应性头脑试图阻碍你前进的道路时，即便像呼吸这么简单的事情，也俨然成为艰巨的脑力劳动。我们强烈建议你每天至少进行一次呼吸练习——最好一天练习几次，早上、中午和晚上都进行呼吸练习。你练习的次数越多，就越习惯于把活在当下作为人生旅程的锚点。

韵律引导的呼吸

在呼吸练习中，你会听到两个截然不同的和弦。第一个和弦是让你吸气的信号，只要你听到这个和弦，你就保持吸气这个动作。等待，直到你听到第二个和弦才开始慢慢呼气，只要你听到的是第二个和弦，你就一直保持呼气的动作。和弦之间的停顿是一个信号，意思是你不需要做任何呼吸动作，只需要注意到这个安静的没有呼吸的空间。这个呼吸练习将持续 5 分钟，直到你听到铃声响起。这将是你慢慢恢复正常觉察状态的信号。

由内而外的呼吸

借助呼吸练习，我们将让你把身体作为关注的焦点，练习三种主要的观察技能（集中、专注和灵活注意）。做呼吸练习时，你将培养自己一种能力，能够把注意和觉察从内部转移到外部，再从外部转移回内部。

请你用自己的声音录制下面的段落，稍后播放。

现在，你只需吸气和呼气，将气体填满肺部后，再慢慢排空。注意这股空气正流经你的鼻子和喉咙，让这股空气慢慢地、毫不费力地进入你的肺部。每次缓慢地吸气和呼气，你感觉空气在你胸部和腹部上升和下降，就像波浪一样，在你身体内部不断起伏。伴随着波浪起起伏伏，一股能量沿着你胸部和腹部的皮肤上下移动，和空气进出你身体的节奏相互配合。

现在注意你的心脏。你能感觉到心脏泵血吗？你能感觉到脉搏的跳动吗？如果你愿意，把手指轻轻地放在颈部颈动脉的位置或者手腕内侧。那是你的脉搏——伴随着你心跳的节奏，将你在空气中吸入的氧气有序输送到各个身体部位，你血液的流动像许多支流汇成的一条河，一切都被精心设计好，所有发生的一切都在你的觉察和接纳下完成。

现在把觉察转移到身体所接触的部位。感受你的衣服贴在你的皮肤上，你的鞋子穿在你的脚上。如果你躺着，请注意你的身体和地板、床或沙发之间接触的部位。如果你坐着，请注意身体和椅子之间接触的部位，请注意脚和地板之间接触的部位。把这些接触的部位向自己描述一遍。

现在把觉察集中在你所在的空间里，在当下这一刻容纳你和你周围事物的空间。倾听这个空间里细微的声音——电扇转动的声音，窗外小鸟的叫声。觉察到它们，然后把觉察扩展到周围更大的物理空间，能够容纳整座房子或者整张椅子的物理空间，能够容纳你的衣服和你所有的一切——包括你所在内的物理空间，比如你居住的建筑。这座建筑是什么样子？它的声音和气味是什么样子？会有车路过吗？如果是这样，注意将你的觉察转移到它们身上——它们发出的噪声，它们散发的气味，它们容纳的人。当你把注意都放到你、这座建筑以及你所觉察到的事物时，你更能觉察到这座建筑，以及更多的东西。

现在，如果你愿意，请把注意转移到你居住的建筑所在的城市、乡镇或者地区。俯瞰这些事物，它们都在你的下方，你所在的建筑、其他的建筑、公园、狗、猫和人群——包括年轻人和老年人。他们都在那里，你正在注视着他们，你允许他们存在，并采用这种方法不断扩展自己的觉察范围。现在你能看到整个世界，并继续深入到太空，在那里有许多星星会看着你。只要你愿意，你就可以待在那里，查看一下觉察的边缘。

当你觉察到一些细微的事物时，例如一个想法或者身体里的一种感觉，无论它们是什么，对它们说声"你好"，然后放下它们。让自己回到觉察的边缘，那里可以包容和接纳你所有的体验。当觉察要回到现实的时候，给自己留一些时间，沿着觉察扩展的道路返回，从太空慢慢返回，接近地球的时候看一下它美丽的颜色……回到你的城市或者乡镇……回到你居住的建筑……回到你所在的房间。

当注意回到你身体的时候，再次与你的脉搏连接，感受你心脏跳动的节奏。感受你身体的运动，它需要足够的空气来维持运动。如果你准备好了，就请回到书本上来。

进一步探索。当你要求注意来回转移的时候，发生了什么？对某些事情的注意更容易吗？你在练习中注意跑远了吗？有什么东西影响你吗？是什么？你越能灵活地将注意转移到周围，你越能敏锐地观察到周围的事物。这种与觉察到的一切亲密接触的感觉，会产生一种独特的宁静感，会让觉察进一步扩展。

与宁静共舞

这项练习给你提供机会，让你去适应自己的内心体验，正是那些内心体验让你脱离观察者的角色。你会关注到两种形式的内心体验：内心的活动——想法、记忆、情绪或者某种身体感觉；外部的活动——声音、气味、他人的活动、宠物等。

首先，练习调息或者呼吸几分钟。之后在下面的工作表中列出你所遇到的让你脱离观察者角色的体验。

与宁静共舞工作表

内心的活动	外部的活动

现在花一点时间回顾一下这些让你分心的事物，然后再来练习呼吸。这次你将警惕每一件让你分心的事物：对你分心的事物少关注，然后集中注意，把注意拉回到呼吸上。我们的目标不是消除这些事物，而是学会当他们出现时能够控制自己的注意。

正念进食

最古老的冥想练习之一是将正念融入日常生活。一个古老的格言说过：开悟前，砍柴挑水；开悟后，砍柴挑水。这意味着你可以通过日常生活练习活在当下，包括做菜和吃饭。很多人都习惯于以"快吃快喝快走"的方式吃饭，这样就能够迅速满足其饥饿感。就像呼吸一样，饮食是滋养身体和大脑的必要活动，其中部分滋养来自健康饮食带来的心理健康。

在正念进食练习中，拿一个橘子，找一个安静的地方坐在桌子旁，然后闭上眼睛休息片刻，把所有的担心和牵挂都清空。然后，自己录制下面的段落，稍后播放。

把手放在膝盖上坐好，研究手里的橘子。注意它的颜色和大小。你能闻到它的气味吗？记住，当你在练习中走神，想到之后要做的事情或者之前做过的事情时，让那些想法自由来去，同时把注意拉回到橘子上。你可能需要继续关注这个橘子；当你拿着这个橘子在桌子上移动时，你的反应性头脑可能会提供大量的指导和建议。

当你准备好了，把手放在橘子上。轻轻触摸它，感受它的质地。用什么词来形容它最好？很凉？凸凹不平？现在把橘子抓得更紧。感觉硬还是软？你准备好的时候，用指甲抠一下橘子皮。你感觉到橘子皮的汁液了吗？感觉怎么样？闻一闻你的手指，尝尝它的味道。注意闻到橘子皮油的想法和感受。看看这些想法和感受，然后放下它们。

现在一块块剥掉橘子皮。注意任何想快速完成或者"做得不错"的想法，然后继续慢慢剥橘子。剥完橘子皮后，再次拿起橘子，研究每瓣橘子之间的纤维。看看它们的特定纹路；每瓣橘子都是不同的。当你准备好了，顺着纤维剥开橘子。往里面看，到橘子的中心部位。研究各瓣橘子之间是如何连接的。

注意你可能会有一些评价性的想法。让这些想法顺其自然地消失。继续学习。当你准备好的时候，掰下一瓣橘子。把它放到鼻子下，闻闻它。如果你愿意，把橘子放进嘴里。让橘子在嘴里停留片刻，并想想它的过去——是什么把它带到了这一刻。然后，当你准备好后，咀嚼橘子，直到你准备吞下它们。当你吞咽的时候，感觉这瓣橘子从嘴巴到喉咙，然后到食道，最后是胃的运动。你可以继续选择一瓣，花点时间去闻、品尝、咀嚼、吞咽，感受着橘子沿着食道到达胃部。最后，拿起你手里的橘子皮，当你坐下来观察它们的时候，先把它们握在手里一会儿。当你完成正念饮食冥想练习之后，你就可以回来继续阅读下面的内容了。

进一步探索。当你做这个练习的时候发生了什么？你是否有过完全沉浸在"橘子"里的时刻？你有没有注意到反应性头脑想把你从练习中拉出来？你有没有感受到，反应性头脑想让你快点吃完橘子？你的反应性头脑是否告诉你，整个正念进食练习非常可笑？正念进食对你不会有任何帮助，你有更重要的问题需要处理？当反应性头脑出现并试图破坏整个正念过程时，你是否能够把注意力轻柔地拉回到吃橘子练习上?

如果你喜欢这种类型的观察者训练,你可以用任何物体来重复这个练习——例如葡萄干或者一杯茶。你也可以用水晶、插花或者其他任何可以扩展你当下感受的东西来进行练习。

选择每个脚步

这是正念行走练习,既可以在室内进行,也可以在室外进行。开始之前,请决定你要走到哪里,计划花多长时间。我们建议 10 ～ 15 分钟,但是只需要 5 分钟的行走练习就能帮助你接触当下、进入观察者模式。如果可以的话,最好光脚做这个练习,这样可以让你更好地感受脚底和地面的接触。每只脚上都有四个点接触地面,这样稳定性最高。下面的图片标注了这四个点。

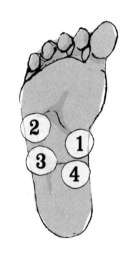

两只脚八个点踏踏实实踩在地面上。你的任务是有意识地迈出每一步。反应性头脑想让你迅速迈开脚步,尤其在着急的时候,它会向你传递一种冲动,迫使你迅速迈开脚步。反应性头脑不习惯让你(人类)观察、接纳和选择,而习惯让你评价、挣扎和回避!

除了选择迈出脚步之外,你也可以选择一步也不迈,待在原地不动。如果选择待在原地不动,请注意简单站立的感觉。即使待在原地不动,也需要在每一秒钟都做出有意识的选择——待在原地不动的每分每秒都要做出选择,跟正念行走是一样的。

当你站立或者行走时,看一下每只脚底四个点中有几个点正与地面接触。注意如何带着意图站立,又如何做出走或者不走的决策。注意脚底和地面如何进行最大面积的接触,如何进行最小面积的接触。也许你选择将左脚脚底两个点离开地面,看看发生了什么?这个动作对你的右脚有何影响?你现在要迈出下一步吗？朝向什么，远离什么？

注意在练习中出现的任何想法，以及这些想法对你有价值还是没价值。注意反应性头脑如何为你提供建议，如何为你讲故事。对于反应性头脑来说，它很难接受你待在原地不动、缓慢行走、感受大地、一步步挪动。注意这种紧张感，如果它在那里，简单地为它腾出空间。注意你身体中是否有不愉快或者愉快的感受。它们在哪儿？它们是什么？它们看起来像什么？它们是热的、冷的、流动的、痛苦的、痒的，还是别的什么？为那些感觉腾出空间，并继续选择站立或者行走。

注意每个时刻每只脚上有多少个点在接触地面。当你迈出一步时，你能感觉到每个点离开地面与接触地面吗？当你专注于脚部并继续迈开脚步时，你会注意到有要去某个地方的想法吗？如果你这样做了，没关系；只要注意到它，并在此刻选择你的下一个行动。看看你在那一刻能否把所有的注意都集中到行走上来。当听到铃声响起时，停止一切活动并回到书上来。

进一步探索。你是怎样做这个练习的？反应性头脑的干扰让你很难做出哪怕是非常简单的行为选择，例如把脚放在哪里。我们习惯于朝着某个方向前进，自动化完成系列动作。这反映了行为对环境的影响大小取决于内心的节奏和目的。要想建立以正念为基础的生活方式，需要有意识地脱离习惯化的生活方式，活在当下，在没有时间压力的情况下享受生活，重新掌控自己的行为。这绝对是克服抑郁的万能解药！

需要培养的观念

- 成为内心体验的观察者是一项主要的正念技能，该技能将让你收获颇丰。
- 智慧性头脑是正确认识、直觉和关怀的源泉。
- 当你学会活在当下时，觉察能力会进一步扩展、接纳能力会进一步加强。

- 单纯觉察是一种特殊练习，可以让我们对事物有更多的理解和关怀。
- 活在当下的觉察可以在日常生活中进行练习，例如吃饭、散步或者呼吸等。
- 每天的正念训练可以加强大脑的神经通路，从而让注意更加集中、更加灵活。
- 活在当下的觉察可以让你进入智慧性头脑，让生命在地球上的每个瞬间都变得丰富多彩，活在当下的觉察所呈现的内容教导你在宇宙中扮演更精彩的角色。

第7章

第三步：练习无评判的接纳

我们不能控制风向，但是我们能调整航向。

——哈利勒·纪伯伦

抑郁的时候，你很容易纠结于自己的情绪、想法、记忆和身体感受，并对它们做出评判。练习情绪接纳时，你要允许自己只是简单地觉察情绪，既不抗争也不评判。抱着这种态度，可以增强负责情绪调节和行动倾向的神经回路。学会让事物顺其自然而不与其抗争，不对其做出评判，是我们人生路上一项重要的技能。

我们之所以很难活在当下，一个重要原因在于，一旦活在当下，我们就会碰触到那些充满恐惧、试图回避的内心体验，包括痛苦的情绪、自我批评的想法、悲伤的记忆或者不舒服的身体感受。我们时常告诉来访者，内心体验不论好坏，它们都会被觉察到。用开放的、接纳的态度对待这些内心体验，说起来容易做起来难，因为我们的原始大脑如此顽固，天生就喜欢做相反的事情：将这些情绪体验评判为积极的或者消极的。当原始大脑将情绪评判为消极的、危险的或者有威胁的时，就会评估其危险程度。如果觉得危险，大脑就会产生自我保护反应。这说明，当面临情绪压力时，融合并遵循情绪回避规则所带来的破坏性非常巨大。

我们遵循的社会规则把痛苦的内心体验作为一种威胁。因此在遇到刺激的时候，大脑会马上做好逃跑和回避的准备。这就是为什么，你的自动化反应会把痛苦体验评判为想要回避的事物，而不是想要应对的事物。如果你要在此时此刻对悲痛情绪采取开放和接纳的态度，你就需要学习用不同的方式看待它们，不把它们看作反应性头脑所定义的威胁，而是用智慧性头脑单纯觉察它们——那些威胁只是澄澈蓝天上的几片云朵。我们希望你以开放和好奇的态度直面痛苦，而不是惊恐万分地逃离痛苦。

当然，反应性头脑也为你准备了其他计划，但它绝对不会让你进入智慧性头脑状态。与之相反，它竭尽所能，让你把自身情绪看成敌人。反应性头脑剥夺你的能力，让你无法应对痛苦的体验，无法采取基于价值的行动。因此，我们要学会识别反应性头脑的花招，别被它陷害。接下来，我们将探讨，开放和接纳可能会遭遇哪些挑战以及我们如何应对它们，让我们继续阅读吧！

我们在这一章要介绍的核心理念是：用接纳代替回避。我们将定义接纳是什么、不是什么，哪些类型的事情和体验需要接纳，以及哪些类型的事情和体验可以努力改变。跟很多正念概念一样，接纳不是一种单一的心理技能，而是两种密切相关的正念技能——情绪复原力和愿意交互作用的结果。

- 情绪复原力：是指在应对生活挑战时，能够运用心理策略和行为策略，减少消极情绪对自己造成不良影响的能力（Smith and Ascough，2016）。以 ACT 理论为指导，我们希望你能用旨在提高健康度和幸福感的方式，直面艰辛的具有情绪挑战的内心体验。具备情绪复原力的人，可以利用生命中的痛苦，提高自我认识能力和问题应对能力。情绪复原力包括观察内心体验的能力和使用词语辨别不同内心体验的能力。一方面，要能够理解并抵制某些偏见和行为倾向，它们让消极情绪变得更具挑战性。另一方面，要能够单纯去描述情绪等内心体验，而不受反应性头脑所做评判的影响。只有在不评判的时候，你才能够抵抗各种冲动，不去抗争、回避或者改变事物。

- 愿意：是指愿意应对一些事件、情境或者人际互动，即使它们可能引发悲伤的情绪、想法、记忆和身体感受，你也愿意面对。我们经常告诉来访者，愿意和接纳是等价的。为了练习接纳，你必须愿意应对那些在情绪上可能难以应对的情境。如果没有愿意的态度，你很可能会绕开那些情境，丧失练习接纳的机会。

接纳：代替情绪回避策略

你或许已经通过匿名戒酒会和其他类似活动熟悉接纳的概念，《宁静的祷告》在这些活动中广为流传："请赐予我宁静接纳我不能改变的事情，请赐予我勇气改变我能改变的事情，请赐予我智慧去分辨两者的差别。"这个祷告广为流传并且非常有效，因为它刻画了一个重要的岔路口，我们在追求有活力的生活时会经常面对这样的岔路口。

从 ACT 视角看，学会区分哪些事情能够改变、哪些事情不能够改变，是个人健康的决定因素之一。对于能够改变的事情需要做出回应，而超出你控制范围的事情则需要完全不同的应对方法。在本章，我们将教你如何区分这些事情，这非常重要。当你知道什么是自己能改变的，你就能在事情可能有转机的时候加以控制。一旦你发现自己不能控制，你不要卡在死胡同里浪费精力，而要练习另外一种策略：接纳。

接纳是指有意识地采取开放的、好奇的、主动的态度，去面对痛苦的、不想要的内心体验。不是压抑或者回避令人困扰的情绪、想法、记忆或者感受，而是单纯地让它如其所是地存在。在 ACT 中，我们有时把这种态度定义成为困扰你的事物"腾出空间"。在需要接纳的时候练习接纳，可以腾出大量时间和精力处理生活中能够控制的事情。

在某种程度上，接纳就是无论什么出现在你的心理空间里，你都要放下对抗或者回避的冲动。当前的生活困境不会因为你接纳它而立即消失，但是如果你采用接纳的态度，你就不会使用无效的回避策略，并腾出空间去做其他选择。接纳的态度让你有机会核查自己的价值罗盘，并向自己真正的价值方向迈出脚步。面临痛苦时，我们很难做到接纳，往往倾向于与无法控制的事情做斗争。这种斗争不但让你情绪耗竭，而且会加深你的痛苦、危害你的健康状况。

我们想澄清一些对接纳概念的错误理解：

- 接纳并不意味着你要屈服于生活中各式各样的挫折和无穷无尽的痛苦。你不要对自己失去期待。恰恰相反，我们认为，人类的痛苦源于不会或者不能接纳生命中已经发生又不可改变的事情，并且这些事情往往在生命中占据重要位置，例如配偶或者子女死亡、离婚、失业等。从这个意义上来说，接纳是一种全新的强大策略，也可能是更好的策略，让你自由尝试不同的选择。

- 接纳并不意味着你要选择忍受某件事情，那样的话，到达一定程度你就再也不会接纳它了。接纳是一种选择，为自己生命中发生的一切腾出空间。如果你已经陷入抑郁，那么要做到接纳可能是非常艰巨的挑战，因为你为了保护自己不受情绪困扰，往往会采取回避策略。这是我们的本能反应，我们想远离痛苦——我们的第一选择通常是远离痛苦。接纳意味着在你受伤的时候，甚至反应性头脑叫你逃跑的时候，你依然选择留在当下。与其和反应性头脑争论是否需要逃避困境，不如承诺就待在困境当中，接受痛苦的洗礼。当你能够接受痛苦的洗礼时，从心理学角度看，你正在变得"通透"。

神经科学：情绪识别是一种重要的正念技能

神经科学正在从大脑神经元回路层面研究人类如何体验和处理与压力有关的情绪——最近的发现使人们更加清晰地认识了情绪接纳的好处。情绪接纳练习与前扣带回皮层（anteriorcingulate cortex，ACC）的激活密切相关。该区域负责将理想结果和现实结果进行比较。例如，你理想的结果是和伴侣度过一个激情四射的夜晚，但是现实却是你们吵得一塌糊涂，决定分手，这两种结果的差异将通过前扣带回皮层传递到背外侧前额叶皮层（dorsolateral prefrontal cortex，DLPFC）。该区域负责执行控制，包括对冲突的情绪状态及其相关行为倾向进行管理。DLPFC 具有发送到杏仁核（大脑的情感中心）的神经反射。因此，背外侧前额叶皮层将激活情绪状态，帮助调节情绪强度并敦促行动（Tang and Posner，2009；Shackman et al.，2011）。

最近一项研究表明，正念练习与前扣带回皮层和背外侧前额叶皮层中独特的共同激活模式有关。这种模式在悲痛情绪下尤其牢固。即使进行正念训练时间不长的人似乎也更善于调整情绪，并在面对各种情绪时表现良好（Tang and Posner，2009），他们也非常善于应用情绪接纳（Goldin and Gross，2010；Niemiec et al.，2010）。最近一项研究表明，情绪接纳似乎是培养积极执行控制和改进性能冲突监测的关键机制（Teper and Inzlicht，2012）。总而言之，除了培养活在当下的能力之外，正念还能够培养另外一种典型能力：当情绪出现时能够快速而准确地识别，而不被情绪所困扰。

最近另外一项研究表明，ACT 视角的接纳训练可以影响背部疼痛患者的大脑结构。这些患者在服用阿片类药物，其大脑的任务消极网络逐步发生改变，通常在冥想练习者身上可以看到这种变化。同时，在安静状态下，与疼痛有关的大脑区域也发生了变化。而接受健康教育的对照组患者，其大脑结构没有发生任何变化（Smallwood，Potter，and Robin，2016）。也就是说，对疼痛感的接纳练习可以显著降低大脑处理疼痛信号的频率和强度。

关于慢性疼痛患者的研究也表明，接纳在处理痛苦、不想要的内心体验中发挥重要作用。我们通常告诉来访者，如果你练习接纳，我们无法预测你会发生什么改变，痛苦可能会增加、可能会减少，也可能保持不变。人们容易把接纳作为一种情绪回避策略，认为："如果我接纳了痛苦，它也许就会消失！"事实上，生理疼痛并没有消失，但是与生理疼痛做斗争所产生的心理痛苦却消失了！

我们说过，当你竭尽全力控制或者压抑情绪痛苦时，它会以更加痛苦的、更具攻击性的方式反弹。所以，练习接纳其实是一种温和的情绪控制策略，它减少了使用回避和抑制策略所带来的不必要的痛苦。

比尔的故事

比尔，男性，51 岁，患有慢性背痛和抑郁症。15 年前，他在搬运货物时背部受伤，休息两个月后重返工作岗位，这时他发现背部疼痛非常剧烈，无法继续工作。他辞掉工作，申请永久无工作能力证明和伤残抚恤金，但是一名独立法医认为他没有足够证据证明背部有永久性损伤，申请被驳回。比尔每天仍然感到疼痛，政府为他提供了再就业的培训机会，但被他拒绝了，因为他认为自己无法在背部疼痛的情况下工作。

比尔在咨询了几位外科医生后，接受了椎间盘融合手术，起初疼痛得到了缓解，但最终疼痛更加剧烈。他从十多年前开始服用止痛药，现在即便服用药物仍然感到非常疼痛。现在医生拒绝增加止痛药的剂量，甚至建议他减少剂量。比尔感到非常愤怒，因为医生无法缓解他的疼痛，他认为所有医生都没有照顾好他。

比尔说这种疼痛是一种灼烧、刺痛的感觉，就像有人用针扎他的后背。疼痛的感觉延伸到右腿，右腿感到麻木和刺痛。比尔的日常生活就是一直躺在沙发上，这样躺着能够缓解他的疼痛。他不怎么出门，因为直立活动容易引发背痛。他过去常和妻子一周去好几次教堂，但他后来因为背痛发作无法参加教堂的午宴，慢慢地就不去教堂了。他的家庭气氛很紧张，妻子抱怨他不管家庭，对她和孩子都疏于交流且傲慢无礼。他们不再亲密，因为亲密行为对他来说是痛苦的。

比尔认为他的慢性背痛引发了抑郁症。他越想努力控制自己的疼痛，就越容易愤怒和暴躁。他时常想起背部受伤的那一天，他当时是不是能做些什么让自己免于受伤。他认为自己的生活不会有太大改观，除非他可以用某种方式消除这种疼痛。他没有担负起养家糊口的责任，这让他对自己感到失望，而当他莫名其妙地对着孩子们大喊大叫时，他感到自己差劲极了。他不止一次想到自杀，他感觉如果没有他，家人会过得更好一些。

几乎每一个听到比尔故事的人都会为他感到难过。他背部受伤、没能拿到伤残抚恤金，最后基本上就是赋闲在家，无法过上有意义的生活。他每天早上醒来时，满肚子郁结着愤怒，感觉自己在这个世界遭遇了不公平的待遇，他对此感到失望和痛苦。比尔是一个好人，他爱妻子和孩子，在受伤之前他能很好地养家，幸福的生活却像被吹灭的蜡烛一样戛然而止。命运的安排使他过去的生活化为乌有，抑郁每天都如影随形。

识别哪些事情不可改变

我们审视比尔的处境。比尔在目前状况下是否知道哪些事情能控制，哪些事情不能控制？他是否在练习接纳那些无法控制的事情？他是否努力去控制他能控制的事情？我们花几分钟时间，用下面的列表研究一下他的情况。对于比尔无法控制的条目，选 A 表示接纳。对于他可以控制的条目，选 C 表示控制。

比尔生活中的事件或者情境

1. 比尔受了工伤	A	C
2. 比尔每天都经历着背痛	A	C
3. 比尔的伤残抚恤金申请被驳回	A	C
4. 比尔认为他的背痛太过严重，以至于他无法胜任任何工作	A	C
5. 比尔拒绝接受再就业培训	A	C
6. 比尔做了一次不成功的背部手术，这使他更加疼痛	A	C
7. 比尔花了大量时间躺在沙发上以控制疼痛	A	C
8. 比尔不去教堂	A	C
9. 比尔因为背痛没有定期锻炼身体	A	C
10. 比尔服用越来越大剂量的麻醉药以控制疼痛	A	C
11. 比尔感到背部有灼烧和刺痛的感觉	A	C
12. 比尔感到腿部有刺痛和麻木的感觉	A	C
13. 比尔在疼痛时感到愤怒和暴躁	A	C
14. 比尔总想起那次受伤的经历	A	C

（续）

15. 比尔思考他那时怎样做才能避免受伤	A	C
16. 比尔向他的孩子们大喊大叫	A	C
17. 比尔和他的妻子疏于交流	A	C
18. 比尔因为背痛和他的妻子没有亲密行为	A	C
19. 比尔认为自己遭遇了不公平的对待	A	C
20. 比尔认为自己生不如死	A	C

答案如下。接纳 A：1、2、3、4、6、11、12、13、14、15、19、20；控制 C：5、7、8、9、10、16、17、18。

进一步探索。现在将你的作答情况和上面的答案进行比较，结果一样吗？按照我们对比尔的评估，很明显，比尔对很多事情都有一定的控制力。他可以减少自己躺在沙发上的时间、去教堂、参加锻炼、使用适当剂量的麻醉药、改善与孩子和妻子的亲密关系等。他可以挑战自己对疼痛的设想、尝试参加再就业培训等。你对这些答案感到惊讶吗？

我们再仔细研究一下比尔无法立即控制的事件和经历：不仅有身体上的疼痛，还有自发产生的想法、情绪和记忆，它们与比尔的身体疼痛和生活经历有关。痛苦触发的内心体验往往可以预测，既包括消极的情绪，也包括消极的想法。面临痛苦时，我们都会产生不愉快的情绪和想法——我们越想压抑或者回避它们，它们越会变本加厉。我们要做的反而是观察它们，然后按照我们的价值，决定如何应对它们。

识别哪些事情可以改变

和很多患有慢性疼痛的病人一样，比尔把生活重心放在控制生活中无法控制的事情上，例如身体的疼痛感受、对疼痛的想法、疼痛带来的情绪困扰，以及对受伤过程的回忆。同时，他很少花费精力处理生活中可以控制的事情，例如参加有意义的活动，或者参加能促进和保持身体健康的活动。也许是因为罹患抑郁症让他很难开始新的生活，比尔貌似无意之间不再接触那些对他可能产生重要影响的事情。在某些方面，想要改变确实很困难；比尔可能需要学习一些新技能，并获得他人支持。其实，他完全可以带着慢性背痛过有意义的生活。

当我们第一次向比尔提出这种可能时，他非常沮丧。他的第一反应是："我经受如此剧烈的疼痛，怎么还指望我做其他事情呢？"我们请比尔冷静下来，然后问自己：疼痛是否严重到让他完全不可能对妻子和孩子表现出更多善意、参加日常锻炼，或者去教堂。

比尔落入了一个陷阱，他努力与痛苦斗争，结果却与真正的价值方向背道而驰。当比尔重新思考自己的处境时，他意识到痛苦实际上并没有阻止他朝着真正的价值方向前进。在他权衡了维持现有的生活方式还是采取基于价值的生活方式之后，他决定去过有价值的生活，即便做出的改变对自己构成挑战也在所不惜。他决定去看医生，并且参加医学院的疼痛管理课程。

识别哪些事情必须接纳

比尔的生活状况向我们展示了复杂生活情境的另外一个共同特征：我们可以控制的事情和无法控制的事情通常被放在同一个彩票箱里，我们可以改变和无法改变的事情通常混在一起运作。我们的工作就是对它们进行分类处理。比尔无法控制的事情是：背部损伤使他失去了部分行为能力，他无法控制能否拿到伤残抚恤金，他无法让他的背部手术结果变得更好。比尔无法控制的还有，他的背部损伤使他无法参加背部没有损伤的人喜欢的日常活动。

很多艰难的生活情境（例如比尔的背部损伤），让我们很难区分可以改变的事情和无法改变的事情。正如著名箴言所说的那样："世事无常！"当事情发生时，你的最佳应对策略就是接纳、保持谦卑，想办法过上一种深思熟虑的、有目标的生活。

相反，如果你为了保护自己不受痛苦的折磨而采用愤怒、责备、回避和退缩等应对策略，你最终会失去与重要事物的联结。你甚至可能失去对行为的控制。如果你放弃对生活中的事情承担责任，你很可能对生活中与自己人生方向一致的事情失去洞察。比尔偏离了自己的人生道路，他花费了过多精力去控制生活中无法改变的事情：

- 自发的情绪
- 自发的想法
- 自发的记忆
- 自发的身体感觉
- 孤立的生活事件、命运的安排或者生活的压力
- 他人的行为
- 过去的事件和生活经历

当这些事情在你内心世界发生时，它们非常个人化，非常直接。有什么能比自己的想法、情绪、记忆或者感受更靠近自己呢？有什么事情能比来自你深爱之人的拒绝、批评，或者你关心之人每况愈下的健康状况更让你揪心呢？当生活中突然出现不可避免的挑战时，最好的行动方案就是成为自己体验的观察者，站在单纯觉察和智慧性头脑所提供的更宽广视角，朝着与价值一致的方向前进。

痛苦的内心体验没有危害，这是一个非常重要的理念，对你学会接受困难的想法、情绪和记忆非常有帮助。它们可能让你觉得有害，甚至觉得无法忍受，其实它们并没有危害。作为人类一员，我们生来就要根据所处环境的变化去品味人生。这些内心体验是正常的、自然的、健康的——更重要的是，它们不可避免。我们不需要改变它们，也不需要包装它们让它们看起来光彩亮丽，或者让自己心情舒畅。当你难过时，努力去觉察它们，把它们看作单纯觉察广阔蓝天中最新的云朵。

记住这条真理：万物变动不居。没有什么是永恒不变的。当生活在你面前展开的时候，你所要做的就是仔细观察。在能够做出改变的时候，按照价值做出反应。当无法控制生活遭遇挫折时，你需要保持淡定和冷静。有一句古老的谚语更好地表述了这个观点：当你什么都做不了的时候，你还能做什么呢？你

只能顺其自然，这就是接纳最根本的模样，那些困扰你的、你不想要的体验还在那里，但你不去评判和挣扎。如果放任生理反应发生，它们就会按照生物进化为它们设计好的路线来表现。毫无疑问：生理反应对你并无危害，但抑制或者回避这些生理反应却有百害而无一利。

培养情绪复原力

情绪复原力是指用开放和接纳的态度应对不想要的、痛苦的内心体验。情绪复原力包含三个要素，让你用情绪去帮助自己而不是伤害自己：

- 用词汇准确描述体验的能力。
- 保持不去评判自己正在经历的事情的能力。
- 调控你的行动倾向的能力。

描述你看到了什么

词汇帮助我们整合和理解正在体验的世界。使用词汇对各种内心体验进行描述，我们可以放慢内心体验的速度，更好地理解自己的感受或想法。这可以让我们像剥洋葱那样逐层剥开自己的内心体验，接触到不同层面的内心体验，而不必同时应对它们，那会让你难以承受。

塑造情绪复原力的第一个要素就是提高词汇运用能力，学会使用大量词汇描述自己不同类型的内心体验（情绪、想法、记忆、感受），并按照强度差异（从轻微到强烈）区分情绪基调（从消极到中性，再到积极）。你用来描述心理状态的词汇越多，就越能深入了解自己的内心体验。

你可以用下面这个简单的方法测试一下：想象你只知道 10 个情绪词，而你必须用它们标识 100 种不同的情绪状态。你怎么做呢？你将被迫重复使用一些相同的词汇去描述截然不同的情绪体验。你的词汇压缩了你的内心体验，最终你可能会把有很大差异的情绪（例如，悲伤、内疚或者孤独）当成同一种情绪。你失去了包含在不同情绪中的信息，因为你不得不把它们归为一类。如果你把多种情绪归为一类，你就从根本上失去了每种情绪各自包含的信息。你的应对策略会更加单一，你的观点会更加狭窄。

现在，想象你要用 50 个词描述 100 种不同的情绪状态。是否比刚才容易一些？你能够更准确地把不同情绪词汇和不同情绪体验进行匹配。做这个练习的时候，你需要暂停一下，冷静下来，深思熟虑地进行选择。重点是：在描述自己的心理状态时，你的词汇量越大，就越能准确观察和描述自己的内心体验。

我们来仔细想想下面这些表达抑郁情绪体验的词汇：黯然神伤、萎靡不振、灰心丧气、意志消沉、郁郁寡欢、情绪低落、悲伤、孤独、迷茫、伤心欲绝。其中每个词汇都在抑郁情绪连续体上占据着特定位置。然而，感到孤独和感到伤心之间有着很大区别。在你希望用健康方式处理情绪体验时，这种区分情绪世界细微差别的能力将给你带来巨大优势。如果你能精确说出情绪感受，你就不大可能对产生情绪的事件做出过度反应。在本章结尾处的"扩充你的情绪词汇"练习中，你将有机会测试自己的词汇数量。

做个证人

情绪复原力的第二个要素是保持客观和不带评价。反应性头脑的狡猾之处在于，它会悄无声息地将描述或评价与事件或情境混杂在一起。当你抑郁时，你的反应性头脑中充满了评价。你的反应性头脑评价你自己、评价周围的人、评价生活如何对待你、评价自己的内心体验。当我们讨论学习描述情绪体验的词汇时，我们故意避开那些评价情绪体验的词汇。和评价融为一体是有害的，因为这样会迅速激活回避和逃避行为。另外，当你和消极评价融为一体时，你会经历继发的情绪冲击。评价引起的继发情绪反应可能会让你本就艰辛的处境雪上加霜。因此，你要学会区分，是用客观词汇单纯描述某个事件，还是对该事件做出评价。

如果你在观察一个插满鲜花的花瓶，你可以描述这个花瓶看起来怎样（例如它的形状、质地、颜色、高度等），以及那些鲜花看上去怎样（例如它们的大小、形状、颜色、茎是光滑的还是带刺的等）。如果我们让 10 个人同时对装满鲜花的花瓶进行描述，可能会见到大体一致的基本属性。我们的感官都会感知到情境、物体或事件的一些基本属性，这些基本属性是我们可以对其进行描述的必要条件。

如果我们让刚才那 10 个人写下他们对瓶插花的印象，其反应就会大相径庭。一些人可能会说他们不喜欢杂交品种的花，或者认为瓶插花很无聊、破坏环境。即便我们用反应性头脑对瓶插花这样的简单对象进行评价，评价结果也五花八门。对情境、事件或者人际互动进行如实描述，让我们安住于当下，能够准确地觉察事物，而对情境、事件或者人际互动进行评价，结果会杂乱无章。

有一个悖论：我们不可能不对情境、事件和人际互动等做出评价，为了生存，反应性头脑必须做出评价。但是问题在于，有时候我们无法区分评价和描述。面对情绪上的挑战，我们更容易混淆评价和描述，很难区分真实发生的事情和反应性头脑臆想的事情。正如比尔的案例所呈现的那样，一旦失去了这种区分能力，抑郁很快就会失去控制。比尔沉溺于对生活中的人和事做出评价，结果他完全偏离了价值方向。他使用了反应性头脑，而非反思式思维，当人处于反应性头脑状态时，很难做到接纳。

我们可以用一个词语来说明这种超然的、客观的态度，那就是"证人"。证人只是如实报告自己看到的情况，不需要添油加醋，也不需要在证词中加入解释或评价。证人的工作是只报告他亲身经历的事情，而不对事情进行解释加工。任何偏离客观的言行都会削弱证人证词在法庭上的效力。

因此，要想成为一个好的证人，你不但要成为一个好的观察者，而且要善于不带评价地使用语言。在你努力描述一段不愉快的内心体验时，你的目标是让自己和那些事实（"我现在感到悲伤"）待在一起，而不添加任何可能给你内心体验带来消极影响的评价（"还有那么多让我感到开心的事情，我不应该感到悲伤"）。其中最难把握的部分，就是你要学习用词汇帮助自己理解和应对生活中的情绪挑战。是让情绪平复，还是让情绪恶化，全都基于你使用的词汇。

观察你的评价

这个练习将帮助你识别描述事物和评价事物之间的差异。在该练习中，你需要描述周边环境中的某个对象，可以是一位你认识的人，也可以是一件你经历的事。我们要求你做每个练习时，都观察一下自己的反应性头脑是不是更倾向于评价事实，而非描述事实。当你注意到有评价发生时（例如，你因为自己坐的椅子太坚硬而评价它不舒服），你对自己说："感谢你，头脑，感谢你让我做出 ××× 的评价。""感谢你，头脑，感谢你让我做出'这把椅子太坚硬而让人不舒服'的评价。"这个练习让你有机会看到，反应性头脑对人、事、物的反应有何相似之处和不同之处。

选择一个对象：一个茶杯、一件家具、一幅画、一瓶插花，或者任何一个具体的对象，花几分钟时间集中注意仔细观察。花几分钟时间观察这个对象，把重点放在描述它而非评价它。把你对这个对象的描述写在下面的空格里，也可以写在你手头的任何一张纸上。

_____

_____

_____

接下来，写下自己悄悄混入了哪些评价。

_____

_____

最后，感谢你的反应性头脑提供给你这些评价。

现在，选一位你认识的人做同样的练习——描述这个人，只是描述，没有评价。

_____

_____

你的头脑悄悄地混入了哪些评价？需要注意的是：在评价他人的时候，你的评价可能涉及被评价者的思维状态，诸如别人对你的想法，或者你认为被评价者是好是坏等。写下这些评价。

_____

_____

_____

最后，感谢反应性头脑为你提供的所有评价。

现在，回想一件你生活中发生过的困难的事情。它可能发生在你的童年时期、少年时期，或者成年时期。按照事情所触发的情绪反应，选择一件你难以应对的事情。把你的注意全部集中在这件事上，直到你确定已经完整回忆了这件事情，然后写下你对那个真实事件的描述。

_____

_____

_____

注意在你写下的描述中悄悄混入了哪些评价。这些评价可能包括：这件事对你现在的影响，这件事如何改变了你的生活，或者一些你对是非好坏的评价，例如"我做的事很恶心"或者"她说话不顾及他人感受"。把这些评价写下来。

_____

_____

_____

再次感谢你的反应性头脑为你提供了这些评价，然后回到书中完成这个练习的剩余部分。

进一步探索。做这个练习时，你觉察到了哪些事情？通常，反应性头脑会在情绪风险增加时给出更多评价。放下对茶杯的评价，不同于放下对痛苦记忆的评价。你可能已经注意到，你对痛苦生活事件的记忆大都和评价有关。很多时候，因为我们无法重新经历当时的事件，无法采用客观词汇对其进行描述，所以我们只好对其进行评价。

_____

调控即时评价和行动倾向

当你具备足够的词汇描述自己的内心体验并且能够摆脱多余的评价之后，

就需要情绪复原力的第三个要素：从当时的情绪体验中抽离出来，暂停一下，描述当时情绪的基调。在你最初接触这种情绪时，它是舒适的、不舒适的还是中性的？对大多数人来说，在情绪产生瞬间做出的评价会让人走上回避的道路。不舒适的情绪很可能进一步刺激杏仁核，唤醒更多情绪，并激活"战斗或者逃跑"反应，而积极或者中性的情绪会激活大脑海马区和 DLPFC 区域的镇静和奖赏回路。

因此，在你最初接触痛苦情绪体验时，我们希望你暂停一下，觉察一下自己是否想要离开或者回避当时的情绪。一旦产生这种情绪，就让自己停下来，做一次深呼吸，然后进入智慧性头脑的领地，在那里无须做出冲动的决定。你越是能够认真觉察自己的情绪，你就越有可能降低冲动（离开或者回避）的强度，缩短冲动持续的时间。

情绪激活行动，我们希望你能够利用情绪让自己的行动变得更加灵活而高效。行动倾向是指按照一定方式做出行为的冲动，一旦做出某种情绪评价，就会产生相应的行为冲动。你是否在出现某种情绪（例如悲伤、无助、恐惧、愤怒）的时候想远离它？一般来说，如果你不愿意面对引发不舒适的情绪体验，这种回避只会增加不舒适体验的强度，并引发消极情绪。每个人都是这样的，如果刚好在跟抑郁做斗争，这个问题就会更加严重。应对舒适体验自然十分惬意，但是如果不能暂停一下去调控自己的行动倾向，就可能好心办坏事。例如，你可能只用几秒钟时间就吃了一顿饕餮大餐或者一块高热量的甜点，让你不堪重负的消化系统完成收尾的工作。更可行的做法是：细细品味积极的情绪体验，然后适可而止。

愿意：替换行为回避策略

在 ACT 当中，愿意和接纳这两个概念总是如影相随。愿意是指选择深入而非逃避困难情境。愿意是指主动地、有意识地、有目的地直面问题。愿意让你知道自己害怕什么。当你能够做到愿意的时候，你也就能够做到接纳。

愿意不仅包括如何对待重大生活事件、生活情境或者人际互动——它们可能引发痛苦，也包括如何度过日常生活。在日复一日的生活中，我们既会觉察，也会失去觉察。第一部分曾经提到，引发抑郁的一个重要因素是自动驾驶的生活模式，脱离当下，做事情的时候觉察不到自己正在做什么。之所以会失去觉察，部分原因在于我们不愿意体验稍微慢下来时会觉察到的内容。例如生活中一些简单的事情——早上洗澡或者上班。愿意和意向总是手牵手结伴前行，我们要抓住微弱的机会确定自己是否愿意觉察，而且对觉察到的内容采取接纳的态度。

从神经科学的角度看，练习觉察的次数越多，大脑就越善于保持觉察。反之，长期不去觉察的话，大脑就越容易进入情绪麻木状态。你可能会希望将愿意作为自己生活方式的参考标准。我们希望你能够对所有体验都保持开放、好奇的态度，无论是在家里、在工作场所、在学校，还是在公共场合，你都能够带着开放、好奇的态度生活。有觉察的行动不仅直接影响你的抑郁水平，也直接影响你的内心活力。

愿意、抑郁以及活力日记

当你研究自己日常生活中的愿意等级时，你会发现它时刻都在变化。对当下纷繁复杂的事物保持专注是通向活力生活的重要因素之一，但是，在现实生活中你很难做到这一点。因此，你需要每天练习观察自己的愿意等级。日记表格可以帮助你做到这一点。

你可以在一天的晚些时候完成表格，晚饭之后，你可以反思一天的生活，然后思索应对策略。在标有"W"的一列评估愿意，在标有"D"的一列评估抑郁，在标有"V"的一列评估活力。用从1到10的十个等级进行评估，1代表一点都没有，10代表非常高。

首先评估你在一天中是否愿意经历不想要的、痛苦的体验。在"摘要"那一列写下可能帮助你提高或者降低愿意等级的因素。接下来评估抑郁等级，并写下让你抑郁等级上升或者下降的因素。第三项评估最为重要。根据你认为当天的活动是否有目的、有意义，给出最能反映你活力等级的数字，在"摘要"
那一列写下任何让你提高或者降低活力感的因素。在你愿意或者活力等级很高
的时候，尤其需要注意那些自发产生的、自然而然的时刻。在那些时刻，你做
的什么事情提升了自己的愿意等级或者活力等级？

我的愿意、抑郁和活力日记

日期	W	摘要	D	摘要	V	摘要
1						
2						
3						
4						
5						
6						
7						

W＝愿意（1～10），D＝抑郁（1～10），V＝活力（1～10）

进一步探索。你是否在愿意等级、抑郁等级和活力等级之间发现了一种或
者多种联系？你的愿意等级和活力等级是否每天都在波动？这是人们体验愿意
练习时会碰到的典型情况。你要经常练习、专注和坚持，才能掌握愿意技能。
哪些因素会提高你的愿意等级？哪些因素会降低你的愿意等级？在察觉到让自
己愿意等级下降的因素之后，你可以考虑制订一份全新的愿意和接纳计划，防
止这些因素出现。

让我们来看比尔是如何完成该练习的。下面的表格说明，在短短一周的时
间里，认真完成练习就能收集到很多信息。

比尔的愿意、抑郁和活力日记

日期	W	摘要	D	摘要	V	摘要
1	1	有很多疑虑，背痛真糟糕，我要被击垮了	10	大部分时间都在沙发上	3	重新审视了我的价值，在一本书中读到了一些诗歌，读了《圣经》
2	3	思考我能做什么，即便我的后背很痛	7	上午和下午都在外面待了一会儿，似乎待在阳光下对我有帮助	4	读了更多的诗，写了一首诗，提议和妻子一起做园艺
3	4	写了更多关于价值的东西	7	决定参加疼痛管理课程	4	告诉妻子和孩子们课程的事情
4	5	与妻子和孩子们分享关于家庭的价值	6	课程给了我支持，告诉我他们都会支持我	5	告诉妻子课程的事情，希望她帮助我勇往直前
5	4	后背更痛了，对生活和医生感到愤怒，因为他们毁掉了我	8	看了一整天电视，很无聊，感到前路一片渺茫	3	设法不去想我的背痛，尝试保持积极的心态
6	8	决定每天都要散步、活动，要走出去	2	上午和下午都在外面，给一个朋友打电话	7	我能决定生活的方向，我不是一个囚徒
7	9	邀请同学喝咖啡，邀请妻子看电影	2	上午和下午都在外面，需要更少的镇痛药物，感觉我属于这里	8	给了妻子一个长时间的拥抱，开始认为自己做得到

根据比尔的日记，他对愿意、抑郁和活力的评价常常存在某种特定模式。随着愿意等级上升，他的抑郁等级有所下降，活力等级有所上升。尽管总体趋势变得越来越好，但比尔的日记确实显示，有一天他的愿意等级下降，抑郁等级上升。这种情况非常常见，偶尔倒退在所难免。难能可贵的是，比尔并没有因此停止尝试，他从自己的经验中找到一些让自己恢复愿意等级的有效策略。

比尔的鲜活生命之旅

在比尔进行了几周情绪接纳和愿意练习之后，他注意到自己喜欢和同学们交往，在他注意到疼痛管理课程中其他人的疼痛之后，他自己的背痛也似乎有所缓解。他惊讶地发现，他可以去看电影，并坐着看完整部电影，看完电影之后也没有感到疼痛，这和他早年的慢性疼痛有很大区别。他意识到自己之前都是一个人去电影院；他认为这次看电影和之前看电影的不同之处在于：为了改善和妻子的关系，他愿意和妻子一起去，并且愿意体验疼痛。比尔开始计划每天的活动，把关注焦点放在他想改善的生活领域，包括花更多高质量的时间和孩子们相处——所有这些事情，都是为了让他向着自己的价值和真正的方向前行。他发现自己如果早晨去公园，他可以和孩子们一起走。之后他可以策略性地休息一下，恢复体力。

为了管理疼痛，比尔每天都定时做几次伸展运动，他必须接纳的事实是，他在余生可能都得经历这样的痛苦。他偶尔还是会对自己的命运感到愤怒，尤其是在背痛突然严重的时候。然而，即使处于疼痛当中，他也坚持完成自己计划的活动。他和妻子的关系有了很大改善，以至于妻子说他就像变了个人一样。比尔已经走在摆脱抑郁的路上！

情绪接纳的大脑训练

这里有一些简短高效的大脑训练，可以帮助你提升情绪接纳技能。请你想办法将一个或多个练习融入日常生活，以使其功效最大化！

扩充你的情绪词汇量

你能掌握的情绪词汇越多越好，准备好用下面的情绪词汇清单补充你的词汇量吧！在接下来的三周里，你的任务是每天学习并使用其中的三个词汇。为了更好地完成任务，我们建议你在每次练习的时候，至少用一个词描述一下自己当时的体验。

例如，你可以选择"挫败的""好奇的""害羞的"等作为某一天的情绪词汇。在一天当中，你将用一个或者多个词汇描述你在工作场所、家庭、学校及独处时所经历的情绪体验。如果你坚持完成这个简单的练习，当三周时间结束时，你就能够使用 60 个以上的词汇描述和应对与压力有关的情绪。这将极大改变你在体验压力时的应对方式。你将会发现自己对情绪的理解、自己与情绪的关系等也发生了变化。这并不意味着你已经没有压力了，这只是意味着你能更准确地描述自己的情绪，并能控制自己想要逃离或者回避的冲动。

情绪词汇

放弃的	黯然神伤的	猜疑的
接纳的	意志消沉的	热情的
害怕的	超然的	平静的
紧张不安的	大失所望的	有偏见的
友好的	感同身受的	轻松的
愤怒的	受挫的	正义的
焦虑的	内疚的	伤心难过的
忧虑的	和睦的	更安全的
羞耻的	敌意的	满意的
乐善好施的	悠闲的	宁静的
指责的	失望的	怀疑的
充满喜悦的	不耐烦的	可疑的
郁郁寡欢的	急躁的	波澜不惊的
无聊的	善良的	卓越的
镇定的	孤独的	漠不关心的
关心他人的	钟爱的	复仇心重的
有同情心的	令人伤感的	受害的
相关的	柔和的	热心的

进行情绪测试

这个练习可以帮助你更好地分辨自己的情绪，以应对触发情绪的生活事件。你可能会认为，这些触发情境每天都会遇到。当你在某一天有强烈的情绪体验时，花点时间去分析你所处的情境、你的情绪、你的情绪基调，以及你的行动倾向。请注意，你可以用这个练习去分析任何触发情绪体验的情境，无论所触发的情绪是积极的、消极的还是中性的。在日常生活中，你也会经历一些

"轻松的"时刻，它们会触发积极的情绪体验，就像"困难"时刻会触发消极的情绪体验一样。

首先，从证人的视角去描述触发情绪的情境。接下来，评价你的情绪基调。注意你身体上的各种感受和头脑中的各种情绪体验。记录你的情绪基调：舒适的、不适的或者中性的。继续觉察你的头脑和身体，检测你的行动倾向：应对、无视或者回避。记录你的行动倾向，并将情绪体验归类：你体验到的情绪是悲伤、疯狂、焦虑、恐惧、内疚、快乐、兴奋，还是其他？

情绪加工表单

触发情境 （从证人的视角 进行描述）	情绪 （悲伤、疯狂、焦虑、恐惧、 内疚、快乐、兴奋，其他）	情绪基调评价 （舒适的、不适 的、中性的）	行动倾向 （应对、无视、回避）

疯狂的评价

练习接纳就是练习灵活应对引发压力的情境。这个练习可以让你更加熟悉自己的头脑，看它试图对压力情境做出哪些评价。在未发现这些评价的时候，你的应对方式可能偏向死板和教条。正如本章神经科学部分所讨论的那样，描述和评价在大脑回路产生截然不同的结果，能够区分两者非常重要。

练习这种区分能力需要选择一些情绪触发情境。在第一列，从证人的视角描述所有情境。在第二列，质疑自己，并要求自己客观描述自己在每个触发情境中的体验（"噪声很大，我捂住了耳朵"）。在最后一列，从评价角度简要描述一下触发情境。别犹豫，让评价机制尽情运作（"噪声是令人厌恶的，我讨厌它，它要了我的命"）。

疯狂评价表

触发情境（从证人的视角）	客观描述自身体验	疯狂的评价

进一步探索。如果你对事物的客观描述和疯狂评价进行比较，结果将会如何？有些人难以对事物进行客观描述，因为其反应性头脑装满了评价，随时随地会出现。你可以为评价添加一些趣味性，让它们尽可能稀奇古怪一些。这个练习能帮助你建立自己的评价检测能力，这样你就可以在评价出现的时候接纳它们。如果评价对你有帮助，你就使用它们；如果评价对你没有帮助，你就带着微笑放下它们。

打开和释放内部体验和外部体验

那些我们必须接纳并为之腾出空间的内部体验和外部体验，如果其基调都非常平和，那么我们不会感受到太大压力，也不需要练习平静对待，任凭其出现就可以。令人遗憾的是，我们许多内部体验和外部体验都充满了情绪，以至于当它们出现时，我们便会与之对抗。设计这个练习的目的，是为了增加你的接纳能力，这个练习会告诉你如何应对满载情绪的内外体验，并如何释放这些内外体验。

首先，在空格里写下你近期在生活中正在对抗的事情。这可能包括痛苦的回忆、消极的自我评价、对关系问题的想法、对未来的焦虑等。

打开和释放的对象清单

1.＿＿＿＿＿＿＿＿＿＿＿＿＿＿＿＿＿＿＿＿＿＿＿＿＿＿＿＿＿＿＿＿

2.＿＿＿＿＿＿＿＿＿＿＿＿＿＿＿＿＿＿＿＿＿＿＿＿＿＿＿＿＿＿＿＿

3.＿＿＿＿＿＿＿＿＿＿＿＿＿＿＿＿＿＿＿＿＿＿＿＿＿＿＿＿＿＿＿＿

4.＿＿＿＿＿＿＿＿＿＿＿＿＿＿＿＿＿＿＿＿＿＿＿＿＿＿＿＿＿＿＿＿

完成清单之后，你可以躺在一个舒适的地方，闭上眼睛，做几次深呼吸。你应该不难从打开和释放的对象清单中回忆起这些事情！这时，请在吸气过程中默默说出"打开"这个词，并充分吸入痛苦的内心体验。在呼气的时候，说出"释放"这个词，充分呼气，并且释放对抗。你的释放实际上是让自己置身于这些痛苦的内心体验中，没有对抗或者评价。按照你列出的清单重复这个过程，直到你能充分吸入你的痛苦，把自己释放到一种情绪接纳的状态。

进一步探索。你是如何让自己打开并接纳痛苦的内心体验的？你发现哪些体验更难应对？你是否难以释放某些体验？如果你已经觉察到自己被骗去和内心体验做斗争了，你是否能退后一步，在呼气的时候释放自己？你需要打造一项重要技能：觉察到自己正在做斗争时，能够重新建立接纳的态度。因为你比其他人更容易陷入某些内心体验。在阅读第二部分剩余的内容时，如果你想知道自己的正念肌肉是如何养成的，你可以随时回到这里重复这个练习！

需要培养的观念

□ 要过上一种价值驱动的生活，就要非常艰难地去区分哪些事情可以改变，哪些事情无法改变。

□ 必须接纳那些无法改变的事情。

□ 在大多数情况下，你不能直接控制内部体验，例如自发的情绪、想法、想象和身体感受等；你也无法控制自己的生活经历或者他人的行为和看法。

□ 情绪复原力是接纳的重要组成部分，包括能够用词汇描述和理解你的体验，而不去评价它们。

□ 愿意是接纳的重要组成部分，包括主动应对某些情境、事件或者人际互动，它们可能会引发不愉快的、不想要的情绪。

□ 日常生活中，愿意、抑郁和活力三者之间关系密切。平常练习愿意的次数越多，生活就越有活力和目标。

□ 练习接纳时，你要打造情绪复原力，愿意按照价值方向去行动，抑郁就将成为过去。

第 8 章

第四步：解离与放下

解离并不是你什么都不要，而是没有什么可以控制你。

感到抑郁的人通常活在自己的头脑当中，解离其痛苦的内心体验是快速调节情绪的有效方式。大脑有独特的神经通路，允许我们放下，停止与痛苦的、不想要的念头纠缠在一起。在日常生活中练习解离这种关键的正念技能，可以让头脑像不粘锅一样，即使痛苦的体验依然存在，但是并不会影响到我们。

在第 7 章，我们介绍了接纳策略，用来取代那些可能造成自我伤害的情绪回避策略、行为回避策略，接纳无法改变的内部体验、外部体验，而非拒绝它们或者与其战斗。换句话说，接纳无法改变的事物需要你提高情绪韧性，同时愿意承受痛苦。

这一章，我们将继续开启寻求超越抑郁、创造有价值生活的第四步，主要内容是练习另一种关键的正念技能：解离。解离就是能够采取非反应的、非卷入的态度去对待内心体验。通过解离，可以避免受到消极体验的过度影响，包括痛苦的想法、情绪、记忆或者身体感受等。例如，一个朋友邀请你去参加聚会，在这个聚会上有很多你从来没见过的人。你可能会注意到自己有这样的想法："我真是个失败者，我永远也找不到愿意和我在一起的人。"然后，你可能会和这种自我评价融合在一起，认为这一事实毋庸置疑，行为表现也与这种自我评价相一致，最后的结局是，即使你内心非常愿意去结识更多朋友，也很可能会找个借口不去参加聚会。

与之相反，你可以选择解离：意识到自己有这样的想法——"我真是个失败者，我永远也找不到愿意和我在一起的人"，然后选择不卷入其中，不用管这个想法是否是真实的。换言之，解离意味着既不去识别这个想法，也不黏着于这个想法，你只需要放下想法，而不去证实想法的真假。

你会发现接纳和情绪韧性对于实现解离很重要。你必须愿意让想法停留在自己的觉察中，而不去挣扎着控制或者消除它们。为了做到这一点，你可以尝试着用客观的、不带评判的方式去描述它们（例如"我刚刚有一个想法：我是个失败者，永远都不会有人愿意和我在一起"），同时阻止当时产生的行为冲动（例如"我只需要坐在这儿，允许这个想法存在，而不用一走了之"）。

下一个任务是把自己解脱出来，不要相信信息说了什么，也不要成为信息本身。没错，信息对情绪会有压倒性的作用——如果你被信息所控制的话——但是我们的目标是有意识地让信息来去自由，而不对其做出任何反应。从解离的角度来看，它只是一个想法，不多不少，不增不减，仅此而已。在生命中，你还有更重要的事情要做，至于你是否是个失败者，你没有必要跟自己的反应性头脑较劲。除此之外，你的反应性头脑无法真正决定你作为一个人的价值。因此，这个信息与你没有任何关系，最多就是个干扰，你最好别去触碰它。

这一章中，我们会告诉你，当反应性头脑试图让你建立联结时，你应该如何运用解离，这是所有人在通往有活力的人生旅程中都必须面对的挑战之一。为了实现这个重要目标，我们将教你一种新方法：给各种内心体验贴标签，从而实现识别与解离的目的。我们将带领你进行一系列自我指导的大脑训练，以增强你的解离能力。我们的目标是帮助你在你和你的大脑之间建立一种全新的关系，由此你可以活在当下，尝试全新的行为方式，并提高生活质量。

解离和智慧性头脑的庇护所

通过拉开你和反应性头脑之间的距离，解离可以增强你的觉察功能和智慧性头脑的功能。这将减少你的即刻反应，避免让事情适得其反。解离给你留出宝贵的时间，让你与当下重要的事情相联结，权衡利弊之后再采取行动。如此一来，你就可以以最好的姿态做出与价值方向一致的行动。那些朝向自己价值方向生活的人，在生活中也会遭遇痛苦，但是采取接纳、解离的视角让他们的痛苦从有害的、抑郁的方式转变为促进疗愈、促进个人成长的方式。

采取开放、好奇、解离的态度，说起来简单做起来难。大脑非常活跃，并非生来就促进解离，恰恰相反，它是促进融合的。它试图控制你的注意、发现问题、进行评判性思维、制造规则来规定你的行为。虽然面对外部世界的挑战和问题，你的反应性头脑非常有帮助，但是面对内心世界时，反应性头脑是制造麻烦和痛苦的根源。事实上，当你的反应性头脑试图去处理个人问题和个人痛苦时，它很可能是你最难对付的敌人。你会发现，当有意识地使用解离时，你不再过度识别反应性头脑，不再与之争论，不再试图改变或者回避反应性头脑所提供的信息。

例如，你可能不喜欢现在这份工作，希望能够重新回到大学或者职业学校，得到充分的教育或者培训之后，从事其他行业。但是你在上一次换工作、打听学校的时候却发现，自己已经很难跟上学业了，重新回到学校意味着你必须冒风险，有可能再次失败。

如果你感到抑郁，你的反应性头脑很可能会试图说服你要保险一点，不要去学校。如果你听从了他的建议，你将终其一生与自己的价值方向背道而驰。是的，你避免了失败的可能，但这么做你也放弃了朝向价值方向的生活。当你不能与自己的反应性头脑解离时，你将很难以灵活的、基于价值的方式生活。

通常，解离问题和抑郁问题相伴而行，因为抑郁的大脑里都是陈词滥调一般的消极信息：关于过去生活的问题、关于现在生活的瑕疵、关于未来可能发生的痛苦等。当你对这个消极的系统过度识别时，你就很难真正看到智慧性头脑的澄澈蓝天。

神经科学：解离是强有力的情绪调节策略

神经科学研究最近发现，解离是人们调节强烈而痛苦的情绪状态的两种策略之一。另一种策略是认知重评，这也是心理学家以往治疗抑郁的传统策略。

有趣的是，这两种策略所使用的神经通路完全不同。

解离所使用的神经通路与执行控制网络有关，我们前面提到，各种类型的正念练习都与这部分大脑区域的激活有直接联系（Brewer et al.，2011）。解离作为情绪调节系统的"早期阶段"，它反应迅速，并且需要调动很少的大脑资源。也就是说，一旦学会了如何操作，解离就可以让你迅速冷静下来，并且给你留出足够的能量去采取有效的问题解决行为。最近的两项研究表明，在处理强烈而消极的情绪状态时，解离的效果甚至优于认知重评的效果（Shiota and Levenson，2012；Sheppes，Brady，and Sampson，2014；Shafir et al.，2016）。因此，强化大脑的解离环路，将让你在充满情绪和挑战的生活情境中更加灵活而高效。

和解离相比，认知重评之所以能够"让你放松下来"，是因为它可以改变你对情境及其诱发情绪的评价。针对抑郁的一些传统行为疗法都基于如下策略，即帮助人们挑战他们的抑郁想法，从而更好地控制情绪。认知重评使用的是左半脑，也就是处理语言的区域（Shafiret al.，2016），它被看作情绪调节策略的"晚期阶段"，这意味着要"让你放松下来"需要消耗更多的时间资源和大脑资源。

黏性思维

有些内心体验确实难以解离。一般来说，想法越具煽动性，情绪体验越强烈，或者记忆越痛苦、越深刻，想要解离就越困难。对反应性头脑中非常具有挑战性的这一部分，我们称为黏性思维。痛苦的、不想要的体验试图黏着你，让你难以摆脱和解离。

为了更好地说明这个概念，我们使用一种网络诈骗手段——网络钓鱼的例子进行解释。网络钓鱼是指身份盗窃者通过网络来盗取个人信息，当你被网络钓鱼时，你会收到一封让你非常痛苦的邮件（例如"我们有理由相信你的信用卡已经被他人使用"），与此同时，邮件还会提出要求，让你提供个人信息。你的大脑会马上做出反应去评估这个信息，并产生一个威胁信号（例如"你最好马上做些什么，否则窃贼会盗空你的银行账户"），那一刻你还会体验到强烈的情绪反应（恐惧、焦虑）。也许你有过信用卡信息被盗的经历，也记得为此付出过沉重的代价，这将火上浇油，让你情绪更加强烈。网络钓鱼的主要心理策略就是让你产生过度的情绪反应，从而做出冲动的行为。

你的大脑就像互联网一样，是你作为人类所拥有的馈赠，它提供的很多信息都利于生存，例如在过马路之前它会告诉你先等一辆车过去，如果忽略这种智慧，你将命不久矣，这是大脑最复杂的地方。在很多真实的生活场景中，有时候你没有时间去分析它在做什么，所以倾听并遵循其建议很重要。

但是反应性头脑会像网络诈骗一样，给你发送让你陷入困境的信息，于是你会做出自动化反应。这些黏性思维包括让你建立联结的观念、情绪、记忆或者身体感受。通常，这些内心体验在语气上强势而消极，让你迫不及待地与它们建立联结。当你与它们联结时，你可能会以回避的方式应对，而这会让你远离而非靠近对你来说重要的事情。在网络钓鱼的例子中，你可能会回复邮件，从而泄露了个人重要信息，而这恰恰是你希望避免的！

反刍思维（在第 1 章中讨论过）是抑郁症患者的共性问题，也是黏性思维发挥作用的极佳案例。反刍思维来自反应性头脑，一般而言有如下信号依次出现：

因为你感到抑郁，所以你与任何人都不一样。

你应该证明自己是正常的，你可以有意识地把自己从抑郁状态转为愉悦状态，而且你有这个能力！

如果你不能用意志力控制自身情绪，那么你一定是碰到了什么严重的问题。你需要分析这些问题从何而来。

你熟悉反应性头脑提供的这些信号吗？我们所有人都要时不时经历这些自我怀疑的信息，而且很容易过度识别它们，并让它们影响我们做出从长期来看无效的行为。认真观察黏性思维的心理特性将会对你有所帮助，可以让你在它们出现时更快地注意到它们。

黏性思维的特征

当黏性思维出现时，解离是让你能够控制自己的重要工具。其工作流程如下：首先，保持解离的状态允许你退后一步，观察正在发生什么，从而避免陷入冲动的陷阱。然后，你可以仔细观察自己接收到的信号。那些信号是什么？这里有一些例子。

- 你的大脑正向你传递一些消极信息，内容是讨论你是一个什么样的人："我是一个失败者""我又胖又丑""我不招人喜欢""我就是有问题"。

- 你的大脑告诉你可以和不可以去思考、感受、记忆或者感觉什么："如果我想和伴侣保持亲密，我就不能对伴侣生气"；"如果我想要开心，我就不能允许自己去回顾童年"；"我不应该在家里想着要满足自己的需要，那样是自私的"。

- 如果你采取行动去接近并处理问题，你的大脑会预测未来发生什么："如果我惩罚孩子们，他们会讨厌我""如果我把这个担忧告诉主管，我会被降职或者解雇""跟朋友的这场争论会以我败下阵来而结束，就跟上次那样"。

- 你的大脑会尝试把你现在的生活和你想过的生活进行比较："如果我的人生中拥有了所有好的事物，我应该比现在更开心""我已经浪费了太多的时间与情绪挣扎，仍然感觉不好""这个职业让我哪也去不了，浪费了我的天赋"。

- 你的大脑会将你的生活和他人的生活进行比较："别人都没有长期感到抑郁，为什么我会这样？""别人的生活好像都有方向，为什么我的生活没有？""别人的人际关系看上去都比我舒坦"。

- 你的大脑聚焦于你过去的错误，证明你的生活从来都没有意义："我一直无法原谅自己把两个孩子给了前妻""我与暴虐的丈夫在一起太久，以致无法再找到新的生活伴侣""我永远都不会原谅自己酗酒十年之久"。

- 你的大脑坚信其他人会说你做得很糟糕，你不应该从他们那里获得支持："如果我去参加聚会，其他人会谈论我的抑郁""我不应该去拜访朋友，我会给他们添麻烦""去教堂太丢脸了，每个人都会看到我有多么不开心"。

　　你应该学会识别黏性思维的一系列特征。第一，黏性思维或者非黑即白或者消极，而且极具煽动性；第二，黏性思维会鼓励你回避面对内心体验或者那些引发体验的生活场景；第三，黏性思维以"我"作为描述主体，会给你造成一种印象，认为自己宣称的这些事实无可争辩，这一点最糟糕。

　　然而事实上，是你的反应性头脑在跟你说话。但是当你与这些想法建立联结时，你已经无法区分自己和自己的反应性头脑了，而这恰恰是解离让你去避免的，因为一旦你无法辨别黏性思维从何而来，你就会倾向于按照反应性头脑所说的去做。不幸的是，当你频频受到黏性思维的冲击时，你和自己头脑的区别就会变得异常模糊，有时甚至完全消失。识别你的反应性头脑最喜欢的黏性思维可能会对你有帮助，即使处于抑郁状态，也让你更容易看到它们。

识别黏性思维

　　花一点时间想想过去或者现在，你的反应性头脑可能已经诱使你产生黏性思维。你可能想回到第 7 章的"打开和释放内部体验和外部体验练习"，看看是否有程度很深的黏性思维可以放入这个练习。尽可能准确地写下每个具有破坏性的内容，标签列先空着，稍后我们会再回来。

我的黏性思维工作表

我的消极个人品质或者缺点	标签
我应该思考什么、感受什么或者记住什么	标签
如果我试着处理一个痛苦的个人问题，会发生什么	标签

（续）

	标签
比较一下我现在的感受和我应该有的感受	标签
与我相比，他人的生活过得如何	标签
我曾经犯过的个人错误以及它将如何影响我的未来	标签
他人怎么看待我和与我有关的事	标签
为我的问题向配偶、伙伴或者朋友寻求帮助	标签

进一步探索。在完成这个练习的过程中，你发现了什么？某些主题是否在多个分类中重复出现？某些黏性思维是否代表着事实，你是否跟自己争论过？这就是黏性思维的影响方式，先让你接受它们，一旦你上钩，你就不得不与它们挣扎，而且你越挣扎，就会陷得越深。

贴标签

要想采取解离、接纳的态度，你需要学会转身拥抱那些让你害怕或者抗拒的事物。要做到这一点，方式之一是给黏性思维命名，你的反应性头脑可能那样做过。就像我们用标签去概括我们认识的某个人的一些核心特点一样，给那些令你感到恐惧或者想回避的体验贴标签，将允许我们换一种方式去看待它们。你将注意到标签扩展了你和那些你倾向于与之联结的想法、情绪、记忆或者感受之间的心理空间，由于标签通常十分滑稽，非常夸张，所以会为你的个人体验提供不一样的视角。

当注意到某个黏性思维出现时，你可以用标签来欢迎它。例如，"我永远也赶不上别人，因为我的母亲打我，我的爸爸是一个酗酒者"，这个想法的标签可能是"古怪的"。当你贴标签时，可以去创造并尝试制造一些乐趣。当你陷入黏性思维时，轻松、愉快和幽默是最好的补救措施。

现在，让我们回到黏性思维工作表，给你的每个黏性思维在右边一列贴上标签。我们将在之后再次使用这些标签，花些时间与你创造出来的有趣标签玩耍吧！

海伦的故事

海伦，27 岁，单身女性，一个人住。她的母亲在她 13 岁时去世，她的青少年时期和父亲一起度过。她的父亲是一名汽车推销员，有酗酒问题，在第二任妻子去世后，他变得更加易怒，常常把自己关在家里。海伦在 16 岁时体重开始增加，她的父亲经常在家人朋友面前嘲笑她，他会告诉她要像其他人一样出去锻炼，也不要什么都吃。甚至当海伦节食后体重减轻时，他仍然会说一些消极的话，例如，她"长得结实"和"看起来又矮又壮"。海伦从那个时候开始便出现抑郁症状，而且一直挣扎到今天。

由于她在高中时学习成绩不好，海伦认为她自己不够聪明，上不了大学。她在 20 岁出头时有过两段亲密关系，一段是和男性，另一段是和女性。她的男友不止一次辱骂她，对她的长相做出消极评论。她与女友之间有更好的体验，但海伦纠结于她的性取向，离开这段亲密关系之后，她没有向父亲、亲戚或朋友提起过。在过去的几年中，她没有和任何人约会，尽管她曾多次尝试在交友网站上联系其他女性。

现在海伦是银行出纳员，她喜欢这份工作，但是她担心这份工作对于职业发展没有什么好处。当海伦完成了黏性思维练习时，对于难以解离的各种想法，她有了一些有趣的发现。

海伦的黏性思维工作表

	标签
我的消极个人品质或者缺点 对我来说最难处理的是肥胖，以及我没什么价值。我也对我不太聪明的这个想法感到困惑。最痛苦的是我对女性伴侣的偏好，对此，我是个懦夫。我必须一直与这些想法做斗争	闪烁的脚趾
我应该思考什么、感受什么或者记忆什么 当我回忆起童年，尤其是母亲去世的时候，我真的被父亲说的话吓了一跳。我真的很努力地保持乐观，不让自己陷入回忆里。当我掉进可怕的回忆时，我仍然能看到喝醉的父亲厌恶地看着我，我甚至能听到他在说我胖的声音	不错的老父亲
如果我试着处理一个痛苦的个人问题，会发生什么 内心深处，我最想要的是拥有一个爱我的女性伴侣。我一想到和人约会，就陷入下面的想法之中：要么我会为我们的关系感到骄傲并公之于众，要么我会被拒绝，或者因为我感觉不好而拒绝对方。这些想法似乎跟真的一样，我害怕要命	唯有孤寂（大声唱）
比较一下我现在的感受和我应该有的感受 我被自己应该自信的想法吸引了。如果自信，我本该已经找到了伴侣，甚至可能已经有孩子。我很害怕去追求这个，甚至只是邀请别人跟我约会，我的胃都会绞痛	小鸡
与我相比，他人的生活过得如何 许多女同性恋者会发展稳定的关系，继而生孩子并在健康、关爱的环境中抚养他们。我甚至都不去健身房或者努力保持身材	第十大奇迹
我曾经犯过的个人错误以及它将如何影响我的未来 我不应该离开我的女朋友，她很好，只是我无法处理那段关系。我确实伤害了她，无论发生什么，我都是罪有应得的。我还不够关心我的外表或者我高中时的成绩。还有一个错误是认为我母亲的死是我的过错	失望者
他人怎么看待我和与我有关的事 我尽量不去想这些，但我几乎总是认为他们觉得我有点可怜，例如肥胖和孤独	唯有孤寂（也适用于此）
为我的问题向配偶、伙伴或者朋友寻求帮助 对于这个问题，我没有太多的黏性思维。我想大多时候我只是小心翼翼地通过食物和网络电影来寻求安慰	巧克力蛋糕

受到不同方面黏性思维的轰炸，海伦的反应非常典型。她的反应性头脑让她对未来做出悲观的预测，当她依附于这些悲观预测时，她会体验到各种各样的消极感受、感觉和记忆。好处在于，从她尖锐、讽刺的标签中我们可以看到，海伦在艰难的处境中似乎能看到黑色幽默。她使用《唯有孤寂》这首歌作标签的做法可以为你提供参考，如何完全改变你与黏性思维的关系：你可以用任何你喜欢的歌曲大声唱出这些想法，例如《生日快乐歌》。需要记住，能够退后一步并看到艰难处境中的幽默或者讽刺，会达成一种不同于以往的关系。

让反应性头脑暂停

有时，你的反应性头脑就像一个乖张的孩子。首先，它先给出你一两个黏性思维让你注意到它。然后，当你注意它的时候，它就给出更多的黏性思维。你的注意反而助长了黏性思维，就像一个父母试图与发脾气的孩子争论、威胁或者劝说一样，结果只是助长了孩子的行为。这就是为什么你可能注意到，当你处于向下的抑郁螺旋中时，你会从一个消极的想法、情绪、记忆或者感受跳到另一个消极的想法、情绪、记忆或者感受。

那么，如何破解这种消极循环呢？当父母对发脾气的孩子做出反应时，最好避免试探其意愿，只是关注、保持冷静，并确保孩子安全即可。采取暂停的方式可以让孩子和父母都冷静下来，这样如果孩子再发脾气，父母就不大可能生气或者沮丧。在这种解离状态下，父母仍然能够深切地觉察到孩子，态度是接纳的、关怀的。

同样的原则也适用于处理反应性头脑的滑稽动作。当事情超出你的承受范围时，你可以让反应性头脑暂停。在这种情况下，作为人类的你会觉察到大脑依然在喋喋不休（就像一个孩子在暂停时可能会稍微吵闹几分钟）。当注意到这一点时，你就能够开始采取有效的行动。

例如，你体会到和伴侣的关系缺乏亲密感，你的反应性头脑会给出你黏性思维：考虑到你的个人缺陷，你有一段关系就很幸运了。然后它又用另一个黏性思维威胁你：如果你不放弃这些不合理的需求，你的伴侣就会离开你。又一个黏性思维出现：如果你的伴侣离开，你将永远不会有另一段关系，因为你不仅长得丑陋，还不招人喜欢。

当反应性头脑进入暴怒状态时，你可以练习解离：拉回、创造一种视角，重新聚焦于亲密关系这一价值，然后当你准备好的时候，尽可能坚定地、诚恳地去维护你想要的亲密关系。在这个例子中，你的任务是避免强化大脑的愤怒，并在强度降低时让它暂停下来。接下来的一些练习将教授你一些实用性技巧，帮助你在大脑发脾气时让它暂停下来。

铁路道口

你可能体验过在铁路道口等火车的时刻，下次再等的时候，你可以注意一下自己会做什么。大多数人会把注意放在车厢上，跟随它直到其离开视野，然后停止注视，将注意转移到下一节车厢。是什么促使你注意某节特定的车厢？可能是该车厢的形状或者颜色，或者可能是车厢侧面印刷的图案吸引了你的目光，也许只是这节车厢看起来和其他车厢不一样。在看火车时，大多数人只是看着一节节车厢经过，而没有将目光锁定于某节特定的车厢。

在接下来的练习中，想象你的想法、情绪、记忆和身体感受像一节节车厢一样在你的眼前移动。你的任务是让每节车厢在你面前经过，同时与车厢所承载的想法、情绪、记忆或者感受保持解离的状态。这个练习将帮助你练习只是注意到思绪内容的技巧，即觉察到心理事件而不与它们融合。

找一个安静的地方，阅读下面的指导语，然后做几次深呼吸，允许自己放松地进入所建议的体验。

想象一下，你的车厢排在铁路道口的第一个，一辆长长的火车在你面前缓缓行驶。因为你就在火车前面，它确实是你能看到的唯一的东西。现在是黄昏，你正在回家的路上。你并不赶时间。

现在，想象这辆火车的车厢是你面前唯一的东西，侧面有很大的白板，你可以在上面写一个留言。你在白板上写的留言可以是你在观察时体验到的想法、情绪、记忆或者感受。它们可以是你的头脑所呈现的图像。当你注意到任何类型的心理事件时，将它放在你面前的车厢上。

让每一个心理事件都随着车厢在轨道上移动。注意你头脑中出现的每一个心理体验，并把它放在下一节车厢的白板上。如果你注意到自己不再看着车厢并把心理事件放在白板上，你只需注意到自己离开了练习，然后把自己带回到铁路道口。再继续坚持五分钟，需要的时候就把你的注意带回到铁路道口。当你听到铃声时，返回本书来完成这个练习的剩余部分。

进一步探索。当你尝试这个练习时你注意到了什么？大多数人对做到只是观察心理事件的任务感到困难。你是否有这样的想法："这个任务我做得不对"或者"我试过把心理事件放到车厢上，但它们不上去"。诀窍是把那些想法也放到车厢上，允许它们在那里，像你的其他体验一样经过。是否有特定的想法、情绪、记忆或者感受等要带你离开你正在观察的位置？这就是你的头脑在引诱你时会发生的事情，当你与某个个人事件如想法、记忆或者感受融合在一起时，你会失去观察者的视角，从而容易做出损害自己利益的自动化反应。

沿着轨道移动

这个练习是在前一个练习的基础上进行的，而且更具挑战性。先回到你的黏性思维工作表，并在一个单独的纸条上写下每个标签。现在，与铁路道口练习一样，去一个安静的地方，集中注意，然后阅读下面的指导语（或者听音频版本）。

你在悠闲地看着一辆同样缓慢行驶的火车。现在停下来，选择一个标签，衍生出与那个标签有关的想法、情绪、记忆、感受或者图像。现在把它放到你头脑的车厢上。从车厢的侧面去看它，并允许车厢以自己的速度继续前进。火车可能会短暂停下来一会，然后恢复正常的速度。尊重火车的速度，只是注意到它本身，不要试图控制它。

然后选择一个黏性思维做同样的事情。如果你开始体验到一种消极的情绪、想法、记忆或者感受，那么只是将这个体验放到下一个车厢上，并看着它沿着轨道移动。以这种方式持续进行，直到你把你所有的黏性思维都放在了这个火车上。如果你注意到你被头脑中产生的一些其他内容吸引了，把它放到火车上即可。只是看着火车，待在你的车厢里，同时记住你在生活中的目的地与火车的目的地是不同的。

进一步探索。你注意到这两个练习的难易程度有什么差异吗？是不是很难把某些黏性思维放到车厢上？在这个练习中，你的反应性头脑可能已经开始发脾气，使得你忘记了要保持解离状态的任务。你在自己的心理活动中迷失了吗？有时候你试图要直接放弃吗？

大多数人都报告自己一次又一次地在这个练习中被拉回，所以如果那在你身上发生，你不要为此自责，就当它是为了提醒你这些为了增强解离技能的日常练习有多重要。这个以及其他类型的正念练习将帮助你增强区分你和你的头脑的能力，当你意识到你的头脑在引诱你时，你会自愿地从联结中退出。你会在下一章中使用这些标签的索引卡，所以要将它们存放在你能很容易找到的地方。

感谢你的头脑

既然你无法让自己的头脑不产生想法、情绪、记忆和感受，那么在受到头脑刺激时，学会保持你与头脑之间的心理距离就很重要。在我们的经验中，有一种可靠的方法可以营造你和头脑之间更有效的关系，那就是向你的头脑表达感谢，大声地，为了它给予你的智慧。这允许你以自愿、自主的方式向你的反应性头脑做出反应，而不是陷入黏性思维。这个策略还需要你做更多的命名任务。

操作方法是这样的：当你注意到一个不愉快的心理事件时，只需要说"谢谢你，头脑，谢谢你给我内容为【描述黏性思维】的【想法、情绪、记忆、感受】"。试着养成在你的反应性头脑给你任何类型的黏性思维时都这么做的习惯。在海伦的例子中，她用下面的方式来感谢她的头脑：

- 谢谢你，头脑，谢谢你给我内容为肥胖、丑陋的女孩的想法。
- 谢谢你，头脑，谢谢你给我内容为我来自糟糕的过去的想法。
- 谢谢你，头脑，谢谢你给我内容为我喝醉酒的父亲厌恶我的记忆。
- 谢谢你，头脑，谢谢你给我内容为伤心和害怕的感受。
- 谢谢你，头脑，谢谢你给我内容为我是一个懦夫的想法。
- 谢谢你，头脑，谢谢你给我内容为寂寞的感受。

通过简单地描述黏性思维并为它们创建标签，你在培养一种允许自己以不同的方式与头脑联结的技能。你不必盲目地追随头脑的指令，你是人类，头脑是为你服务的，而不是反过来。当你的反应性头脑对你喋喋不休时，学习保持解离的状态是超越抑郁、重塑你的生活的重要一步。

增强解离的大脑训练

正如神经科学所认为的那样，在大脑中有独特的神经通路有助于促进和增强你在需要时加以解离的能力。此外，解离确实可以非常快速、有力地调节反应性头脑的活动水平。你不必逃避反应性头脑的喋喋不休，你可以选择与之解离！在这一节中，我们提供了一些可以在家完成的简短练习，它们将快速地增强你保持解离状态的能力，即使是在情绪激动的情况下。

天上的云

这是一个经典的练习，用来帮助人们学会在冥想时保持清醒的头脑。它某种程度上类似于你在铁路道口的练习中练习观察，然后与出现在你头脑中的想法、情绪、记忆或者感受解离。

想象一下，在一个温暖的春天，你躺在草地上，仰望天空。当你看着天空时，有很多不同的云出现，它们缓慢地从一个地方移动到另一个地方。当你看着这些云时，注意一下进入你意识里的想法、感受、记忆或者感觉，每次你注意到什么，就把它放在一朵云上。如果你产生了一种感受，就把它放在一朵云上，然后看着它从天空中飘过。不要试图控制云的移动，让它们用云的方式移动即可。每次意识中出现什么，就温柔地抱持它，把它放在一朵云上。如果你注意到自己正依附在一朵云上，或者正紧紧跟着它，要把自己从想做些什么而不是观察内心体验的需要中释放出来，并把内心体验放在云上。如果你喜欢让内心体验漂浮在你意识的天空中，那么至少再持续练习 5 分钟或者更长的时间。

进一步探索。你是如何把各种各样的想法、情绪、记忆或者感受放到云上的？你是否发现有些心理事件比其他的更容易做到？是否有进入意识的心理事件要把你从练习中完全拉出来？这些事件中没有一个是不寻常的，因为在反应性头脑的挑衅面前我们很难保持解离的状态。我们的目标是坚持继续练习。记住，练习不会是完美的，练习是持久的。另外，你会注意到随着时间的推移，你会越来越擅长于识别令人烦恼的想法、情绪、记忆和感受并与之解离。

带着头脑去散步

这个练习（Hayes，Strosahl，and Wilson，2011）会帮助你学会如何采取个人行动，即使你的反应性头脑正在发脾气或者试图让你遵循它的要求。此外，这个身体练习简单有趣，同时也有一点奇特。

首先，邀请一个朋友与你玩个游戏，你们中的一个将作为人，另一个则作为反应性头脑。人的任务是散步 10 分钟，并决定如何走路和去哪里，你可以走得快或者慢，或者如果你喜欢的话可以用你的手和膝盖走，你可以向前走、侧着走或者倒着走，你可以随意改变方向。游戏的目的是让人而不是头脑来操纵表演。

无论人走到哪里，反应性头脑都必须跟着这个人。反应性头脑的任务是试着让人停止选择，转而由头脑选择去哪儿和如何行走，方法可以是对人做出的每一个选择进行质疑，或者嘲笑、批评人行走的方式等，只要能让人与头脑产生争辩，或者让头脑参与其中从而停止行走就可以。人在任何时候以任何方式对头脑做出反应时，要注意到反应产生了，头脑要说："不要理会你的头脑！" 5分钟或者10分钟后，交换角色，再用10分钟做同样的事情。

当你完成这个练习的时候，停下来分享你的体验会有用，例如作为人的你都经历了什么，以及扮演反应性头脑的角色感觉如何。你可能会注意到你和你的同伴在作为人的角色时体验到了同样的一些困难，当大脑击中了你的一个痛点时，你可能就暂时停止了。如果是这样的话，只要去注意那个痛点是基于什么的就可以了。你可以定期做这个练习，它轻松、愉快、幽默，同时有教育意义。

黏住的时刻

当你经历了一个充满情绪的人际互动、事件，或者你挣扎着保持解离状态时，这个练习尤其有用。取一些便签，回顾一下这个情境，尝试识别下面的内容：

- 困扰我的想法
- 困扰我的情绪
- 困扰我的记忆
- 困扰我的身体感觉
- 困扰我的冲动

将上面条目的内容写在便签上，每个条目写一张。当你写完一个条目时，就把便签撕下来，大声朗读出来，然后把它黏到你的衣服上。重复这样做直到你将所有困扰你的体验都进行了分类。所有的便签都贴在你的衣服上之后，去照镜子，然后静静地移动你的目光，从一张便签到另一张便签。阅读每一个便签的内容，同时允许你的内心出现任何念头，无须试图改变、控制或者消除它。

进一步探索。在进行这个练习的时候，你是否注意到某些类型的黏性思维在事情发生很久之后还一直束缚着你？你有没有发现你只是试着大声读这个黏性思维，其他什么也没做，却感觉突然间你就离开了你的反应性头脑？

　　正如我们前面提到的，并不是所有的黏性思维都是一样的，有的黏性思维比其他的更难解离和摆脱。这些往往是已经在你的生活中多次出现的深层次内容，所以，如果你遇到它们，在心里记住它们是什么，因为在我们带着你沿着正念成长的道路上走时，你将再次碰到它们。记住：我们都有自己的秘密，所以如果你注意到你的一个已经出现了，不用自责。

需要培养的观念

☐ 反应性头脑需要通过黏附来发挥作用。它会产生"黏性的"想法、情绪、记忆和感受，并迫使你遵循无效的应对策略。

☐ 学会从反应性头脑所产生的内容中解离出来，是健康的情感加工过程的关键特征。

☐ 神经科学认为解离基于独特的神经回路，能迅速而有力地调节强烈的消极情绪。

☐ 解离允许你觉察到令人痛苦的内心体验并与之产生联结，而不过度认同它们。

☐ 正念训练可以教你如何注意到在觉察中出现的想法、情绪、记忆和感受，并厘清你和它们的关系。

☐ 解离技能练习得越多，它就会越强大。不久之后，解离会自然而然地出现。

第9章

第五步：不要相信理由

> 你因为自己是一个好人就期待生活会善待自己，这就像因为
> 自己是一个素食主义者就期待愤怒的公牛不会攻击自己一样。
>
> ——莎莉·R. 巴尔

大脑拥有复杂的神经通路，帮助我们分析推理日常生活中的因果关系，这个分析推理的过程就是我们建构和理解周围世界的方式。而大脑对抑郁症的分析推理过程，是把抑郁作为行为的原因，而非行为的结果。大脑用来解释行为的理由往往是随意的、简单的、片面的、不准确的、评价性的。被反应性头脑给出的理由所吸引，你很可能会被误导走向与价值背道而驰的方向。现在你知道了如何进行解离，是时候后退一步了，带着将信将疑的微笑迎接反应性头脑的理由和分析推理！

前两章，我们解释了接纳、愿意和解离如何帮助你削弱反应性头脑。如果过多卷入反应性头脑给出的建议，你很可能会过多地使用情绪回避策略和行为回避策略，从而引发抑郁。相反，如果你练习开放的、好奇的、解离的态度，则将激活智慧性头脑。这样你就可以迎接生活中我们必须面对的、无法逃避的挑战。

在这一章我们将告诉你，反应性头脑能够把你从接纳、愿意和解离的状态拉回到情绪回避模式或行为回避模式。我们将仔细观察反应性头脑的两个狡猾特征：

- 反应性头脑是一种天然的驱动力，既可以理解世界，也可以理解我们如何卷入其中。
- 对于事物运作方式的道德规则，反应性头脑想要注入它自己的理解。

反应性头脑的第一个狡猾特征有助于建立人类渴望的表面秩序和可预测性。在看上去没有任何提示的情况下，我们对每天做或者不做的事情给出特定解释：为什么我们上周没有去教堂，为什么今天早上我们对孩子大喊大叫，为什么我们今天不去工作等。这是反应性头脑的首要功能，它的工作就是识别可能影响生存的因果关系，例如在你穿过街道时，它会计算迎面驶来的汽车与你所处位置的相对距离。

在 ACT 中，我们用"找理由"这一术语来描述反应性头脑这一重要功能。但是我们一再指出，反应性头脑不知道何时何地以及如何停止使用这种线性分析方法。它想把一切都分解成因果关系，包括你的行为、个性、自我概念、成长经历等。而最大的问题在于，你必须依赖反应性头脑的这个特征在外部世界发挥作用，但是你不能相信它在内心世界同样发挥作用。

反应性头脑的第二个狡猾特征是它经常使用具有道德性质的分类标签，例如好或者坏、对或者错、公平或者不公平等。在第 7 章，我们讨论了对头脑中出现的内容不进行评判的重要性。但保持不评判的困难在于，反应性头脑认为自己的主要工作，除了产生因果关系的解释之外，就是用道德准则来评判事件、情境、他人和自己。

持续进行找理由以及道德评判，在很大程度上影响了你的生活质量。当因果关系判断与道德评判交织在一起时，你很难克服抑郁。当你陷入因果关系判断和道德评判的内容时，你很难看清自己的心理过程，它们只是反应性头脑的滑稽动作。取而代之的是，你已经与黏性思维联结在一起。

这一章，你将进入穿越抑郁、创造有价值的生活这场抗争的第五步：学会注意和怀疑头脑给你提供的理由，这样你就可以在智慧性头脑的引领下，不带评判地投入生活，同时对自己和他人都抱有关怀之心。我们将教给你一些技巧，学会识别反应性头脑，防止自己从解离模式中被拉回来，再次陷入痛苦。

我们将更加细致地审视理由，你可以更好地理解盲目服从反应性头脑的分析推理存在哪些风险。我们将仔细观察反应性头脑提供的四种道德评判模式：

- 对与错
- 好与坏
- 公平与不公平
- 责任与责备

当你陷入对世界——包括你自己在内——进行分类的有害方法时，你的行为方式往往增加抑郁、降低活力。远离找理由和道德评判的解药就是去看看它们是什么，是不是所谓的事实。你可以进入观察者模式，不带评判地接纳头脑屏幕上呈现的内容，不再遵循反应性头脑提供的建议。你可以采取一种更温和的方式，与自己的价值重新联结，并对价值做出积极反应。每一种基于正念的行为都允许你激活智慧性头脑，从而注意到反应性头脑的滑稽行为，并准备迎接后续可能发生的任何事情。毕竟，生活中有一个接着一个的内心体验；我们只需要安心等待下一个内心体验的出现。

找理由

如前所述，找理由是指反应性头脑试图在两个具有潜在联系的因素之间建立因果关系。例如，一个人答应妻子在下班后开车接她回家，出于某种原因，他忘记了这件事，没有出现在妻子面前。妻子对此非常恼火，问他为什么没来，要求他给出满意的答复。而丈夫也希望自己能够提供一个很好的理由："我之所以没来，是因为我把行程单落在家里了，忘记了我应该去接你。"我们从小就接受教育，做出的反应要被社会所认可，寻找的理由不要违反社会规范（"我忘了"或者"我想着去接你的，但是我最后决定不去了"）。这些都是蹩脚的理由，如果你使用这些理由的话，肯定会产生可怕的后果。

我们往往把找理由作为一种工具，对自己和他人的行为进行解释和证明。我们已经提到，找理由源于反应性头脑，当面临情绪挑战时，你很难从中解离。然而，正如 ACT 所言：你所认为的并不一定是真实的。虽然你的反应性头脑能够为生活中发生的事件和人际互动提供解释，但并不意味着这些解释准确无误！

"赋予意义"，顾名思义，是我们用来组织和理解周围世界的心理过程。赋予意义源于反应性头脑的语言系统，主要基于线性的因果关系思维。它可以解释为什么你会做你所做的事情、为什么别人会做别人所做的事情、为什么生活事件就这么发生了。赋予意义既可以解释你为什么喜欢喝可口可乐而不是百事可乐这样的小事（"我的父母从小就让我喝百事可乐，现在我受不了了"），也可以解释你人生的宏大叙事（"我曾经被父母忽视和虐待，所以现在我不能相信任何人"），所能解释的事件既包括简单的也包括复杂的。无论赋予意义的水平如何，它总是以相同的方式运作：事件、情境、结果或者人际互动过程，都由分析性的、寻找因果关系的框架进行解释，其中部分元素成为原因，部分元素成为结果。

事实表明，抑郁症患者的内心世界充斥着赋予意义的活动。问题在于，赋予意义倾向于只提供一种特定理由（"我抑郁是因为我的工作很糟糕"），但除此之外其实还有很多其他理由（"我抑郁是因为我已经停止锻炼了，因为我一直吃垃圾食品，因为我没有改善和女儿的关系"）。在很多让个人痛苦的生活情境中，赋予意义会让你误入歧途。你找到的某些类型的因果解释——例如用过去的事情来解释现在的抑郁（"我抑郁是因为我父亲经常批评我"）——会让你走向死胡同。你无法改变或者删除历史，这种类型的解释让你找寻不到克服抑郁的出路。

神经科学：基于因果推理的情绪偏差

从神经科学角度审视找理由和赋予意义，可以清晰表明反应性头脑的解释和证明非常脆弱、漏洞百出。产生并评估复杂因果关系的能力是人类智慧的典型特征，它包含一系列复杂的心理操作过程，与因果关系推理关系密切。

一种新的因果推理模型——认知模拟理论认为，大脑神经通路能够自动产生类似物理作用（可以在外部世界引起从小到大的结果）的心理模拟过程（Wolff and Barbey，2015）。因此，大脑会将引发强烈影响的心理事件当作引发强烈影响的物理事件来看待。

例如，你经历了一个情绪上极具破坏性的事件——身体虐待，当你寻找因果关系时，大脑会自动将更多的"因果关系"归结于身体虐待。这里其实有个悖论，物理世界的因果关系取决于物理定律，但在精神世界里，这样的因果关系未必成立。如果一辆汽车撞到树上，汽车的重量、速度和方向等能精确预测碰撞力度，这一事件背后的数学规律永远不会改变。但是，一个童年遭受虐待的受害者可能无法完成高中学业，他可能一辈子都在与毒品和酒精成瘾做斗争，但与此同时，另一名具有相同经历的受害者却可能获得大学学位，成为社区重要成员，成为一名好家长。简而言之，对人类内心世界进行数学计算，并从时间上做出因果推断，恐怕不能用线性方式来预测。

将因果推论应用于过去或者现在的内心体验，还有另外一个缺点：一旦某种特定的原因获得足够的"力量"，就将抹杀其他原因的贡献，随后它们会因为无关紧要而从心理模拟中被排除。例如，还是汽车失事的例子，在数学公式中，头部或尾部的风速也会影响碰撞力量，但是因为它们影响太小而被忽略不计。同样，抑郁症可能会被当作最重要的原因，而其他有意义的原因就从公式中被排除。这就是为什么抑郁症患者往往把抑郁症作为原因来解释抑郁行为。抑郁是一种强烈的情感体验，它可以用来广泛地解释我们为什么要以或者不以特定方式行事。它可以是你为什么不去上班、为什么待在卧室而不是陪伴孩子或者伴侣、为什么不喜欢与朋友聚会等行为的原因。随着因果分析过程的展开，你很可能会感到对这个庞然大物所做的任何事情都越来越无力。如果抑郁症真的导致生活中诸多事情发生，那么它一定是一种远远超出你能力范围、无法逆转的力量。

因果关系心理模拟的自动化性质还会导致另外一个问题：模拟的准确程度取决于模拟所使用信息的准确程度。这样，我们就会遭遇一个在抑郁症中广泛存在的问题——认知偏差。当一些信息容易从记忆中被检索，而其他同等重要的信息遗漏时，我们就会发生认知偏差。这将导致心理模拟过程信息超载或者出现偏差。它们看起来像常规的模拟，但其实并不准确。

那么在神经回路水平上，发生了什么呢？事实表明，负责处理强烈情绪的大脑区域分布广泛，其激活范围取决于刺激的情绪基调。当个体使用与情绪状态一致的证据推论因果关系时，跟学习和记忆相关的大脑网络就会被激活，包括尾状核和海马旁回等。所以，如果你感到悲伤，大脑就会开始思考过去生活中发生的伤心事件，并估算它们对你现在造成的影响，你的反应性头脑模拟器会自动显示伤心事件，并自动过滤掉愉悦事件。

相反，当大脑认为信息与当前情绪状态不一致时，则会激活与错误检测、冲突解决相关的脑区，包括前扣带回皮质、后扣带回和楔前叶等（Fugelsang and Dunbar，2004）。有趣的是，这些大脑区域也是执行控制网络的核心组成部分。因此，一旦激活执行控制网络，就可以克服导致情绪产生的心理模拟带有的自动化的、与生俱来的偏差。回忆一下第 4 章和第 6 章的内容，正念练习正是在激发和增强这些脑区的神经功能。

神经激活模式的差异可以解释为什么抑郁症患者会持续进入一种有偏差的、自我挫败的找理由模式，这被称为抑郁偏差（Alloy et al.，2006）。简言之，和抑郁情绪一致的模拟通路，比和抑郁情绪不一致的模拟通路更容易被使用。因此，抑郁症患者习惯于将积极结果（情绪不一致）归因于运气、机会或者他人的行为。相反，他们习惯于将消极结果（情绪一致）归因于自身缺点、自身不足或者缺乏努力。提取那些片面的、带有过滤性质的记忆，寻找先前产生的用以"解释"类似事件的理由等，都会激活相关的大脑通路，从而引发有偏差的因果推理。另一方面，那些找理由防止抑郁偏差产生的神经回路和大脑区域则位于执行控制网络之中。

理由带来的问题

现在，你可能会纳闷，自己是否还能相信反应性头脑所说的话。之前我们提到，如果没有反应性头脑及其产生的模拟，你将无法生存。反应性头脑会帮助你分析和解决外部世界各种因果问题。你需要把握的是，反应性头脑什么时候能够、什么时候不能帮助你实现利益最大化。

　　一般来说，当你使用对于处理情绪有效的方式分析自己时，反应性头脑的模拟器就会让你失望，尤其是在你抑郁的时候。当你试图分析自己时，那些不合时宜的理由往往是自我中心的、消极的。你的反应性头脑会说："我没有得到想要的工作，是因为我不如其他申请人聪明"或者"聚会上没有人跟我说话，是因为我不是一个有趣的人"。过去，你可能尝试过与反应性头脑给出的理由辩驳，但无济于事。当处理生活中的情绪问题时，找理由的过程往往是有缺陷的、不合逻辑的。你无法改变自己的思维特征。

　　与之相反，我们希望你做深呼吸、进入观察者模式、接纳反应性头脑给你提供的理由，而且选择不卷入其中。你有更重要的事情去做，去做有价值的事情。只要带着半信半疑的微笑，你就能激活智慧性头脑。

因果关系的错觉

　　有时候，很多看上去非常明显的因果关系其实是一种错觉，日出日落就是一个很好的例子。对头脑来说，日出看上去是太阳出现在东方地平线上，日落则是太阳落在西方地平线下。几个世纪以来，人们认为这就是真理，并相信太阳（以及月亮和星星）绕着地球转。这是一种错觉，其实地球既在自转，也在围绕太阳公转。此外，从宇宙的视角看，整个太阳系以难以想象的速度在太空中移动。然而，我们无法直接觉察到这一点，因为我们的参照系是有限的。

　　我们的大脑中存在着许多虚假的因果关系，里面充满了各种各样的符号活动。随着人类大脑的进化，它找理由的能力已经扩展到生活领域。但是在生活领域，简单的因果解释往往不起作用。例如，如果你去参加聚会，并且可以自主选择提前离开，你可能会出现这样的推理过程："聚会让我变得更加抑郁，因此，为了避免抑郁加重，我需要回避所有的聚会。"

　　棘手的是，这种因果关系陈述可能只是一种错觉，就像日落或者日出一样。有许多原因都会导致抑郁。有些原因可能非常直接，例如睡眠不足、喝了太多咖啡，或者在去聚会的路上看到一起事故等。有些原因可能非常隐晦，也许你担心会遇到前任，或者这可能是你开始新工作后参加的第一次办公室聚会，你极度渴望给大家留下好印象等。虽然可能的原因列表非常长，但是请注意，找理由（参加聚会可能导致抑郁）意味着出现了一种主要的因果关系。这个问题非常严重：当反应性头脑倾向于为一种复杂的情境寻找一种简单的理由时，这种解释往往不准确，而且无效。

理由是社会创造的产物

在 ACT 中，我们认为，找理由是一种可以习得的心理技能，也是维持社会秩序所必需的。能够证明自己行为的合理性，是我们作为社会动物的基础。例如，一个孩子在幼儿园里打了另一个孩子，老师会问："你为什么打乔尼？"如果这个孩子能给出一个社会认可的理由，例如"我打乔尼是因为他拿了我的蜡笔"，相较于"我打乔尼是因为他很矮，我喜欢打他"，会得到老师更好的回应。找理由的社会训练开始于生命早期，并持续一生。假设你旷工一天，老板问你为什么没来，你不可能说"因为我想在床上看一天的电影"，即便这是事实。你知道你需要说类似于"我病了"或者"我的孩子病得严重，高烧38.9°"等理由。

编造理由很简单

反应性头脑能够为它所遇到的任何事情给出理由。有个例子非常滑稽，"深色食品袋让我把车开到了马路外边"，这句话可以作为车撞到树上的理由。当你读到这个解释的时候，你的反应性头脑会产生多种猜想，有多种可能让深色食品袋导致一个人开车驶离道路。也许他的车窗是开着的，袋子被空气带入车内，落在仪表板上，从而挡住了司机的视线。注意，当你读到这个解释时，你的反应性头脑会创造这个情境的图像，而且你可能因为已经解决了这个谜团感到非常满意。不过，如果我们让你再想出三个场景来解释为什么一个深色食品袋会导致一个人开车驶离道路，你可以给出更多的解释。

你的反应性头脑就是为模拟所有这些看上去合情合理的因果关系而设计的。这是因为，外部世界充满了因果关系，为了适应这样的环境，你需要有一个专门的系统，不断关注和更新这些关系。在物理世界中，有很多方法可以测试因果推理。如果你不相信防晒霜能够防止晒伤，就可以去外面试验一下这个想法。然而，当把因果关系推理应用于内心世界时，没有好的方法去检验。

让我们回到打乔尼的那个孩子，他的解释大致归结为"因为乔尼拿走了我的蜡笔，所以我打了他"。当你认真思考这句话时，你会发现这个解释很荒谬。"乔尼拿走了我的蜡笔"，意味着其实乔尼并没有施加物理作用让这个孩子举手打他，对吧？有一些其他力量在起作用，这个孩子可能很疲倦和烦躁，他可能饿了，他可能刚刚要和另外一个孩子分享玩具但是那个孩子拒绝给他。很多事情都可能导致这个简单的行为发生。但在某种程度上，这个孩子已经知道，得到社会认可的回答最有效。我们在孩提时代就已经学会，与找到能够得到社会认可的理由相比，准确解释行为原因并没有那么重要。这意味着另一种可能：你用来解释或者证明抑郁行为、悲伤状态、动机不足或者社会退缩的种种理由，只不过是在儿童时代和青少年时期经受社会训练的痕迹。

将情绪作为理由的神话

现在让我们把事情弄得更复杂一些。如果你是一个倒霉蛋，为了不让老师找你麻烦，你必须在"乔尼拿走你的蜡笔"和"你打乔尼"之间增加一种心理状态作为过渡，那就是愤怒。一旦老师能理解你对乔尼拿走你的蜡笔很生气，尽管即使这样也不允许你打人，但是它确实向老师解释了你为什么会做出打人的行为。来看这个问题：愤怒真的会让这个孩子打乔尼，但是只有这一个选择吗？

描述一件事件（例如你的蜡笔被乔尼拿走）或者一种心理状态（愤怒），与解释行为的原因（打乔尼）是两码事。虽然乔尼拿走蜡笔时，孩子可能会体验到愤怒，但这两件事件中的任何一个与打乔尼之间都没有因果关系。在这种情况下，有很多可能的反应。即使是成年人，我们也习惯于把情绪作为迫使自己做出某种行为的理由。不止小乔尼和打他的朋友这个例子，还可能有成年后抑郁的乔尼没有去上班也不打电话请假这种例子。当上级询问原因时，乔尼会说："我太抑郁了，无法去上班。"他的上级可能真的会接受这个解释。

需要记住：不是情绪触发了你的行为，是你自己做出了相应的行为。只要你不再臣服于具有破坏性的找理由，你就能基于自己的价值选择自己的行为。你没有必要让悲伤或者愤怒为你做出重要的人生选择。你可以自己做出人生选择，即使有时候你面对的不只是一个消极理由，而是一堆千奇百怪的消极理由。凯文的故事告诉我们，找理由、社会期望和情绪回避等可以非常复杂地纠缠在一起。

凯文的故事

凯文，二十八岁，单身，和一只狗住在破旧的公寓里。他已经和女朋友分手将近一年。凯文在部队服役四年，其间遭遇爆炸装置袭击，侥幸存活下来，但他的两个兄弟在这场灾难中丧生。凯文认为他们之所以死于非命，是因为自己疏忽大意，他认为自己原本可以阻止那场灾难发生。

两年前，凯文离开了部队，开始酗酒。他和高中恋人曾经计划互相支持完成大学学业，但是凯文一年前因为压力太大而辍学。他责备自己没有坚持学业，同时他劝告女朋友搬回去和父母一起住，以便拿到学位。单身之后，他酗酒更加严重，在父母开的餐厅里洗盘子，显然无法负担自己的生活费用。父母坚持要求他在当地退伍军人中心寻求帮助，并加入匿名戒酒互助组织。

经过四个月的戒酒之后，凯文发现自己的抑郁症更加严重，没有丝毫好转。因为他常常独处，他有足够的时间思考过去、思索现状。他的大脑日夜工作，产生解释和证明其失败的理由。

我很难出去工作，因为我重度抑郁。

我感到抑郁是因为我让我的兄弟和女朋友失望了。

我不能打扫我的房间是因为我太抑郁了。

我不能见我的女朋友是因为我太抑郁了。

因果关系常常用来解释那些不被社会所接纳的行为。由于抑郁常常涉及退缩或者回避社会所期望的行为，所以你很可能像凯文一样，发现自己的处境是需要证明你为什么做或者没做社会期望的事情。

生活中的找理由

该练习邀请你识别影响自己情绪和行为的理由。请阅读下面的陈述，它们通常用来解释抑郁行为。你用哪条理由解释自己的行为？在你经常用来解释或者证明自己行为的理由前做个标记。我们很多人往往反复使用同样的理由，因为它们适合许多不同的情况，我们把这称为"首选的理由"。如果你找到了这样的理由，就在旁边写上"首选"二字。

我太累了以致无法去散步。

我没去上班是因为我太抑郁了。

我搞不定我的孩子是因为我太抑郁了。

我完全没有动力，所以我只能无所事事。

我经常自己一个人待着，因为如果待在人群中，我会感觉更糟糕。

如果我的情绪不是一直这么差的话，我会吃得更好。

我无法不抽烟，因为我的情绪就是很低落。

我不约会是因为我仍然在努力克服我的抑郁。

我喝酒是因为我抑郁了。

我不会和我的伙伴争论，因为那样我只会更抑郁。

我没有去和我的朋友们聚会，因为我感觉太糟了。

我没有去教堂是因为那里的人不会理解抑郁的感觉。

进一步探索。这些语句有没有给你敲响警钟？你可能发现有些语句跟你用来解释自己抑郁行为的理由非常接近。你是否陷入那些你在很多情况下都反复使用的首选理由？如果你有不少这样的理由，不要自责，这是抑郁的本质之一，而且你是可以做点什么的！保持耐心，反复练习，你会越来越擅长识别那些对生活没有帮助的理由并与之解离。

四种毒药：给出道德理由

给出道德理由是反应性头脑的典型特征之一。给出道德理由将帮助我们解释和证明，我们应该根据一套想象出来的生活应该如何进行的道德规范做出反应。关于生活中道德规范的假设，深深扎根于我们的日常语言当中，我们相信那就是真理。例如，作为员工，你在与老板会谈时，不该提及你对按时完成一项重要工作做出多大贡献，即使你投入大量时间加班也是如此。这让你感到很委屈，因此你开始在工作中采取自我保护的方式，这样老板就无法再伤害到你。你可能不愿意再参加新项目，因为你对自己的遭遇感到愤怒。你可能开始寻找新工作或者转到新部门。当你过度认同自己给出的道德理由时，你的行为越来越紧密地围绕着如下假设：你的老板违反了道德规范。

在抑郁中，主要有四种类型的道德理由发挥作用：对与错、好与坏、公平与不公平、责任与责备。无论何时，当你感觉有任何一种理由存在时，努力与之解离，并采用一种保持这些想法而不被其支配的立场。接下来让我们浏览这四种毒药，探讨一些策略，帮助你检测并阻止它们。

对与错

认识到有什么不对劲，这意味着错误事件正在发生，并且有人正在成为错误事件的受害者。有一些事件有明显的对错，例如身体虐待或者性虐待。然而，在很多情况下，对错没有那么明显，最典型的例子就是你期待别人如何对待你。你自己有一套独特的规则，判断人际关系中的是非，而其他人也有自己的独特规则。当你关于道德秩序的规则被违反时，你认为自己受到了侵犯，这暗含着"你的规则是正确的"。

当你吞下对与错的毒药时，你更可能因为愤怒的情绪和复仇的渴望而采取行动。虽然你可能很看重他人的爱与尊重，但是对与错可能让你说出或者做出一些卑鄙的、有伤害的事情。硬币的另一面是你开始把自己当作受害者。当你以这种方式看待自己时，你很可能会退缩，采取被动的方式，同时认为他人是有恶意的。当你发现自己诸如"这不对"或者"我不应该经历这样的事情"等想法时，要非常小心。

好与坏

好与坏描述的是对物体或者事件的偏好程度。如果你说自己是一个"好人"，这意味着你认为自己品质优良。当你认为"他是一个坏人"时，这意味着他的所有品质都不受欢迎。你的反应性头脑在服用这剂毒药时所使用的狡猾手段，就是通过消极词语来形容自己或者他人：失败的、有缺陷的、无聊的、不值得信任的、撒谎的、绝望的、空虚的、不可爱的、丑陋的等。

好与坏的情绪力量非常强大，我们不希望与坏的评价（不可爱的、失败的、丑陋的）联系在一起，因为这样是不健康的（另一个好与坏的评价）。我们只想与好的东西（可爱的、成功的、有吸引力的）联系在一起。问题是，我们大多数人都难以匹配一个评价分类，我们既不是全好，也不是全坏，很多评价介于两者之间。通常，同样的个人品质在一种生活情境中可能伤害我们，但是在另一种生活情境中却可能发挥巨大的积极作用。反应性头脑无法告诉我们怎样才能更好地适应千变万化的生活环境。

公平与不公平

公平与不公平背后的道德推理有其特殊影响。公平意味着应该根据你是谁或者你所做的事情得到某种结果。你认为某件事情不公平，通常是因为你遭到了无端惩罚或者被剥夺了原本应该得到的东西。当你需要采取有目的的行动时，这种特殊类型的理由就会阻碍你。认为自己得到了不公平待遇，通常会让一个人停滞不前、暴跳如雷。但是不幸的是，与该事件有关的其他人，通常并不这么认为。

长期在抑郁中挣扎的人，通常会陷入生活对他们不公平的道德推理。问题在于，你只是遵循了一套怎样才能获得美好生活的规则，但是这并不意味着你拥有很多积极的情感和经验。生活不是这样的，生活既不是公平的，也不是不公平的。更重要的是，生活并不在乎你认为它是公平的还是不公平的。你在这剂毒药的影响下所花费的时间和精力，如果用来追求有价值的生活，结果会更好。

责任与责备

这种类型的道德推理，是指你把产生不理想结果的责任归咎于始作俑者。当生活中出现消极结果时，你归咎责任的需求往往非常强烈。为了说明这个毒药的危险副作用，我们来讨论一位患有不孕症的抑郁妇女。她认为，"如果我在年轻的时候更好地照顾自己的身体，这一切都不会发生。"本质上，她是让自己对她无法控制的医疗问题承担责任。

这种形式的道德推理非常有害，因为它让你的精力聚焦于决定谁要担负责任，同时它忽略了这样一种事实，有些事情只是随机发生，而且超出了人们的控制范围。情绪低落时，你可能倾向于让自己对无法控制的事件或者生活问题负责（或者责备自己），例如爱人的意外死亡、离婚、孩子吸食毒品等。其实，在你身上发生的很多事情，虽然你不想让它们发生，但是其实你并没有任何发言权。

我们会发现，有时候我们把自己的问题归咎于他人，这其实是一个陷阱。无论受到怎样的伤害，我们都不想把太多精力消耗在仇恨侵犯者身上。事实上，涉及宽恕时，被害者会比侵犯者得到更多好处。在生活中，有很多事情，我们无法保护自己。和我们头脑中的道德推理开展工作时，同样如此。你可以从严苛的找理由当中解放出来。记住这种微笑，你可以前行了。

大脑训练：轻柔地抱持理由

现在来做一些练习，帮助你学会识别理由并与之解离。你的目标是简单地抱持理由，看着它们而不陷入其中。这些练习涉及帮助你学习与理由做游戏、注意在你生活中起作用的毒药——同时不被它们迷惑。

与理由玩游戏

记住，在大多数情况下，理由无法对事件为什么会发生做出精确解释，它只是一个心理事件。这意味着你在该练习中写下的所有东西，从科学角度来说都不是真实的：它不是一个包含了所有可能因素的准确的因果推理。不过，你会发现各种理由有效性如何。因为所有理由都是随意建构的，所以那些在生活中导致无效结果的理由都是糟糕的。相反，那些产生积极结果的理由是有效的！

这个练习给了你一个机会去思考：你是否可能在生活的重要时刻陷入反应性头脑的抑郁状态。第一步是选择三个困扰你的生活情境，你做过的任何一个需要理由的生活情境都可以，例如失业、回避亲密、回避社交机会，或者因为饮食、酗酒或者大量吸烟而伤害到自身健康。在表格左首第一列简要描述各种情境。

现在，在中间一列描述可以用来解释每个问题为什么会在你生活中出现的理由，描述那个最让你感到抑郁的理由。然后在右边这列描述最不让你感到抑郁的、非常积极的理由。这些想法未必准确，相反，它是为了挑战你的头脑，从而可以使它在制造理由时更灵活、更有创造性。

与理由玩游戏工作表

情境	最抑郁的观点	最积极的观点
示例： 我被诊断为高血压	现在我的身体健康状况在变差。这都是我的错，几年前我就该戒烟了。我想我只能面对最差的结果了	每个人都会变老，这是我衰老的一部分。与此同时，我可以改善我的饮食、增加锻炼，而且我会从现在开始

进一步探索。在完成这个练习时，你注意到了什么？想出并写下自我责备的理由是不是更容易一些？你是如何产生非常积极的理由的？你是否注意到你走抑郁路线和走积极路线时感受不同？这是与理由做游戏的方法。当你注意到抑郁偏差出现时，去寻找一个甚至有些疯狂的积极替代，并将积极水平提升到

你不得不微笑的程度。这将有助于强化某些神经回路，可以同时检测和抵消头脑中的记忆偏差和加工偏差。

毒药

在该练习中，你可以确定两个自己最关注的情境，然后审视该情境如何被道德推理点燃，让你采取无效行动。在开始之前，我们先看一下表格第一行凯文的示例。

然后在左边一列描述你的一个目标情境，可以是引发你情绪的事件或者人际互动过程。停下来，花点时间后退一步，观察你的大脑，它开始评估情境了。只是看着它，然后判断哪个毒药可能对你在这个情境中的反应产生影响：对与错、好与坏、公平与不公平、责任与责备。接下来，在中间一列写下对你产生影响的那个毒药（不要吞下它）。在右边一列写出反应性头脑给你提供的任何道德理由。然后停下来，对自己微笑。如果你喜欢的话，可以继续去写另一个你关注的情境。

毒药工作表

激发情境	毒药	道德推理
来自凯文的示例： 我去学校取课程时间表，同时看看女朋友	好与坏	她是如此聪明的人，而我就是个混蛋。我辍学是错的，我不知道我是否可能回去。我必须与所有这些比我好的人保持一致

进一步探索。你在识别生活毒药的任务上表现如何？我们大多数人都依靠

唾手可得的道德理由去生活。如果你持续保持觉察，定期重复该练习，你就可以变成缉毒警察，不断找出毒药。当在日常生活中碰到类似情况时，你也可以使用该方法。记住这些步骤：注意理由（原因和结果）、给它们命名，最重要的是继续以符合自己价值的方式生活，而不是依靠反应性头脑给出的带有偏差的理由（以及你的抑郁）采取行动。时常督促自己，去寻找一些有趣的、积极的理由！

需要培养的观念

□ 找理由的作用在于解释和证明你为什么采取或者没采取某种行为，但理由和原因两者截然不同。

□ 抑郁的特征在于，受到偏差信息的影响，让我们对抑郁行为做出过度简化、不准确的解释。

□ 评价性头脑对你所经历的所有人和事都给出道德理由。评价性头脑认为，生活中发生的事件存在颠扑不破的真理。

□ 抑郁症患者喜欢寻找各种理由去解释自己为什么罹患抑郁，但是所找到的理由往往缺乏动力。

□ 抑郁不会让你去做任何事情；无论情绪如何，是你自己决定自己做什么行为或者不做什么行为。

□ 学会发现理由是学会与它们解离的第一步。

□ 你可以看到自己找理由的头脑是何种模样，需要它工作时就去利用它，并以价值方向为指引采取行动。

第 10 章

第六步：轻柔地抱持你的故事

> 探索之旅的真谛，不在于寻找新的风景，而在于拥有新的
> 视角。
>
> ——马塞尔·普鲁斯特

我们对于自己是谁、何以成为现在的自己的故事，不但会成为自我实现的预言，而且会影响我们的大脑回路。积极建构的故事能刺激并强化大脑的奖励与动机回路，苛刻而消极的故事会切断此回路并刺激大脑的威胁与逃避回路。讽刺的是，自我编纂的故事只是反应性头脑的产品，只是个故事而已。既然你可以自由选择任何一个故事伴你前行，何不选一个对自己大脑有利的呢？

在上一章，我们讨论了反应性头脑为了帮助你理解这个世界，非常乐意制造因果关系。我们为反应性头脑的这个特性取了个名字——找理由——并指出抑郁患者倾向于使用消极且不符合实际情况的理由。偏颇消极地找理由是诱发抑郁症患者自我孤立、回避社交、产生抑郁情绪和思维反刍等现象的主要原因。要想消除找理由的消极影响，需要能够觉察到理由并轻柔地抱持它们，避免信以为真。这样一来，你会重新聚焦于当下，接纳并看清反应性头脑的伎俩。这会启动智慧性头脑，帮助你与价值联结，并将能量重新投入充满力量并且健康的生活目标。

我们总是试图解读特定情境下的特定行为，譬如今天为什么没有运动，或者今天早晨为什么骂孩子。但反应性头脑并不满足于我们为特定情况所找的理

由；它要把所有的因果解释组合起来——通常会追溯到童年——来编织你的故事。用 ACT 的语言来说，这叫作"自我故事"或者"概念化自我"。这是你随身携带的一个故事，一个有关你是谁、何以如此、日后可能如何的故事。看一下你的自我故事如何，你可能自认为是一个残缺不全、毫无价值、不值得人爱、没有未来的人，你也可以是一个充满善意、关怀、活力、意义与目标的人。

把自我故事想象成一本使用手册也很不错。这样来看，我们每个人都随身携带着自己的使用手册。它让我们对自己的人生产生必要的方向感与意义感。当使用手册存在偏差、误导或者不精确时，问题就来了，这点在许多抑郁患者身上得到了证明。如果你盲目听从抑郁故事的操作指南采取行动，你就很容易发现自己并没有走向自己想去的方向。

幸运的是，如果你稍停片刻，看清自己的故事——不过是个故事而已——你就会按照自己想拥有的生活方式采取行动。轻柔地抱持你的自我故事，是活出正念人生九大步骤的第六个步骤。为了帮助你正确看待自己的人生故事，我们将为你揭示它的本质特征：不准确、偏向于消极、选择性过滤以致漏洞百出、前后不一。为了做到这一点，我们将首先讨论神经科学如何看待自我故事。我们将为你提供一种全新的视角，降低自我故事的重要性。在本章末尾，我们会让你接触一些最新的大脑训练，帮助你从自我故事中解离出来，用一种稍带趣味及关怀的眼光微笑地看着它，并与大脑中的积极情绪回路联结。

自我故事：找理由大王

我们先来看看自我故事如何运作，以致抑郁症患者陷于其中无法自拔。如果一个人经历了一连串的挫败与失败，反应性头脑就会用以偏概全的方式对挫折和失败进行解读，例如"我怎么都做不好"或者"我就是人际关系总是失败的那种人"。这类自我陈述其实是数百个关于"你是谁"这个自我概念的综合。自传式记忆的研究清晰表明，抑郁症患者在回忆早年生活事件时，会过分夸张地提取情绪主题而非实际情况与具体细节（Williams et al., 2000）。有趣的是，这种记忆偏差通常会随着正念练习消失。也就是说，乌云密布的情绪化记忆会让人不能自我觉察与活在当下——除非用正念之道来解除魔咒。

当自我故事越来越情绪化、越来越以偏概全时，自我故事就会开启第二步。反应性头脑会引用你的人生故事来解释你如何成为今天的你。例如，"我爸是个抑郁的酒鬼，我遗传了很多他的脾气、性格"。有时候，你会用过去的事情——例如童年创伤——来解释现在的困境（"我一直认为我有缺陷，因为我曾经在青春期遭受强暴，承受了无法弥补的伤害，不可能拥有正常的亲密关系"）。有时候，你的自我故事会将坏事总是发生在你身上解释为你有某种人格特征（"我向来缺乏动力，我一直都很懒散，从小就是，需要毅力和耐力的事情，我绝对做不到"）。

当你的自我故事用残缺的字眼勾勒你时，这有可能成为自我实现的预言。如果你认为自我故事准确而不可撼动，你所面对的风险就是深信它，并任其对"你"进行解读。如此一来，这段故事会侵入你现在的经验，并使其具有情绪色彩，更糟糕的是，它有可能悄无声息并显而易见地改变你的未来。

神经科学：支持积极故事和消极故事的神经通路

讲故事对人类至关重要。我们需要知道，自我故事不仅仅解释个人历史，它更肩负着重要的社会功能。它帮助我们与其他人接触，并让我们以各种方式沟通自身需求。自我故事建造了一种高级途径，让我们与其他社会成员建立联系（以及寻找配偶）。自我故事允许我们将自己的行为与他人的行为进行比较，并制止可能被社会群体排斥的行为（Somerville，Kelly，and Heatherton，2010）。

大脑负责编写自我故事的主要区域是内侧前额叶皮层（mPFC）。内侧前额叶皮层制造出的自我表征，整合来自大脑其他区域所有包含过去与现在、他人与自我的信息（Wagner，Haxby，and Heatherton，2012）。积极的自我故事会激活内侧前额叶皮层和大脑产生奖励感受和动机的区域。消极的自我故事则涉及腹侧前额叶皮层活动减少，导致大脑奖励和动机区域相关的神经通路被阻断

（Hughes and Beer，2013）。Chavez 和 Heatherton（2014）发现，自我故事具有的情绪色彩（从积极到消极）存在个体差异，与白质密度和激活额叶纹状体回路密切相关，它们将关于自我的思维与积极的自我评价联系起来。

额叶纹状体回路能够将自我信息与积极情绪和奖励结合起来，从而让人产生自尊感。如果一个人经常感受到积极的自我故事，从而反复启动额叶纹状体回路，随着时间推移，额叶纹状体内白质束的结构完整性（密度）就会增加，导致积极自我故事的增加。

这一重要理论，和我们强调大脑训练以促进更高水平的正念练习如出一辙：积极建构的自我故事刺激和加强大脑的奖励和动机神经通路；严苛的消极的自我故事则切断这种联系，并加强情绪回避和行为回避的神经通路。

自我故事如何起作用

自我故事具有一个重要特点，它能够把凌乱的信息压缩成简洁的信息。这也说明，自我故事并不是完整的、没有剪辑的人生自传。你不可能回想起自从有记忆以来的每个生命时刻，那样这本自传将没有穷尽，你必须有选择性地记录生活事件、人际互动、情绪反应、自身行为等。为了理性地解读自己是谁、处于人生哪个阶段、如何达到现在的成就，以及人生的下一个目标是什么等，你的故事既包括描述性元素（事情如何发生），也包括假想的因果关系（自己认为某些事情会产生影响的原因）。这两种因素交互作用，你会用一些有限的、简单却有力的、破坏性的信息对自己进行界定。

当你的自我故事把自己描述成一个有缺陷的人时，故事舞台早已为你准备好了失败、被拒绝或者失望的场景。你的表现就像已经预期到不好的事情即将发生一样，毫无疑问，不好的事情必然发生。

你还记得第 9 章的凯文吗？他的自我故事诉说自己是一个失败的人，他也有很多理由来证明这一点：

我是个失败的人，因为我在军队执行任务时，我让兄弟失望了，两个战友死了，我却活了下来。

我是个失败的人，因为我辍学了，本来想当护士的梦想也泡汤了。

我是个失败的人，因为我没办法维持跟女朋友的关系。

我是个失败的人，因为我酗酒。

所幸的是，当你退后一步来审视自己的故事情节如何开始、如何运作时，你能看到许多自己以前没发现的漏洞。让我们来一起看看这些漏洞吧。

真实性效果

自我故事很容易在真实性上出现错误，我们经常接受某件事情为事实，只因为它听起来正确或者感觉合理，并非因为它真的正确。那些感觉正确的故事依仗我们对因果关系的热衷而得到认同，这恰恰是反应性头脑的专长。故事看上去逻辑清晰、理直气壮。但到头来我们发现，它们只不过是反应性头脑产生的许多似是而非的故事而已。

随着你与自己的头脑配合得更加熟练，虽然自我故事仍然会持续出现，你却不会过度关注，也不会像以前一样盲目接受反应性头脑提供的想法。让我们来看一个自我故事的例子："我的抑郁症不会康复，因为我的父母在我向他们坦白我是同性恋时排斥我。他们教导我要有羞耻之心，他们永远无法接受真实的我。"当你能把这些当作人生历史的一部分时，它们就只是历史（无论多么痛苦）。

真相不可寻

真相不可寻这个想法，跟热播电视节目《X 档案》的广告词背道而驰。我们了解到真相是存在于这个世界上的，我们的任务就是寻找到它。在 ACT 里，我们采用了完全不同的方式，没有什么绝对完美的真相等着我们去发现。相反，我们注重于自我故事的真正价值。也就是说，自我故事的价值在于它能否符合你的需要，能否为你带来最大效益。如果这个故事可以帮助你在某种情况下达到目的，那么从实用主义的角度来看，这个故事就是真实的。反之，即使你有一个难以反驳、逻辑清晰的自我故事，但实际上没办法帮助到你，从实用主义角度来看，这个故事也是虚假的（假象）。

从这个角度来看，ACT 的方式可能是个挑战。毫无疑问，你会思考一些重要问题：

如果我当下都没办法正确描述行为的真正动机，我又如何解释好几年前事件的因果关系？

我怎样才能分辨出是我的自我故事在操控？

我如何知道我的自我故事是正确的？

如果那么多内容都遗漏了，我的自我故事怎么会准确？

在本章的其余部分，我们将尝试帮助你回答这些重要问题，帮你学会以更灵活、更有效的方式与你的自我故事联系起来。

关于故事的问题

记忆提取是自我故事的核心结构。如果没有记忆，就不会有自我故事。就像我们前几章所提到的那样，记忆提取本身的问题在于过度依赖情绪。尤其当你感到抑郁的时候，强烈的消极想法会带领你挑选消极信息。这会让令人痛苦的记忆、想法、感受及其连带情绪不断浮现。进而会降低你的能力，令你难以调节强烈而痛苦的情绪（Joorman and Vanderlind，2014）。试想，当我们痛苦时，毫不费力就可以想起更多悲伤的事情。与抑郁相关的记忆还有许多其他问题，让人进一步怀疑自我故事的准确性。让我们来看看最新研究怎么说。

思维反刍与记忆抑制

一项非常有趣的研究探讨了思维反刍对抑郁症患者记忆的影响。思维反刍是一种非常不愉快的头脑状态，因此抑郁症患者倾向采用压抑消极想法、消极记忆的方法阻止思维反刍。不幸的是，尝试抑制不愉快的记忆效果通常适得其反；当你越努力控制想法与情绪以便抑制消极记忆时，你反而会被更多的消极记忆、消极思维侵入，我们称之为记忆抑制效应（Dalgleish and Yiend，2006）。

这项研究对于你能否正确地回忆过去有何启发？通常来说，你记得的消极事件多于积极事件，因为当你尝试抑制消极记忆时，反而将消极记忆推到前台。当你感到抑郁时，会开始思维反刍，尝试停止思考，这样的记忆抑制效应创造出的自我故事，消极事件远远多于积极事件。其中的陷阱在于，你无法意识到这个过滤偏差，因为它发生在意识层面之外。有趣的是，当抑郁症患者学习正念技能，并允许自己从自我故事中解离时，其思维反刍行为减少了，并可以正常地提取情绪的相关记忆（Williams et al.，2000；Williams，2010）。

与故事大王一同工作

在这部分，我们将提供多种机会，让你觉察到自我故事如何迅速地自动产生。我们的目的是向你展示反应性头脑在这方面的能力，以及你为什么需要对故事的真实性和可行性持怀疑态度。

生命故事转盘

《幸运大转盘》是一款热门游戏节目，在节目结束前，参赛者都会转动转盘来看看会赢得何种奖品。随机碰运气明显提升了游戏的刺激度。在这个练习中，我们也有类似的游戏，但奖品有所不同。在这个游戏中，你可以随机选择转盘上的词语编写一个新的自我故事。生活故事转盘上写有各种评价性的词语，它们可能让你的头脑立刻开始编写稀奇古怪的自我故事。

游戏开始，你可以先把眼睛闭起来，将手指放在故事转盘上，从最靠近手指的词语开始。另外一个方法是在书页上滚动一枚硬币，看

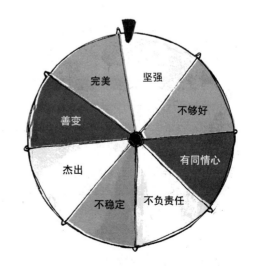

它停落在哪儿，从最靠近硬币的词语开始。

　　当你转动转盘选定词语后，就可以开始你的自我故事："我是［被抽选到的词语］"然后让你的头脑来添加其他细节。如果你能够迅速完成故事，效果会更好。如果你的笔停下来，重新从第一句话（"我是……"）开始并继续下去。至少写一小段，因为你会在下个工作表里用到它。完成之后，继续下一个词语，并完成 4 ～ 5 个词语。如果你的硬币掉落在同一个词语上，拾起来再滚动一次。你的硬币该不会是在暗示你什么吧？

我是＿＿＿＿＿＿＿＿＿＿＿＿＿＿＿＿＿＿＿＿＿＿＿＿＿＿＿

＿＿＿＿＿＿＿＿＿＿＿＿＿＿＿＿＿＿＿＿＿＿＿＿＿＿＿＿＿＿

＿＿＿＿＿＿＿＿＿＿＿＿＿＿＿＿＿＿＿＿＿＿＿＿＿＿＿＿＿＿

我是＿＿＿＿＿＿＿＿＿＿＿＿＿＿＿＿＿＿＿＿＿＿＿＿＿＿＿

＿＿＿＿＿＿＿＿＿＿＿＿＿＿＿＿＿＿＿＿＿＿＿＿＿＿＿＿＿＿

＿＿＿＿＿＿＿＿＿＿＿＿＿＿＿＿＿＿＿＿＿＿＿＿＿＿＿＿＿＿

我是＿＿＿＿＿＿＿＿＿＿＿＿＿＿＿＿＿＿＿＿＿＿＿＿＿＿＿

＿＿＿＿＿＿＿＿＿＿＿＿＿＿＿＿＿＿＿＿＿＿＿＿＿＿＿＿＿＿

＿＿＿＿＿＿＿＿＿＿＿＿＿＿＿＿＿＿＿＿＿＿＿＿＿＿＿＿＿＿

我是＿＿＿＿＿＿＿＿＿＿＿＿＿＿＿＿＿＿＿＿＿＿＿＿＿＿＿

＿＿＿＿＿＿＿＿＿＿＿＿＿＿＿＿＿＿＿＿＿＿＿＿＿＿＿＿＿＿

＿＿＿＿＿＿＿＿＿＿＿＿＿＿＿＿＿＿＿＿＿＿＿＿＿＿＿＿＿＿

　　现在，你可以移到下一个工作表。回答问题时，你既可以简单地写是或者否，也可以详细地回答。

生命故事转盘工作表

故事词语	故事写起来容易吗	故事是否熟悉	故事的可信度如何

进一步探索。在这个游戏中，你能否写出四五个故事？如果你跟大多数人一样，这对你来说应该易如反掌。这也展现了你成为故事大王的潜力。每个故事的可信度如何？一般来说，我们都有可能去创造一个看似可信度非常高的故事，即使我们知道这些故事是临时杜撰的。由消极词语编写的故事是否比由积极词语编写的更容易让你相信？如果是的话，你可能被反应性头脑诱骗了。具有讽刺意味的是，如果没有反应性头脑，你没办法完成这个游戏，因为它负责给出理由，具有编写故事的功能。如果我们请你进入智慧性头脑模式并要求你做同样的事情，你一定会觉得莫名其妙。为什么有人愿意浪费宝贵时间来编写这些痛苦的故事呢？

凯文的故事

当凯文的硬币停落在"不够好""完美""杰出""善变"等词汇时，他写下了以下几段文字。

不够好

我不够好。我没有足够的能力去维持一段关系。我早期的生活经验让我付出了很多代价。我早就该看出会有埋伏，但我没有，所以我的朋友死了。我不够好。我不够坚强，没办法面对恐惧。我不够好，我父母是对的，我永远没出息。我不够好，我形单影只，而这也许是我应得的。

完美

我完美。鬼才信！呃，我希望至少在我死之前，可以有哪件事做到完美。我想想……我是个清洁狂，我很会整理工具。我想这也让我成为一个讨人厌的伴侣，因为我对凌乱感到反感。完美好难，我对于"我完美"这句话感到非常不舒服，就如同我的大脑自动跟我说"噢，不！你并不完美！"伴随而来的是失败的回忆或者父母批评我的声音。

杰出

我杰出。我对房屋装修非常在行。不管什么样的房子，我都可以解决它的问题。有时候某个零件早已停产，我也可以找到代替的零件。杰出，这是一个很陌生的字眼。这个词代表着我是顶尖的，但我不确定我是不是真的顶尖，或者是否属于顶尖的范围。这好难，为什么写关于自己积极的事情那么困难？我杰出。一次，我帮邻居更换厨房的水龙头，她老了又没有钱雇用水电工。我不只免费给她帮忙，还帮她出了新水龙头的钱。好吧，也许这算是个杰出的行为。但我没再去看过她，她也没联系过我。

善变

我善变。嗯，这对我来说很沉重，因为不止一个前女友这样说我。她们说我反复无常，永远不知道下一秒会如何。这说明了我是怎样的一个人？也许我善变是因为有时我情绪不是很稳定。我善变，嗯，没错，这是有根据的。我朋友经常想要介绍女生给我，而我表现出好像有兴趣，但总在最后一秒找理由（比如头痛）爽约。我想这就是善变吧。

凯文的生命故事轮盘工作表

故事词语	故事写起来容易吗	故事是否熟悉	故事的可信度如何
不够好	容易，思若涌泉。但也不容易，因为故事让我感到沮丧，所以有点难以继续写下去，有些迷失在自己的想法中	非常熟悉	很可信，因为我就是这样想的。但我觉得在纸上看到自己写的东西时还是迟疑了一下
完美	不容易，把自己看作完美是非常困难的事情	不	我没办法把自己放入这个故事，我的脑海一直浮现自己把事情搞砸或者让人失望的画面

（续）

故事词语	故事写起来容易吗	故事是否熟悉	故事的可信度如何
杰出	还好，我真的对房屋整修很有兴趣，所以那个部分算是简单，但剩下的部分有些牵强	不	我曾经真的好心去帮助我的邻居。我已经好一阵子没想到这件事了
善变	我会用善变这个字来形容我自己	是	我有点相信自己因为善变而找理由的那部分

当凯文检查他所写下的答案时，他发现用消极词语编写故事比用积极词语要容易得多。他同时发现了一种有趣的现象，那就是虽然他很少对自己有积极评价，但觉得能接受故事中的少数积极故事。他也很惊讶地发现，他几乎忘记了自己对那位年迈邻居的慷慨行为，还有自己其实在房屋装修方面很有一套。

撰写自传

要得到你全部的故事，最好的方法就是花点时间写出一个压缩版的传记。既然写出一本完整的自传过于困难，是个挑战，那么我们希望你写出一个简短的版本。不要敷衍了事。花点时间想想在你生命中所发生的每件事情，以及你认为这些事情如何塑造了你；然后花半小时左右写一页或者两页的自传。在动笔之前，先写出一些具体的事件可能会有帮助。以下清单是你可能包含的各种事件类型：

有影响力的事情以及它们如何影响了你

生命中的高峰

生命中的低谷

与父母、兄弟姐妹、其他家庭成员的关系

重要的亲密关系与友情以及它们对你的意义

某些创伤或者对你有影响的消极事件

露丝的故事

露丝，34 岁，单身女性，独居。她是童年性虐待的幸存者。露丝相信这件事情限制了她与男性建立良好关系的能力。又因为她在大学时被约会出游的男生强奸，这个问题变得更复杂。在大学期间，她跟一个男生交往了几年甚至同居将近一年，但她从未享受过与他的亲密关系。她刻意回避任何有关承诺的话题，最后两人以分手告终。

如自我故事所料，她认定自己不适合谈恋爱，并拒绝尝试认识新的男生。她鲜少社交，大部分时间独自一人，试图忘掉自己的不幸，好让自己继续过着本该有的生活。她在单位越发感到尴尬，她注意到男女同事互动时打情骂俏。她知道她的同事是抱着好意帮她介绍对象，但她感觉这不安全并且打算一直回避。慢慢地，她的抑郁症愈发严重，她必须请伤残长假，重新调整生活。

以下是她写的一些自传内容：

我是家中的独生女。因为父亲从事销售工作，所以我们经常搬家。在我印象中，在同一所学校待的最长时间只有两年。我好朋友不多，因为我知道我还会再搬家。我一直都是那个"新来的"，也因此常常被其他同学取笑。我是个好学生，但我从来没感觉自己被周围人接受。独自待久了，我变得十分害羞，没有自信，一直到今天我都是这个样子。

母亲是我最好的榜样。在父母离婚后，我跟她一起住。她教会我如何独处，因为她也是一个人。她不得不做两份工作来维持我们的生活，但她从来没有抱怨生活艰难。她含辛茹苦养大了我。

那个虐待我的保姆是我的邻居。他说如果我跟任何人提起这件事情，我就会被带离母亲身边，送到孤儿院去。我还记得自己好想向母亲告状来阻止他，但我总是退缩。我恨我自己没有早点告诉母亲，她一定会采取行动保护我。后来，噩梦结束了，因为邻居一家人搬走了。从此之后，我对人变得更加小心翼翼。

我 18 岁时就读大学，这段时间对我来说很艰难。我不喜欢参加社交活动，所以我要么待在自己房间要么去图书馆。虽然我对几个男生感兴趣，但是他们似乎都没有注意到我。我找了一份兼职工作，把课表排得很满，所以我没有太多时间参加社交活动，但是我仍然感到孤独。在大二的时候，我和一位朋友一起去参加一个大家都在喝酒的派对。我以前从来没喝过那么多，醉得很厉害。除了试图把一个人从身上推开外，当晚发生的事情我都不记得了。我感到非常害怕，也感到羞愧。在大三的时候，我遇见了一个叫戴维的男生，我们成了很亲密的朋友。他对性感兴趣，但我不是。我们在一起生活了一段时间，但跟他在一起要花费太多时间和精力，所以我在别处找到了一份暑期工作，然后离开了他。

如今，我独来独往，很少跟办公室同事聊天。虽然同事们都很友善，他们经常邀请我参加活动，但我总是告诉他们我必须回家照顾两条狗。我不像其他人一样有动力去社交。我宁愿待在家里打扫卫生、看看电影或者做做手工。我无法想象未来会有亲密关系或者婚姻。我不认为我会成为一位好母亲，因为我大概只会教导孩子不要相信其他人。

在练习的帮助下，露丝开始解析自己的故事，并把对生活的客观描述和因果关系解释区分开来。以下是练习的结果。

露丝的自传解析工作表

描述	因果影响
我是家中的独生女	这让我学习到如何自我娱乐
我们经常要搬家	我学习到不要依靠朋友，我可以很快交到朋友，也可以很快地放下并继续前进
我常常因为是转学生而被取笑	我猜想这使我有社交上的焦虑，但我没有很多朋友也挺好的
我与母亲同住过，她为了养活我同时做两份工作	她教会我如何独处，她教会我自律以及如何独立与自主
我被保姆猥亵	这使我很难相信别人，也让我因为与他人不同而感到羞愧
我在大学的一个派对上被强奸	这使我对男生感到反感
我与戴维分手	我不觉得对异性关系感兴趣，但我也不觉得我是同性恋，或许我就不适合当亲密伴侣
我管好自己的事并拒绝同事的社交活动邀请	我不是个爱社交的人，我就是孤僻

当你读完露丝的故事，你是否发现，很少有事件描述跟因果影响有关？除此之外，你是否察觉到，有几个主题在因果影响中反复出现？露丝的主题为，拒绝与他人建立亲密关系，他人可能很残酷，我是个性格孤僻、不适合社交的人，我很有可能一直这样下去。我们从中可以发现，露丝的自我故事所收录的生活事件，都透露出一个简单有力的主题：如果卸下心理防御，我就会受伤。

解析你的自传

现在轮到你来解析自己的自我故事，并把它分解成基本元素。就像我们对露丝的故事所做的一样，将你在自传中写下的陈述句分为两类：事实描述和因果影响。在进行下一步之前，你可以影印一张空白工作表，你将在下一个练习使用它。（或者先填写左栏，然后在填写右栏之前，先复印一份。）

在左栏记录事实描述，像是你做过或者在你身上发生的事情。可能的例子包括"我哥哥在我 12 岁时因车祸死亡""我父母在我两岁时离婚""我在中学被欺负两年"，或者"我在 22 岁大学毕业时，获得荣誉称号"等。

在右栏记录事实描述对你的影响。这些是你为生活中的客观事件所提供的因果解释，例如"我的哥哥死后，我的父母争吵不断，他们不再注意我以及我的交友状况""九岁的我当时在家中是最大的，因此在父亲离开的时候，我扛起了抚养弟妹的责任"，或者"当我体重超重时，和大多数同学在一起，我都感到焦虑，我宁愿下课后留在家中阅读或者看电影，而不跟同学一起"等。

自传解析工作表

描述	因果影响

进一步探索。看一看你的描述并参考其他方式来处理这些描述，而不是陷入右栏相应的因果影响。你是否还想补充其他描述或者因果影响？通常，你会在故事中看到两个或者三个主题。自我故事就是这样，对于客观事实轻描淡写，然而过度重视少数简单却有力（通常属于自我否定）的信息。

更新自传

自我故事的主题通常包含在对故事进行因果影响的陈述中。但是，如果自我故事中有影响力的陈述受到选择性记忆偏差的限制，或者你无力整合自己所拥有的上百万个经验，那该怎么办？

让我们做个实验。这个实验需要你刻意离开现在的自我故事几分钟。你会用到先前的工作表。在不改变描述栏内容的情况下，写出每个事件新的因果影响。你如何归类那些新的影响并不重要。新版本可能会增加、减少事件的消极影响，或者提供一个完全不同的含义。

例如，露丝对性虐待的经历的说法"使我难以相信别人，也让我因为与他人不同而感到羞愧"可以改写为"让我对受到伤害的人更加敏感，并让我对社会工作有兴趣并做出贡献"或者"让我懂得欣赏自己的脆弱是多么有勇气"，又或者"让我成为女权主义者"。在你开始之前，请看看露丝的改版自传解析。

露丝的改版自传解析工作表

描述	因果影响
我是家中的独生女	我跟我母亲有着非常紧密的关系
我们经常要搬家	我学会如何收纳，简便出游，保持整洁
我常常因为是转学生而被取笑	我不轻易流露真实感受
我与母亲同住过，她为了养活我同时做两份工作	我认识到女性是坚强的、可以自力更生的

（续）

描述	因果影响
我被保姆猥亵	这使我关心如何辨识处于高风险的受虐儿童
我在大学的一个派对上被强奸	这使我关心如何预防酒精滥用和性暴力
我与戴维分手	我拿到了一个好的工作机会
我管好自己的事并拒绝同事的社交活动邀请	我从未受到办公室八卦的困扰，我认为同事可能因此更尊重我

如你所见，露丝想到了许多可以放入因果影响栏的新内容。借此练习，她感到自己更有力量。现在，你可以开始重新编写你的自传，并继续阅读下去。

改版自传解析工作表

描述	因果影响

进一步探索。你是否能够为同一组事实提供不同的解释？大多数人觉得这样做并不难，如果你觉得很难，那么你很有可能已经完全陷入自我故事，以至于无法轻松地找到其他解释。你有没有发现自己说过这样的话，"嗯，我可以找到其他解释，但那不是真的，只有我原本的故事才是真实的"。如果你是这样想的，你可以问问自己："我怎么知道原本的故事是最准确的、最真实的？"很久以来，你一再复述原版故事，但这并不意味着它是最准确的。我们在前面提到自我故事的"真实性错误"时，就谈到了自我故事的这种诡异性质。仅仅

因为一个故事让你感觉很熟悉就一再复述它，这看起来似乎合情合理，但这并不意味故事本身就是真实的！

你的反应性头脑在撰写你的故事时是否也同样随性，而非完全准确？如果你的故事充满了被他人利用的剧情，你的反应性头脑有没有可能排除曾有人尊重你并慷慨以对的事件？如果你的故事包含了一个又一个失败情节，有没有可能是你的反应性头脑早已过滤掉你成功的片段？

故事有自己的发展方式，如果你自己在故事里挣扎，你就会走向预期的失败、背叛、失望或者个人缺陷。当你的生活围绕自我故事前行时，就如同在驾驶汽车时你把目光放在后视镜而不是道路上。这不仅于事无补而且充满危险。尽管你确实需要后视镜从过去经验中获益，但如果你的视线始终只限于后视镜，你将永远无法到达目的地。正如我们在 ACT 中所说的一样：过去的故事最危险的地方在于，你很可能把它写入你未来的故事。

露丝迈向活力的生活之旅

露丝完成了自传练习之后，有意识地改编了自己的新故事。改编之后的新故事更能反映她的优势。一天天过去，她开始注意到过去的故事给自己带来的限制，注意到这些故事告诉她去做什么：孤独一人，并对世界保持警惕。这种指示让她放弃了生活中真正重要的东西。她想与周边的男性、女性保持亲密的友谊。她想邀请朋友来家中做客。露丝意识到自己需要提防过去的故事，这样才不会让它们有机可乘，夺走自己想要的生活。由于她和过去的故事共存了很长时间，她一直听从过去的故事，以至于每当露丝感到脆弱的时候，她都无法阻止过去故事的出现。但是露丝越来越能够注意到过去的故事何时会出现。她可以将注意转移到新的、更赋能的故事上，这些故事似乎在她感到脆弱的时候能给她带来更好的结果。

露丝做出一个承诺，从小小的改变开始：她欣然答应而不是直接拒绝同事的邀约，她使用贴标签技术（第8章）将自己的故事命名为"孤独的女孩"。这让她不再陷入过去的故事，而是尝试着成为一个与人交往的人。由于她重视的是关系上的信任、真诚和坦诚，她决心在社交活动中遵循这些价值：诚实面对自己的感受，让别人知道她在意的是发展更亲近的关系，并假设那些正直的人如果想要进一步认识她的话，会愿意花时间去了解她。

慢慢地，露丝注意到虽然她在社交场合依然会有一些不愉快的内心体验，但她在身体和情绪上感觉更健康。她过去的自我故事还在，却不再以之前黑暗又压抑的方式存在。露丝注意到，当她享受这些乐趣与自己在一起时，过去的自我故事也会浮现在脑海中并告诉她快点逃跑！不过，像一个叛逆少年似的，露丝选择违背她反应性头脑的有害建议，并专注于她全新的自我故事。露丝正朝着有活力的生活道路前进。

大脑训练：与故事玩游戏

为了更好地管理自我故事，首先需要学会对每一个宣称真实而完整的自我故事始终持怀疑态度。此外，既然消极故事对大脑的主要影响是削弱产生奖励以及趋近（而不是回避）现实生活的欲望的神经通路，那么你需要学会让故事变得多样化，如此一来，积极的自我故事才能得到对等的讲述时间。

抑郁症患者倾向于把一个消极的自我故事堆砌在另一个消极的自我故事之上，无法呼吸新鲜空气。请记住，我们并不是说积极的自我故事比消极的自我故事更加可信。它们都是故事。但至少应迫使自己演练积极的自我故事，增强产生奖励的神经通路。

给我讲个故事

想象一下，有三种截然不同的社交场景，在每种社交场景中都有人问你相同的问题："你能谈谈你自己吗？"

第一种情况：在社交场合，你想更多地了解一个人。这个人可能会成为一个朋友，或者你可能随着时间的推移与他发展出更深的关系。

写下你会说的话：_____

_____

_____

_____

第二种情况：你正面试一份工作，这是你很想要的工作，而面试可能决定你是否可以被录取。

写下你会说的话：_____

_____

_____

_____

第三种情况：你受朋友邀请参加一个你不熟悉的宗教团体活动。经过短暂的介绍之后，小组长要求你向小组成员介绍一下自己。

写下你会说的话：_____

_____

_____

_____

进一步探索。做这个练习时，你发现了什么？你有没有发现，你的自我故事会随着场景变化而做出自动调整，以满足不同场景的需求？你的自我故事中有不正确的地方吗？哪一个自我故事是"真实"的？大多数人都对自己故事的弹性感到诧异，它们居然可以根据情况而改变。但这正是你想要的：依据自身需求来调整自我故事，轻柔地抱持它们，并注意它们是否起作用。可以帮助你得到想要的结局，这样的自我故事才是真实的。

叙事日记

为了进一步探索你的自我故事，你可能需要准备一本自我故事日记。我们为你提供了一份简易工作表。指导语很简单：每当你发现自己处在不同的社交情境并且需要分享自己的故事时，请将这种情境写在左栏。然后，在右栏写下你新的自我故事。

例如，在故事情境栏中，你可能写下："去杂货店买东西，跟店员聊天，店员抱怨说跟固执的人在一起生活是多么辛苦的事情。店员问：'你知道我的意思吗？'"在自我叙述栏中，你可能会写："我说，'是的，我就是那种固执的人。这样才能跟家里个性随和的人平衡一下。没有人想要家里气氛太平淡，对吧？'店员大笑。"

继续记录你新的自我故事。你会对自己讲故事的能力印象深刻！

叙事日记工作表

故事情境	自我叙述

进一步探索。记得我们在本章开头讨论过的真相吗？在某种程度上，你所有的故事都不是真的。故事是否是真的，取决于它是不是可以在不同情况下让你利益最大化。同一个故事在某种情况下可能是一个成功的故事，但在另一种情况下却可能是失败的故事。如果你能以这种方式来看待你的故事，你就能够依据各种情况的需求来灵活地改编自己的故事。

给泵加水：积极记忆的演练

之前曾经提到，抑郁症患者往往花费大量时间播放和回放自己消极的自我故事，而该行为破坏了大脑内可以产生奖励的神经通路。每天识别和回放积极的生活记忆，可以锻炼大脑积极的神经通路。你可以在一天结束时，或者在一天开始时，花 15 分钟进行这个练习。

你可以进行生命故事转盘练习，随机选择两个或者三个积极的词语。在练习深呼吸并专注于当下后，在脑中描绘一个过往的情境、事件或者人际互动，而你在这之中得到的感觉是积极的、被奖励的。这个记忆可以是你生命中的任何一段时光，从童年到现在。花点时间，把所有的记忆细节都呈现出来，让自己身临其境，沐浴在那一刻的光芒中。

进一步探索。当你做这个练习时，你的反应性头脑是否出现并试图将你的注意吸引到消极的想法、情绪或者记忆中？大脑的反应就像美洲土著神话中的土狼一样，偷偷摸摸并且充满恶作剧和黑暗魔法。当你再次重复这个练习并且土狼再次出现时，轻轻地向大脑道谢并返回当前的任务。注意这些故事是如何把你推入其中一种情绪或者另一种情绪的。就像消极的自我故事元素都聚集在一起一样，积极的自我故事元素也会如此。所以你会注意到一个积极的记忆，然后突然间发掘了另一个相关的记忆。如果发生这种情况，允许自己有意识地获得许多积极的记忆，加强产生积极情绪的神经网络。

独特的砖墙

一位出家前曾是物理学家的佛教僧侣曾经讲过一个故事。在故事中，他提供了一种观点，如何从不同角度看待人生中不好的元素。他离开了有大好前途的学术生涯，与同教派的僧侣一起住在附近的森林里。虽然他以前从没干过瓦匠活，但他还是用砖墙砌了一座修道院。完工后，当他准备与其他僧侣分享成果时，他再次检查，却发现有两块明显铺设错误的砖块。他越检查这段砖墙，越为自己的错误感到羞愧。最后，他决定在别人没有发现明显错误之前，把这段有瑕疵的墙拆除。

第二天，在没有预先告知的情况下，一位僧侣从他还没来得及拆除的那段墙前经过。他并没告诉那位来访僧侣自己的决定，那位僧侣在修道院里随意参观之后，说道："这两块凸出来的砖块真漂亮，让这所修道院有一种蒙福的感觉，我很感谢你与我们分享这个灵感！"僧侣向他鞠躬道谢。

在接下来的引导语音频练习中，我们将帮助你决定如何处理人生墙上铺设错位的砖块：

1. 首先，列出任何你认为毁了自己生命墙的错位砖块。接下来，一一思索这些砖块。如果你愿意，你甚至可以在上面刻字，好确定你已找齐了这些砖块。

2. 现在将注意单独集中在那些砖块上。试着让你生命墙的其他部分消失。努力想象这个画面，完全没有墙，你的墙完全是由这些砌错的砖块所定义的。

3. 现在把注意集中在整个生命故事上，并让错位的砖块消失。努力去想象这些错位的砖块根本不是你生命墙的一部分。

4. 现在将注意集中在整个生命墙上，并刻意地将错位的砖块与正确的砖块混合在一起。看看你能否亲身体验这座建筑的美丽。

进一步探索。当你尝试改变角度去看待生命旅程中完好的部分和困境与失望时，发生了什么？当你让挫折成为生命旅程的特征时，又感觉如何？当你试图让生命旅程中的完好部分成为你唯一的故事时，那些错位的砖块呢？若完好的部分和挫折都是你生命之墙的核心元素时，又将怎样？重点在于，就算是缺陷、挫折或者失望，也都是你生命旅程重要的一环，虽然这对大多数人来说难以理解，尤其对那些对自己十分苛刻的完美主义者来说。我们将在第 11 章更细致地探讨相反的视角，请继续阅读吧！

需要培养的观念

- 反应性头脑是天生的故事大王，我们每个人都有许多故事要讲。
- 抑郁症患者的记忆偏差会导致积极的信息被过滤，导致患者的自我故事中出现消极的情绪。
- 你的自我故事是个精选集，里面包含了高度过滤得来的生活主题以及对未来的预测。这不是定义你这个人的准确记录。

☐ 坚信一个具有说服力但带有自毁性的故事，会在重要情况下对你的行为产生毁灭性影响。

☐ 长期复述的消极自我故事，会削弱大脑中产生动力与奖励情绪的神经回路。

☐ 长期复述的积极自我故事，会加强大脑中产生动力与奖励情绪的神经回路。

☐ 一个"真实"的自我故事，可以在重要的生活情境中帮助你得到你需要的。因此，真实自我故事的数量可以是无限的。

☐ 如果你与自我故事之间保持距离，单纯就事论事，你就可以不受其毒害，以能够提高生命力的方式生活。

第 11 章

第七步：飞跃——练习自我关怀

你自己，比宇宙中任何人，都更值得拥有自己的仁慈与关爱。

为了超越抑郁、重启你的生活，你需要做出一个重要选择。你既可以自我关怀，也可以自我苛责。练习自我关怀不仅能加强调节抑郁的神经通路，还能刺激大脑中产生积极情绪和渴望鲜活生活的区域。自我关怀唾手可得，完全免费，没有任何附加条件。行动起来吧！

跟抑郁症患者工作多年之后，我们发现，他们对自己非常苛刻，比一般人要苛刻得多，尤其在某些人生时刻，他们最需要的是鼓励，而不是忽视或者责骂。在生活中，当你遭受某种挫折时，一种选择是采取严厉的、自我批评的态度，这不仅会加剧伤害，还会带来长期的悲伤和痛苦。你需要知道，思维反刍是抑郁症的核心体验之一，它一遍又一遍重复个人的失败和生活的挫折，在分析自己缺点的同时，把自己与他人进行比较，发现自己的短板，并且沉溺于自己无法控制的抑郁。换句话说，思维反刍是对自己不够仁慈。

另一种选择则是用温柔和仁爱对待自己，这就是自我关怀。当你仁慈地对待自己时，你就能够缓和当前经历的情感痛苦。你可以放松而不是挣扎，你内心深处知道，失败只是生活的一部分，即使生活非常艰难，你也可以拥有片刻的快乐和短暂的平静。站在这种以自我滋养为核心的立场，当严苛的、自我批评的反应性头脑出现时，你就能注意到生活中发生的积极事情。

例如，当你遇到一个陌生人，并产生一种想法"你们可以成为好朋友"，你的反应性头脑可能会立刻说："你那么不擅长社交，不要抱太大希望。"你的内心会立刻感到孤独和悲伤，也许还会让你想起自己被排斥的时刻，痛苦开始蔓延。在这种痛苦时刻，你可以用温柔、仁慈和关爱的外衣把自己包裹起来。如果你掌握了这些自我关怀的技能，你就可以更加有效地应对反应性头脑的挑战，更加有效地应对反应性头脑给出的理由，以及原有的自我故事中非常熟悉的会让你产生回避的习惯。在这种情况下，你可以用仁慈去对待自己，你可以说："不擅长社交并不会让我变得不可爱。我很真诚，这是交朋友的好品质。大多数人都想要被别人喜欢和接纳，我也不例外。"

生活会一遍又一遍地揭露你的不完美，并展示给自己和他人看。你可能会对孩子、配偶或者父母发脾气。你可能会发现自己在寻找理由，这样你就可以逃避家庭聚会，或者对伴侣爽约。在这一章，我们要教你学会用仁慈对待自己，无论是在困难时刻，还是在轻松时刻，也不论你是否在按照自己的价值行事。用仁慈和关怀对待自己，这是你实现心理灵活的第七步，让你坚持追求自己想要的生活。

什么是自我关怀

自我关怀成为抑郁干预的手段源自克里斯汀·内夫（Kristin Neff, 2003；2016）的开创性工作。她将自我关怀描述为"对自己的苦难保持开放并为之感动，体验到对自己的关爱和仁慈，对自己的不足和失败采取理解和非评判的态度，认识到自己的感受是人类经验的一部分"（2003, 225）。根据内夫的观点，自我关怀包括三个相互关联的成分：

- 自我仁慈，在痛苦的时刻倾向于理解和关爱自己，而非严苛的自我评判。
- 共同的人类体验，能够认识到所有人都会经历失败，而不是在失败时感觉自己格格不入。

- 正念，以一种平衡的方式对当下的体验保持觉察，而不是对失败和挫折产生过度的情感反应。

自我关怀的好处

练习自我关怀是抑郁的完美解药。事实上，自我关怀有很多好处（Neff、Rude 和 Kirkpatrick，2007），我们建议你定期进行自我关怀练习，不管你是否抑郁，都将其作为一种长期的生活方式。练习自我关怀的人更少体验到抑郁和焦虑（Leary et al.，2007；Neff，2003；Neff，Rude，and Kirkpatrick，2007）。在抑郁症患者人群中，高水平的自我关怀可以降低思维反刍的频率和强度（Raes，2010）。这是一个好消息，正如我们反复提到的那样，思维反刍，或者说用聚焦于自我的、消极的、评判的方式反复思考自己的缺点和失败，是产生和维持抑郁的根本原因。

高水平的自我关怀者更喜欢了解自己，而不关心获得他人认可，他们不害怕自己犯错误（Neff，Hsieh，and Dejitterat，2005）。有一篇影响因子很高的研究，比较了五种类型的自我关怀，Adams 和 Leary（Leary et al.，2007）认为，自我关怀：

- 降低面对日常生活中消极事件的消极情绪和消极反应。
- 当回忆有压力的生活事件时，可以缓冲人们消极的自我评判和由此引发的痛苦情绪。
- 在接收不愉快的社会反馈后，能够缓和人们的消极情绪，尤其对那些低自尊的人而言。
- 让人们认识到自己在消极事件中的角色，而不让自己被消极情绪所控制。

自我关怀还扮演着重要角色，可以决定我们如何应对自己对积极生活方式的需求，以提升健康水平、管理慢性疾病。Sirois、Molnar 和 Hirsch（2015）认为，自我关怀可以增加一些适应性的应对策略（例如接纳、针对健康问题采取积极的情绪应对）来缓冲慢性疾病引发的消极心理反应。在一项涉及 3000 多名成年人的研究中，Sirois、Kittner 和 Hirsch（2014）认为，较高的自我关怀水平与积极的生活方式有关，例如健康的饮食习惯、定期锻炼、规律睡眠以及日常压力管理策略等。

总之，上述研究认为，自我关怀可以缓冲我们对消极生活压力或者消极人际问题的反应，自我关怀和其他应对策略明显不同，它更加好用。

此外，自我关怀——与非批判的、自我接纳的态度以及积极的情绪应对策略紧密相连——似乎促进了积极而健康的生活方式，我们将在本书第三部分详细讨论该话题。在这一章，我们将帮助你练习一些新技巧，帮助你迅速增强自我关怀的肌肉！

神经科学：自我关怀调节悲伤情绪

十多年来，神经科学家一直在研究自我关怀和正念训练对神经结构和心理有效性的影响。一项研究结果让人兴奋，练习对自我关怀和他人关怀，可以降低大脑中杏仁核的激活水平——大脑中参与产生消极情绪的中心（Schuyler et al.，2014）。换句话说，对自己或者对他人具有关怀之心可以调节大脑中产生消极情绪的神经通路。当你把自己放在一个对自我和他人充满关怀的空间时，你的情感体验会被软化。

另一个令人兴奋的发现是，自我关怀训练可以使大脑皮层负责如下功能的灰质密度增加，包括学习和记忆过程，以及情绪控制、自我觉察和观点采择等（Holzel et al .，2011）。有趣的是，社会自我意识（意识到自己与他人是联系在一起的）似乎得到一组神经回路的支持，这些神经回路包括但是不同于产生共情的神经回路。这让你能够将不同的问题解决策略进行比较，从而产生社会影响（Quirk and Beer，2006）。换句话说，在解决人际问题时，自我关怀训练可以增加你对他人的考虑。你变得越自我关怀，你越能关注到自己的问题解决行为对他人造成的影响。

研究还表明，即使很短时间的自我关怀练习，也可以让心理健康得到获益。最近一项研究表明，进行简短的自我关怀练习之后，被试表现出对他人痛苦更利他的态度，并且较少受到由于他人痛苦而产生的负性情绪的影响（Weng et al.，2013）。在该研究中，被试在两周内每天进行 30 分钟的自我关怀练习，同时在互联网上进行基于正念的自我关怀练习。在利他反应中发生显著变化的被试，对痛苦的反应也表现出大脑活动的显著变化。在大多数利他的被试中，大脑的下顶叶皮层（大脑中参与共情和理解他人的区域）、背外侧前额叶皮层（涉及情绪控制的区域）和伏隔核（参与产生奖励情绪的区域）的激活增加。这些独特的神经激活模式表明，自我关怀练习之所以能够增加对他人痛苦的觉察能力，是因为它激活了与共情和观点采择相关的神经通路。

评估你的自我关怀技能

现在审视一下你的自我关怀技能。幸运的是，在自我关怀的界定和自我关怀的测量方面已经获得巨大突破（Neff，2016）。在本节，你将完成压缩版自我关怀问卷，该问卷最初由 Neff（2003）开发而来，然后被其同事修订（Raes et al.，2011）。

在进行作答之前，请记住，这不是一个考试，成绩也没有好坏之分。测验是为了得到你的基线：现在你在哪里。我们曾经提到，低水平的自我关怀往往伴随着高水平的抑郁，所以如果你发现一些项目的自我关怀得分较低，不要惊讶，也不要责怪自己。通过练习，你会发现分数会提高，更重要的是，你对自己越来越温和。

在困难时期我通常如何对待自己

回答之前请仔细阅读每条陈述。使用下面的标准，在每条陈述的右侧，回答你通常在多大程度上按照每条陈述行事。

从不				总是
1	2	3	4	5

对 6 个带有 "6-" 的题目：用 6 减去你的答案分数，之后的得分才是这个

题目的得分。例如，如果题目 1 你的答案分数是 4，那么 6 减 4 之后的 2 就是
你题目 1 的得分。在有阴影的方格内，你不需要做任何标记，总分越高，自我
关怀程度越高。

	评价	得分
1. 当在重要的事情上失败时，我会觉得自己很没用	6-	
2. 对性格中我不喜欢的方面，我试着理解并保持耐心		
3. 当痛苦的事情发生时，我试着采取一种平衡的观点来看待它		
4. 当我情绪低落时，我倾向于认为其他大多数人都比我幸福	6-	
5. 我试着把失败看成人生的一部分		
6. 在经历异常艰难的时光时，我会给自己所需的关怀和温柔		
7. 当有事让我心烦意乱时，我会努力让情绪保持平衡		
8. 当一些很重要的事情失败时，我往往会感到孤独	6-	
9. 当感到沮丧时，我往往会纠结于所有错误的事情	6-	
10. 当感到力不从心时，我试着提醒自己，大多数人都会有这样的感觉		
11. 我对自己的缺点和不足持否定和批判的态度	6-	
12. 对性格中我不喜欢的方面，我不能容忍，缺乏耐心	6-	
总分（相加项目 1～12）		

总分为 12～60，分数越高表明自我关怀程度越高。把成绩记录在手机上
或者每日计划中。如果可以，提醒自己两到三周后重复该测试，看看分数是否
有所提高。是的，通过规律性的练习，你可以在很短时间内改善自己的自我关
怀水平！大脑就是这样工作的，如果你让大脑一遍又一遍地做某件事情，那么
这件事情会做得越来越好。

琼的故事

琼今年36岁，单身母亲，自己带着三个孩子。她是当地一家银行的经理。琼姐妹三个在美国中西部的农场长大。从小开始，家长就教育她不要公开表达自己的情绪，这让琼变得沉默寡言。在很小的时候，她的朋友、家人和老师对她的评价是安静、低调、保守。随着时间推移，琼越来越对自己的性格感到羞愧。社交是她最不喜欢的活动，因为演讲和闲聊都不是她的强项。尽管她在学校做得很好，但是她从未真正融入一个社会群体，她总是很专注于自己的学业和钢琴课。

在大学里遇到山姆之前，琼一直没有谈恋爱。山姆比她更喜欢与人交往，喜欢在公共场合侃侃而谈。大学毕业后，他们结婚了，并且有了三个孩子。山姆经常因为出差不在家。不工作时，山姆也很少待在家里。他酷爱打高尔夫球，兄弟很多，山姆喜欢跟他们泡在一起。

五年前，没有任何征兆，山姆告诉琼，他要离开她，然后收拾东西，离开了该地区。琼后来发现他好几年前就有了外遇，现在与他的新伴侣住在附近的一个城市。她在脑海里反复琢磨他们之间的关系，不知道自己做错了什么。她把自己描述为一个"相貌平平的女人"，而不是那种交际花。她想了很多，担心自己的孩子们和财务状况。她专注于工作，努力成为孩子们的好母亲。

离婚的第一年，山姆每两个月会看一次孩子们。然后他告诉琼自己将和新伴侣组建新家庭，虽然他将继续支付孩子们的抚养费，但是很难再有时间参与孩子的生活。他表示，和孩子们在一起真没意思，并讽刺说"有其母必有其女"。琼认为，孩子们也会像她一样乏味无趣。她觉得更糟糕的是，也许她的短板会影响孩子们的成长。这让她夜不能寐，努力想办法让自己变得更有活力、更有魅力。她也总是懊悔自己选择了山姆这样的男人，他如此无情。

琼的测试结果

琼完成了自我关怀量表，担忧自己得分太低。她和朋友谈论起这个测试，朋友说琼是一个非常关心朋友的人，是一个很善良、很有思想的人。琼考虑了朋友的说法，又回顾了一下自己的回答，她看到自己的模式是无法容忍自己犯错误。她决定将精力放在自我关怀练习上，接纳自己的缺点，而不是迷失于分析和消除这些缺点。她意识到，批评自己的缺点真的没有用，而且这样做让人很伤心。

培养自我关怀的方法

这一节，你将做一系列练习，目的在于增强自己的自我关怀能力。我们将邀请你尝试所有练习，看看哪些练习对你最有帮助。和大多数人一样，你可能有几个需要高度关注的技能领域——一定要关注那些针对这些技能领域的练习，但是也不要忽视那些你已经有一定积累的技能领域，这些练习可以帮助你在这些技能领域变得更强，所有技能领域都高度相关。

练习自我仁慈

自我仁慈练习会增强你的能力，在所有时间都对自己采取关爱和照顾的态度。尤其当你情绪低落时，你会感受到更多的痛苦情绪。自我仁慈原本就很难做到，如果你在成长过程中没有得到父母的接纳和鼓励，自我仁慈就更难做到。此外，如果你父母中有一位患有抑郁症，他或她可能没注意到你的痛苦，或者没有精力和技能去关心和鼓励你。

仁爱练习

许多与自我关怀相关的冥想练习也被称为仁爱冥想练习。我们建议你从简短的日常练习开始。下表列出了练习中的一些核心成分以及建议的练习时间，这些短语（或者关怀的祝福）或许对你有帮助。

通常，第一次仁爱练习是把一些典型的关怀短语送给你的贵人，或者对你表现出强烈兴趣并尽力帮助你学习和成长的人——当你犯错时，他会温柔地对待你，对你的潜能充满好奇与鼓舞。不是每个人都有贵人相助，你也可以选择一个朋友。最好选择一个与你没有血缘关系的人，一个对你慷慨而有爱心的人。最好是选择一个活着的人，当然选择一个已经去世的人也可以。花几天或者几周时间来练习对你所选择的人表达关怀的愿望。

接下来，开始向陌生人表达仁爱，比如早晨散步时见到的第一个人。几天之后，向自己表达关怀。

无论你表达仁爱的对象是谁（贵人、朋友、陌生人或者自己），结束练习时，都努力尝试把仁爱推广到更大的群体（你所在街区的人、你所在城市的人、这个世界上所有的人）。对大多数人来说，对他人表达关怀相对容易，我们可以利用这一点。

每天都要练习 5 ～ 30 分钟，专注于祝福和祝福的对象。将你的努力集中在创造与愿望相一致的表象、情感和感受上。你可以用语言来表达爱和关怀！

关怀祝福的对象	关怀的祝福	练习时间
贵人	愿你安全	1 ～ 2 天至 1 ～ 2 周
	愿你健康	
	愿你幸福	
	愿你安住当下	
	愿你身处和平	
朋友	同上	1 ～ 2 天至 1 ～ 2 周
陌生人	同上	1 ～ 2 天至 1 ～ 2 周
自己	同上	1 ～ 2 天至 1 ～ 2 周
更大的群体	同上	1 ～ 2 天至 1 ～ 2 周
所有人	同上	每天 5 ～ 30 分钟

自我仁慈技能建设

下面两个练习将帮助你增强自我仁慈技能。当你痛苦时，该练习让你学会有意识地善待自己，包容自己的缺点，对自己不喜欢的性格保持耐心。

要发展上述技能，需要对自己每天痛苦的内心体验保持正念。正念训练的目标在于能够识别自我批评的时间和事件。你可以使用下面的工作表进行记录。我们建议你拷贝这份表格，每天回顾三四次，这样你就能够识别在哪种情况下需要使用自我关怀，以往在这些情况下你通常缺乏自我关怀。

仁慈与批判：时间与内容

你什么时候对自己最仁慈？你仁慈的目标是什么？你什么时候对自己最批判？批判什么？

每天的时间	仁慈的内容	批判的内容

进一步探讨。几天练习之后，你能确定自己一天的行为模式吗——当你或者被事件引发自我关怀，或者被事件引发自我批判时。你会在不同的生活环境中看到不同的行为模式吗？例如在工作中，在家里和伴侣在一起时，或者与朋友或者教堂里的人交往时，等等。你是否了解自我关怀或者自我批判的激活事件通常围绕什么主题？你或许能够意识到哪些日常行为在承担着自我批判或者自我关怀的功能。例如，你可能注意到，当你晚上往脚上涂抹乳液时，你实际上正在体验自我关怀。或者，你可能注意到，每周四下午例会之前，你都对自己非常苛刻。你的目标是进行自我关怀，让它洋溢在你需要更多关爱和耐心的时刻。

琼的结果

琼对这个话题很感兴趣，她想知道自己在一天的什么时刻自我关怀，什么时刻自我批判。她发现寻找仁慈的时刻对她很有帮助，她也想延长这样的时刻。下面是她在仁慈与批判工作表上的记录结果。

仁慈与批判：时间与内容

你什么时候对自己最仁慈？仁慈的对象是什么？你什么时候对自己最批判？批判的对象是什么？

每天的时间	仁慈的情境	批判的情境
早晨	自从我的孩子们出生以后，我醒来就为他们祈祷，也祈祷自己做一个好母亲	晚上睡眠不好的时候，我醒来时会感到很累，然后就开始责怪自己过分担心
下午	我通常很累，我把水壶装满，然后在休息时喝杯咖啡。我告诉自己，我能坚持到这一天结束	我通常忙于工作和孩子；时间根本就不够用——即使我已经身心疲惫
晚上	我把孩子放下，做了一杯花草茶，把它拿回自己的房间，心里想着："这是属于我自己的时间"	让这一天快点结束——我期待着有一点独处的时间，不需要做任何事情
睡前	我不确定在晚上是否表现出自我关怀——我只是想让我的床舒服一些。有时，我会点上蜡烛祈祷	睡觉前，我回顾白天走神的时刻，我本可以跳出来让自己逃离那些时刻，但我没有做到。我埋怨自己嫁给了山姆，因他对孩子造成的伤害而深深自责

创设更多仁慈的时刻

另一种创设更多仁慈时刻的做法是专门制订一份计划，去练习特定的自我关怀行动。要做到这一点，首先要确定一个或者多个含有仁慈时刻的情境，然后设置一个提示去提醒自己。提示可以是一张手写的便条、一张照片，甚至是你手机上的一个特别提醒——任何东西都可以作为你对自己仁慈的信号。把这个提示放在可能引发自我批判的情境中，这样就有机会练习自我仁慈。你也可以去寻找那些已经表现出自我仁慈的时刻，并把这种时刻进一步美化，然后花时间去细细品味。

重要的是，你的新计划应该包括那些你或者他人可以观察到的行为。这并不意味着一定要有人去观察——这些行为需要呈现在外显世界里，而不是停留在脑子里。这一理论的基本原理是：当我们改变自己的行为时，我们的思想和情绪会受到更大影响。

仁慈行为计划

花点时间考虑一下你将在哪些情境下练习自我仁慈，并在第一栏中描述它们。你可以用仁慈和批判工作表中列举的情境。接下来，描述一下当你想对自己表现出更多的仁慈时，你会用什么提醒自己。最后，列出你新的仁慈行为。

情境	提示	新的仁慈行为

琼的结果

琼确定了自己日常生活中的几个练习时刻，她准备制订一份计划，为生活带来更多的自我关怀。下面是她的计划。

情境	提示	新的仁慈行为
起床	照片放在床头柜上	说出四个关怀的愿望，祝福孩子和自己
睡前	在浴室镜子上贴便条："我爱你，尤其是你安静的天性。"	读一下"我爱你"的便条，然后写几分钟日志

琼已经练习了几天的仁爱冥想，她冥想的对象是一位大学教授，曾经帮助

她很多。她喜欢这种练习，并决定在早晨的例行活动中加入一些内容。琼在有孩子之前就喜欢画画，所以她决定画一幅画放在床头柜上，作为她醒来时新的仁慈行为的暗示。

在睡前练习中，琼决定简单描述一下自己安静性格、保守个性的积极方面，并且持续几分钟。这是一天中她练习爱自己保守、低调天性的时刻。她在一本旧笔记本上画了一个封面，然后写道："愿你给予和接受尊重，愿你心胸开阔。"她把日记放在床头柜上。

她在浴室镜子上贴的"我爱你"的便条，作为她花几分钟为自己写仁慈话语的暗示。在接下来的两个星期，她坚持做出了两项改变，并注意到她在白天有更多自发的自我仁慈的时刻。

软化自我评判

对大多数人来说，自我评判如此自然，从孩提时代就已经开始。我们在社交场合经常评价自己（"我有哪些想法？她认为我的回答有用吗？"）对我们来说，这是一种非常自动化的行为，要想改变很有挑战性。自我评判往往反映了你在成长过程中一些重要的个人经历。例如，如果父母对你很苛刻，或者总是让你挑自己的毛病，那么你很有可能会用同样的方法对待自己。好消息是，你可以改变这一切。下面是一些应对消极自我评价的策略：

扪心自问："我是一个好人吗？"当我们邀请来访者回答这个问题时，几乎所有的回答都是肯定的。你的内心拥有仁慈；你拥有善良的愿望。但你现在正在挣扎，感觉不太好，即使你内心深处知道自己很好。为了让你相信自己是一个好人，在你的生活环境中设置一些提醒，例如在马桶盖或者冰箱上贴上积极便条。记住：当你照镜子时，你生命的挚爱就是你在镜子里看到的那个人。

解决你的问题行为。使用新的方法来处理无效的行为。这包括能够回应一系列常见的问题，即使你的内心在求全责备。问你自己："我的行为是什么？我的意图是什么？这种行为导致了我所希望的结果吗？"很多时候，当回答这些问题时，很明显我们没有恶意，只是我们的行为是无效的。我们的目标是逐渐发现更好的替代行为。

从新的角度审视错误。抑郁症的一个诱发因素是具有过高的标准或者说完美主义。当然，即使你不是一个完美主义者，犯错误的时候，你仍然会对自己非常苛刻。如果你有这种易感性，那就应该考虑换种视角。例如，不要苛刻地评判自己，培养幽默感。记住这些格言：完美主义往往愚蠢至极。完美地犯错误，常会更早地失败。这样做的出发点是让新的想法降低错误对你造成的影响，降低自己过高的标准。除此之外，我们建议你用一种好奇的态度对待自己的错误。当你对某件事情感到好奇时，往往会有会心的微笑。这种微笑可以改变大脑中所发生的事情，并为你带来一种平静的感觉——这种状态可以让你更容易看到自己所做的一切，以及你未来可以怎么做。

软化自我评判

该练习将帮助你制订计划，在未来的情境中善待自己。练习目标是提出一句温柔的话，在未来自我评判的情境中，你可以对自己说出这句话。在空格中，首先描述一个你可能会自我评判的情境，以及这个情境的关键特征。接下来，检查你自己的感觉。要做到这一点，重要的是活在当下。想象一下开始时你的感觉，把它们写下来。然后，想象一下什么样的行为可以帮助你对自己更加温柔，更加仁慈。写下你可能对自己说的话，这是你的温柔声明。最后，写下当你使用这种自我关怀的方法时，自己的感受有何变化。

制订好计划之后，请你花几分钟时间想象整个过程，就像你真的置身于其中一样。既然你已经不再需要自我评判，那么什么价值可以指导你的行动呢？如果你的行为不受恐惧和自我评判的控制，你想做什么呢？

当你进入这种心理状态时，你能想到其他可能促进自我仁慈的行为吗？把你的答案写下来，如果你发现了一些让你觉得有趣的新东西，不要犹豫，完善你的计划，在发现促进自我仁慈的新方法时修改和调整你的方法。

柔和的自我评判：技能练习计划

1.描述一种可能引发自我评判的情境。

_____

_____

2.我随之而来的感受是什么？

_____

_____

3.我能做些什么不一样的事情增进自我仁慈呢？我的温柔声明是什么？

_____

_____

_____

4.在软化了自我评判之后，我的感觉会有何改变？

_____

_____

_____

5.我的行为与意图、价值一致吗？

_____

_____

_____

6.什么行为可以引发更深切的自我关怀呢？

_____

_____

_____

进一步探索。在未来的风险情境中，你是否能够做到和自我关怀相联结，完成这个练习呢？遭遇困境时，你自我关怀的心理准备越充分，你就能越容易进入自我关怀状态。坚持做这个练习，你就能加入一个又一个的温柔声明，在艰难的情境中储备自己的仁慈仓库。当然，下一步是进入困难的情境，在最困难的时候练习温柔声明。有时，即使你犯了错误，软化自我评判计划依然可以帮助你爱自己。

琼的结果

为了完成自己的软化自我评判计划，琼决定从工作中微小而持久的困难情境着手——因为她通常比较安静，团队中的其他同事在完成工作时往往不需要真正寻求她的参与。这让她觉得自己没有太多的贡献。她感到沮丧和愤怒，口无遮拦的批判也会让同事震惊。随后，她会因为自己的表现后悔，因为她自己让事情变得越来越糟。

琼决定在接下来的几天里每天花几分钟时间，在下午 6 点左右进行自我评判计划。她之所以选择这个时间段，是因为她总是在这个时间段纠结于自己的性格缺陷。琼解决该问题的计划是抑制她对团队同事消极评价的冲动，因为她实际上喜欢并且尊重他们。她没有进行自我评判，而是决定当她感到沮丧时，对自己仁慈。她会提醒自己，自己的这种感受模式是正常的，是可以理解的。

她也计划认真琢磨并找出自己生气行为背后所隐藏的价值。这包括通过询问问题来表现出对团队同事的尊重而非评判，并让团队同事得出自己的结论来完成工作计划。

琼的软化的自我评判：技巧练习计划

1.描述一种可能引发自我评判的情境。

我最后鼓起勇气在工作会议上发言，然后对团队做出的决定提出批评。我的上司受到了伤害。我开始想，"这次我真的搞砸了。我应该像往常一样保留意见。也许我真的没有什么要补充的。"

2.我随之而来的感受是什么？

我感到很累，很生气，也很沮丧。

3.我能做些什么不同的事情来促进自我关怀呢？我的温柔声明是什么？

我可以告诉自己，有时感到愤怒或者沮丧是很自然的，因为我也关心结果。

4. 在软化自我评判之后，我的感觉有何改变？

我感觉更冷静，更放松。

5. 我的行为与我的出发点、价值是否一致？

我想帮助团队做出最好的决定。我关心同事，我也关心上司。在我人生中最黑暗的时候，上司一直陪伴我。我的价值是尊重她和团队中的其他人。他们都努力把工作做好。所以，批评其实并不是我的本意。

6. 哪些行为可能会促进更大的自我关怀？

我可以认为，对自己在团队中的角色感到不确定是可以接受的，这是提高我对团队贡献的一种方式。它帮助我更好地完成工作，而不是更糟。不确定性不是问题；正是因为不确定，我才得以提高。这种不确定也是与一群人一起合作的挑战之一。

几天之后，琼在类似的工作情境中实施自己的计划。她注意到自己的内心变得更加平静。对于项目的进展她也很少挑剔。她不再被来自反应性头脑中的自我批判所困扰，她明确地意识到，自己更容易接受别人的观点。会议结束后，一位团队成员认为她看起来更加肯定他人的努力。

和人类共性联结

这个世界充满了苦难，当罹患抑郁症时，我们很难记住这一点，可能看不到我们的痛苦是如何将我们与他人联系在一起的。你可能还记得，美国有十分之一的人患有抑郁症。我们和其他人共同分享着很多有压力、有挑战性的事情，例如我们所爱的人的问题、经济问题、毒品和酒精、贫困、失业、目前生活在危险之中等。

老生常谈的"人生常苦"表明痛苦是生活中不可或缺的组成部分，而且是一种常态。苦难持续不断，让我们看不到它其实强化了我们和他人的纽带；苦难变动不居，也限制了我们的自我关怀。意识到我们不能再让痛苦持续下去，我们可以让它消失；意识到我们是这个世界的一部分，而这个世界充满苦难，这些将极大地提升我们照顾自己的能力。

有几种方法可以加强你与人类共性的联系：

- 理解苦难不是失败。苦难其实是你作为人类的证明。在任何时刻，你和其他许多人都处在苦难之中。与其批评自己的痛苦，不如试着承认它，承认它的无常。对自己说："我正在受苦，这将会改变……我正在承受痛苦，和千千万万的人一样……我承认我的痛苦并释放它。"跟不确定性和变动不居美妙地生活在一起，"当我们拒绝改变的时候，这就叫痛苦。但当我们能够完全放下，而不是与之斗争，当我们能够拥抱所处环境的变动不居，并能够放松地融入这种变动不居之中时，那就叫作觉悟。"

- 把痛苦看成对个人进步是有帮助的。实施这一策略时，重要的是认识到你和其他许多人一样，通过痛苦去学习生活中的教训。说实话，你不可能在不感到悲伤、沮丧或者厌倦的情况下学到教训。如果把这些教训放在"作为人类的一部分"这样的背景下，你就能采取一种全新的视角。

- 失败不是我们孤独的证明，而是人类共性的证明。这是自我关怀的核心准则，当我们因为某事失败或者因为个人缺点而陷入痛苦时，我们往往感到孤独、与世隔绝。因为我们被教导失败是不正常的，从而理所当然地认为，如果我们失败了，我们就与其他人不一样了。但是失败不应该切断我们与世界的联系——它实际上可以加强我们与他人的联系。一个例子就是"戒酒互助会"项目，参与者的目的是解决酒精成瘾问题。另一个例子是各式各样的减肥团体，在那里友谊是关键成分，可以缓和与身体的痛苦关系，拥抱更健康的生活方式。

人类共性技能建设

使用下面的工作表，在更广阔的背景下探讨自己的痛苦。目标在于寻找如何将自身痛苦与他人痛苦联系起来，并将这种痛苦视为有价值的和暂时的。如果你习惯于弱化自己和他人的联系，并很难将痛苦作为生活的组成部分，那么我们建议你每天或者在一周内多次使用该工作表,发展自己的技能,把痛苦接纳为人类生活的组成部分。

首先,描述一件让你痛苦的生活事件、生活情境或者人际互动场景。然后想象,世界上所有的人在面临同样的情境时都会挣扎,都会痛苦,从而扩展自己的视野。如果你的痛苦并不异乎寻常,并且在你的生活中发挥着一定作用,试着描述一下这种作用。最后,不要认为痛苦永无止境,试着把它想象成你生命旅程的一个转折点。看看你是否能有这样的心态,"这些都会过去"。请描述一下,这种心态如何改变你现在应对困难和挑战的自动化反应。

人类共性:技能练习计划

当你受到伤害,感受不到与人类共性的联结时,制订计划,去展现不同的行为。询问自己:"我正在忍受的痛苦是什么?"

1.描述痛苦的事件、情境或者人际互动场景。

_____

_____

_____

_____

2.世界上的其他人也会遭受同样的痛苦吗?

_____

_____

_____

_____

3.我的痛苦能教会我什么东西呢?

_____

_____

_____

_____

4.这种痛苦会过去吗?

_____

_____

_____

_____

进一步探索。你是怎么做这个练习的？一开始，你可能很难接受自己具有人类共性的想法。想象别人正遭受着同样的失望、生活挫折或者失败，很有挑战性，但事实确实如此。一旦你意识到每个人都有负担，你就可以忍受自己的痛苦，自己只是人类共性的一分子。

_____

当我们别无选择，只能面对充满挑战的情境时，例如养育一个有健康问题的孩子，我们或许可以发现与他人联结的价值，他们也在面临同样的痛苦，他们也在遭受同样的挑战。有时，在跟那些遭受同样问题或者不同问题的人一起工作时，我们可以发现志愿工作的意义。例如，你或许正在痛苦地照顾患有痴呆症的配偶，或许在食物救济站做志愿者，或者在小学做护理员，你会强烈地体验到与他人联结的感觉，他们和你一样，也在面临同样的挑战。你不一定直接跟那些与你遭受同样痛苦的人一起工作，通过为那些与你遭受不同苦难的人提供帮助，你也可以和他人建立联结，看到自己的痛苦只是人类痛苦的一部分。

琼的结果

虽然琼并没有看重这一领域，但是通过使用人类共性工作表，她的技能得到进一步提升，承认和别人具有同样的痛苦。她发现了使用"无聊"这个词的价值，并把这个词仅仅看作一个词，而不是一种痛苦的感受。琼也喜欢和其他以同样方式挣扎的人们相互联结的感觉。这样，她能够看到一些其他选择，对自己的痛苦做出不同的反应，并将它们和无常联系起来。

琼的人类共性：技能练习计划

1.描述痛苦的事件、情境或者人际互动场景。

我下班后参加了一次聚会，不能和同事自如地聊天。最后，同事开始和旁边的人聊天。我产生的想法是："我沉闷无趣。"像其他很多时候一样，我有一种被孤立的感觉，和其他人失去了联结。

2. 世界上的其他人也会遭受同样的痛苦吗？

当然，很多人都喜欢跟自己待在一起，在社交场合也会觉得不舒服。我想象着这种情境，并和这种感受待在一起。

3. 我的痛苦能教会我什么东西呢？

我的痛苦教会我，接受自己的痛苦。我对事物的反应是不同的。当我试图和别人一样时，我会痛苦。

4. 这种痛苦会过去吗？

我认为自己应该更善言谈，我可以放下这种想法。当放下这种想法时，我能找到更多的安宁。

中庸之道

自我关怀的一大基石就是中庸之道——从中庸之道的视角出发，你可以用平衡的方式看待自己以及生活中发生的一切。在中庸之道上，当发生让你感到不安的事情时，你会从促进精神平衡和情感平衡的角度去审视它。与其夸大问题或者错误的严重性，不如简单地描述问题并顺其自然。培养这种中庸的视角可以增强你智慧性头脑的神经回路，并帮助你用温柔的双眼去看待生活。如果我们都在同一条生活河流里徜徉，我们都有各种各样的积极品质和消极品质，那么当你的消极品质出现时，它便没有理由被扭曲。正如 Richard Carlson 的畅销自助书的书名所言：《别为小事抓狂》(Carlson，1997)。

你可以采取一些策略，帮助自己建立中庸之道的视角，其中包括培养心理灵活性的练习，也包括增进心理平衡感的生活方式。下面的工作表提供了一个练习框架，帮助你在面临情绪超载的情境时抑制过度反应的冲动。通常，你需要让自己认识到过度反应的冲动，然后想象一下反应过度会是什么样子，中庸之道会是什么样子。通过观察两者之间的区别，你可以明智地选择中庸之道。

中庸之道技能建设

在该练习中，请你识别出某种行为，该行为在日常生活中将帮助你更少发展反应性行为，更多发展具有平衡特点的中庸之道。

首先，描述最近引发你情绪波动的情境或者事件。然后想象一下，对于这个事件的过度反应会是什么样子。接下来，从中庸之道的角度来报告——只描述事实，不做任何反应，不需要注入或者附加自己的判断。最后，考虑生活中的一项活动，它可以成为你练习中庸之道的提醒。该活动可以是参加精神团体，例如去教堂、参加瑜伽团体或者冥想团体、参与一项涉及自律和精神专注的活动等。

中庸之道：技能练习计划

制订一份计划，在你被触发过度反应时采取中庸之道，无论是对自己还是对他人。

1. 描述具有挑战性的事件、情境或者人际互动场景。

_____

_____

_____

2. 如果我反应过度，事情会是什么样子？

_____

_____

_____

3. 如果我采取中庸之道，事情会是什么样子？

_____

_____

_____

_____

4. 在我的生活中，什么可以更好地促进中庸之道？

_____

_____

_____

进一步探索。请你试着想象，采取中庸之道，而非做出情绪性反应或者判断时，会发生什么？你是否感到痛苦的负担减轻了一点？你是否觉得如果自己一直专注于中庸之道，就会更容易扭转局面？毕竟，如果一切都是"小事"，你就可以通过中庸之道节省大量的心理能量。

琼的结果

琼想加强自己采取中庸之道的能力，因为她觉得她经常反应过度——不仅仅关系到她的工作表现和不安全感，她在其他社会环境中，也觉得自己像个多余的人。从她脑海中涌现出来的一个情境——在工作场合更加社会化，虽然她在工作场合遇到了很多自己喜欢的人，但是她从来没有主动与他们进行任何亲密接触。

中庸之道：技能练习计划

1. 描述具有挑战性的事件、情境或者人际互动场景。

上司的绩效评估。她对我不错，但我没有得到加薪或者升职。

2. 如果我反应过度，事情会是什么样子？

他们看不起我。他们认为我是一个不擅长社交的人，只是对我友好。我应该找一份新工作。

3. 如果我采取中庸之道，事情会是什么样子？

对公司来说今年是很艰难的一年，但是公司给我的福利比去年好。将来可能更糟，也可能更好。我没必要多想。

4. 在我的生活中，什么可以更好地促进中庸之道？

试着去教堂参加一个女性团体，可以为我提供机会，去承受一些社会风险。

琼的活力生活之旅

琼在日常生活中继续练习自我关怀，她注意到，自己不再像过去那样过度关注自己安静而保守的天性。她收到来自所在女性团体成员的社交邀请，利用这些机会，她很快就被任命为某次慈善活动的主席。她在绩效评估期间的焦虑水平稳步下降，她得到的反馈是，她更像一个团队成员，为团队贡献了力量。她自己开发的一项特别有效的运动是每天早晨在镜子面前站立几分钟。当反应性头脑出现，她对自己的迟钝和无趣表现出苛刻评价时，琼会软化自己的关注点，并将自己和与生俱来的善良联系起来。

有一天早晨，她想到了自己的前夫，对方似乎永不停歇地指出自己所谓的人格缺陷。她意识到，前夫一定也是在与自己的恐惧、不足和不完美做斗争，也许他们最终分手是对的。琼决定，是时候结束她生命的这一章，打开全新的一章了，包括寻找新的生活伴侣。琼即将开启自己的鲜活生命之旅！

自我关怀的头脑训练练习

在本书我们所教授的所有正念技能中，自我关怀和他人关怀是你在生活中提升积极情绪最迅速的方法之一。在日常生活中我们通常不会花费时间锻炼大脑的奖励和积极情绪回路，所以我们忘记了这些特殊的正念肌肉多么强大！

感受被爱

你是否记得，在生活中有这样的时刻，你感受到完全地被爱、被关心和照顾？你是否记得那种你被全然接纳的温暖所包围的感受？在这个练习中，我们希望你能全身心地投入你真正感受到爱的时刻。

首先，回忆和描述生活中你感受到真正被爱的巅峰时刻。然后，在这个练习中选择一到两个这样的巅峰时刻。我们将帮助你再造被爱时真实的身体、情感和心理体验。

现在，舒适地坐着，闭上眼睛，做几次深呼吸。每次吸气和呼气的循环，都让你的呼吸变得更长、更深入。让你的头脑清晰和专注，并准备好去想象你真正感受到爱的时刻。让自己沉浸其中，不要放过任何关于你的感受、想法、记忆或者身体感觉的细节。你可能记得你很小的时候被父母拥抱或者轻轻地抚摸。或者，你可能会想起与伴侣在一起的时光，例如牵手、观看美丽的日落等。或者你有被别人拥抱的记忆，你们已经有段时间不见了，见到你之后他非常高兴。感受自己内心的温暖，让自己沐浴在爱的阳光里。

尽量保持这些感觉。注意到这种爱是无条件的，不需要施舍，你可以自由地获取。这种爱也包括爱你的不完美。现在试试看，你是否可以用同样的感受给自己沐浴。你能否轻柔地思考自己身上的正能量。爱自己可以有多种表达形式：它可能更多出现在感觉领域或者颜色领域。无论出现何种内心体验，都让爱的能量笼罩在它们身上。如果你有丝毫的怀疑，试着让爱沐浴那样的怀疑。任何感受都是完美的，可以让你的爱沐浴它。

当你听到冥想铃声响起时，你可以慢慢地回到现在。当你准备好了，就继续下一个头脑训练活动。

进一步探索。当你被爱沐浴时发生了什么？刚开始，你是不是觉得很尴尬，好像你不值得被爱，或者看起来很做作？这些体验很常见，这展现了成年人是如何逐渐认识到必须从他人那里获得爱的。好可悲啊，思考一下，你必须以某种方式证明你值得被爱。爱是人类依恋最强有力的表现形式！接纳承诺疗法创始人史蒂夫·海斯（Steve Hayes）的这句话最好地表达了爱：爱不是一切，爱是唯一。无论你经历了什么，爱就是爱，它使我们的大脑对他人和自己都有关怀心。

你也有缺点

这个练习要求你对自己的缺点进行自我关怀，无论是真实的还是想象的。在我们消极的自我描述中，让我们自己打败自己的，通常有两种类型的缺点。

第一种是我们认为自己不可接受的一些缺点，无论是发际线后退，压力下口吃，还是不像其他人那样有趣。第二种缺点是我们认为自己缺乏的东西，例如美丽的容貌、在社交场合自信，或者在公共场合的演讲能力等。

花几分钟时间找出在这两个领域你最不喜欢的自己的缺点。尝试清晰描述你的缺点，以及你不喜欢它们的地方。

我的缺点	为什么它困扰着我

既然你已经发现了自己的缺点，现在是时候练习了。大声读出你的每一个缺点，在每句话的结尾加上一句"我也爱这部分的我！"当你朗诵这句话的时候，让自己充分投入。

进一步探索。针对你不喜欢的那部分自己，你是否能够真诚地扩展爱的能量？如果反应性头脑告诉你，你的缺点不能被接受，那么练习解离，并温柔地将注意转移到爱自己上。你甚至可以把反应性头脑告诉你的内容写下来，将之作为你的缺点，把它变成自己不完美的一部分！你有一个反应性头脑，它不愿意停止对你的评判，这也是你不完美的一部分。这很酷，对不对？在这个练习过程中，试着创造一个让你放松的心灵空间，放下对自我拒绝的依恋，真正地去爱你不喜欢的自己。

表达感恩

体验自我关怀的另外一种方式是亲密接触并清晰表达感恩或者感谢。我们喜欢做的一种练习，称为"一个在开头，一个在结尾"。"一个在开头"意味着，当你醒来时，对任何进入你意识的东西都表示感恩。如果你听到一声狗叫，那么你的感恩可能是"我感谢狗",或者你意识到自己眼睛的感觉——它们已经休息好了,准备开始新的一天——然后说"我感谢我的眼睛"。

"一个在结尾"指的是,在你晚上躺下睡觉的时候做同样的练习。如果你意识里出现的是你喜欢的柔软枕头,你可以温柔地说"我感谢我的枕头",或者用简单的"我感谢一天的结束,我感谢拥有躺下的机会"来表达感恩。虽然你可以从简单的感恩想法中受益,但是你也可以尝试大声说出来,或者把他们写到感恩日记里。

自我承诺

练习自我关怀不是一蹴而就的,你每天都需要重新确认这种愿望。你可以通过重复这种简单的愿望开始自己的一天,从而让自己变得自我关怀:

当我今天经历痛苦时,我认可痛苦的时刻。

我会提醒自己,苦难是人类的一部分。

在这痛苦的时刻,我善待自己和他人。

祝自己好运

每天培养关怀心的另外一种方法,是在日常生活中的每个重要领域都祝福自己:身体安全、身体健康、心理健康和舒适安逸。这个简短的练习将帮助你与自己的自我关怀相联结。

舒适地坐着,闭上眼睛,深呼吸几次。在注意完全集中在此时此地之前,让呼吸变得越来越长。别着急,花点时间和自己在一起,与自己的意识充分接触。现在,慢慢地、轻柔地重复每个短语。花些时间,认真思考每句话中的每个词。

祝我安全

祝我身体健康

祝我心理健康

祝我活得舒适

每一次你重复这个步骤，试着使呼吸更深长，认真地感觉自我关怀的意图。你真的希望自己是最好的。继续轻轻地重复这个步骤，直到你听到冥想的铃声。

进一步探索。在今天的生活中，你是怎样祝福自己的？你是否认为自己不配得到这些东西？反应性头脑将把你带入一个空间，在那里你很容易产生这些想法。如果在练习过程中出现了这种情况，就制订一份自我关怀计划，为下次你打算做的事情做准备，并尽可能多地进行这种头脑训练。

需要培养的观念

☐ 对于苛刻的、自我批评的、自我拒绝的反应性头脑来讲，"自我关怀"是完美的解药。

☐ 自我关怀包括对自己仁爱和仁慈，即使是在当你的缺点或者不完美暴露出来，或者内心痛苦的时刻，也要进行自我关怀。

☐ 当你提醒自己，所有人都有缺点，所有人都会体验痛苦时，在痛苦中你并不孤独，这会让你更容易自我关怀。

☐ 当你遭遇生活中不可避免的挫折时，每天练习自我关怀技巧，会降低你对自己过分苛刻的倾向。

☐ 自我关怀也能提升你对他人的关怀，并改善你与他人的关系。

第12章

第八步：带着愿景和意愿生活

> 只有愿景没有行动，是白日梦；只有行动没有愿景，是噩梦。
>
> ——日本谚语

按照自动驾驶模式生活，肯定会导致抑郁，在自动驾驶生活模式中，为了避免失败、挫折或者拒绝，必然要遵循他人或社会的规则。一种正念的替代模式，是创造强有力的生活愿景，并产生强烈的意愿去追寻生活愿景。在日复一日的生活当中植入想象、愿景和意愿，会刺激和强化大脑的情绪奖励中心。你会发现，将生活和与价值相伴而生的意愿结合起来，将生活和对生活的清晰愿景结合起来，是治疗抑郁症的灵丹妙药。

到目前为止，我们已经介绍了几种正念技能，用于处理各种心理健康问题。这些心理健康问题都是反应性头脑在通往价值的道路上设置的障碍。这些技能都是重要的人生技巧，单纯使用这些技能都会提高生活质量。但从本质上说，ACT 是一种行为疗法。我们希望帮助人们的生活发生彻底改变。所以，如果你依然选择跟我们一同前行，那么你还有一些工作要做。要想超越抑郁，我们还需要帮助你完成第八个步骤：形成强有力的生活愿景，并根据愿景建构生活意愿。如果说学习正念是为了通向某个道路终点的话，那么能够按照愿景生活就是道路的终点。

将生活愿景和人生价值相结合，一直延伸到生命尽头。从这个意义上讲，生活愿景就是你愿意在生活中实现的"宏伟蓝图"。生活愿景原本是正念练习的重要组成部分，但它很容易被忽略。生活愿景具有梦幻的色彩，你明明知道它是什么，却无法解释自己是如何知道的。有一点毋庸置疑，它绝非源自语言建构的反应性头脑。这种生活使命感根植于智慧性头脑，并与直觉、预感、前意识的觉察和灵感等密切相关。这种觉察会让你不是以僵化的、评判的、反应性的方式面对未来，而是以理想的、积极的、兴趣盎然的方式面对未来。与幻想着对生活加以控制（这是反应性头脑的标志）不同，智慧性头脑的愿景、直觉和预期会带着好奇与渴望，把我们带进未知的将来。很多时候，愿景会将你唤醒，给你带来异乎寻常的鲜活感和满足感。

为了达到这种积极的内心状态，我们会帮助你设想自己打算过上怎样的生活。首先是在基本诉求层面，然后是在意愿层面。这关系到建立以直觉和灵感为基础的人生愿景，目的是为你未来的生命历程确定基调。然后我们将帮助你按照计划采取行动，以实现这些美好的生活愿景。你需要充分认识到，反应性头脑绝对会三番五次地阻挠你，它会在你前进道路上设置你非常熟悉的情感障碍。当这种情况发生时，智慧性头脑会告诉你该怎么做：接纳这些障碍，允许它们如其所是，并冲着你心中的方向继续前进。

阅读本章的同时，我们有一个重要请求：接下来进行的愿景练习，将要求你离开自己熟悉的世界，引领你的头脑抵达仅靠想象才能抵达的世界。我们会邀请你对充满隐喻的世界保持开放，在那里，你可以聆听不同的智慧声音，它们将指导你的人生旅程。接纳馈赠的任何礼物，就像生日收获意外惊喜一样。对宇宙奇迹充满惊叹和感激，接纳所得到的任何恩典。

什么是生活愿景

生活愿景，就是我们穷尽一生所要达到的目标的清晰一致的形象。尽管生活愿景不会提供具体的生活指导，但是在特定的生命时期：出生、童年、独立、成家、年老、遇到健康问题和死亡等，它确实能够给我们提供一种持续性和方向感。

那么，人生方向、生活愿景、意愿，这三个概念之间有何联系呢？要创造终生难忘的人生旅程，你既需要目的地，也就是生活愿景，也需要抵达目的地的路径，也就是日复一日、年复一年坚持的人生方向。而意愿是指你正在做的行动，并且每天做这些行动时，心中需要始终牢记生命的目的地（生活愿景）以及抵达目的地的各种途径（人生方向）。意愿，指引你度过生命中的分分秒秒，过好分分秒秒，岁月自会晴好。

现代社会，获得生活愿景往往颇具偶然性，多种因素的交互作用让获得生活愿景变得扑朔迷离，其中包括亲朋好友、老师、其他权威人物等的谆谆教导。在我们的成长过程中，绝大多数人都会听见各式各样权威人物积极或者消极的话语，而且这些"预言家"在传达信息时往往说者无心。各种信息提供者的品性千差万别，提供的反馈也参差不齐，这往往让孩子对生活形成很多消极预测，从而形成恶性循环。各种人生坎坷，让培育有意义的生活愿景充满挑战。

我们所获取的很多所谓"美好生活"的信息，往往是社会灌输的规则，教导我们如何生活才不会扰乱社会。如果遵守这些"规则"，我们就能获得奖赏。但是，整个社会的巨大力量，不但没有消除反应性头脑的致命缺陷，反而将致命缺陷放大。所以说，社会传递的某些规则非常有帮助，但是有些规则的确存在问题。最近，我们采访了好几名大学生，在生命早期他们的愿景是什么？下面是他们的回答：

- 我不知道自己要做什么。我知道我得上大学，因为家里所有人都上过大学，而且我知道，我最好成绩优异。
- 上学，考一个好成绩，然后找工作，当老板。
- 获得商科学位，找份薪水不错的工作，然后买辆好车。

获取物质利益俨然成为成功的标志，但是对于世俗万物的执着也是苦的根源（Lhundrub，Cabezon，2011）。这种成功确实造成一种假象，幸福来自身外之物，而非来自内心。在世俗生活中，既有坏事也有好事。试想一下：当经济危机突然来袭，你被供职25年的公司解雇，并发现公司的退休金计划已经成为过去，退休存款瞬间化为乌有，这时会发生什么呢？即使你通过了世俗文化的测试，成为一名所谓的"成功者"，拥有一辆好车、一栋豪宅、一份好工作，也未必能够过上有意义的生活。即使拥有"美好生活"的所有假象，很多人依然会感觉空虚，并且纳闷为什么总觉得物质资源匮乏，缺乏深层的目标感和意义感。

如果年轻的时候，你已经拥有一份生活愿景，那么请花点时间回顾那个愿景：现在，生活在你周边的人们是否知道，你的日常行为正实现着你的愿景？如果年轻的时候，你没有找到一份生活愿景，那么你现在找到了吗？如果你拥有一份生活愿景，谁会支持你的努力，让你按照生活愿景生活？斗转星移，你的生活愿景发生了改变吗？是如何改变的？为什么改变了呢？

通常，人们沿着社会所界定的成功阶梯往上攀爬，但到头来在站上世界金字塔的顶端时，往往发现这个奖励并非源自初心。如果你发现自己设定的生活目标还没有实现，别担心，你并不孤独。就在此刻，许多人像你一样，正在尝试形成生活愿景，还有一些人在试图澄清、重新定义、修正他们的生活愿景。生活百转千回，总是给你很多意外，人们通常需要定期评估和实时更新生活愿景。事实上，接下来的人生旅程，追寻生活愿景应该是每天的功课。此刻你正在阅读本书，这意味着你正准备着，向更有意义、体验更深刻的生活愿景靠近；也意味着你正准备过上自己想要的生活。

神经科学：想象是大脑最复杂的活动

生活愿景的形成，必须依靠想象来整合对未来生活的心理彩排，创造性地设想多种途径以抵达理想的终点，激活不同脑区解决脑海中浮现的各种障碍。众所周知，想象是极其复杂的大脑活动。最近一项研究表明，在想象任务中，至少需要持续激活 11 个以上不同的脑区。神经活动模式分布如此广泛——涉及大脑中感知、记忆提取、自我参照加工等——被称作"心理空间"（Schlegel et al.，2013）。

最近另外一项研究表明，想象任务会激活海马区一条独特的神经通路，它是大脑中记忆检索和心理演练的区域（Kirwan，Ashby，and Nash，2014）。请记住海马体的显著特征是激活任务消极网络。尽管任务消极网络的过度激活与无法觉察当下、走神、抑郁等相关，但任务消极网络的适度激活与想象、社会推理、自我觉察和创造力有关。在做白日梦和走神时，本来组织有序的大脑活动，从记忆提取到对未来事件心理表征的形成和测试，都会被打断。从这种意义上说，可以认为思维反刍破坏了想象力。

想象依赖于感知信息，例如输入的视觉刺激和空间刺激，可以创造出与物理关系相类比的心理图像（Schlegel et al.，2013）。回过头来说，这就是为什么本章的可视化练习要求将生活愿景具体化，而不只是抽象地思考它。通过这种方法，大脑中的想象网络更容易形成未来生活的愿景。

愿景高原

通过该练习，我们将邀请你利用想象去澄清生活愿景，并提供必要的信息帮助你实现生活愿景。在练习开始之前，找一个舒服的地方坐下或者躺下，例如家里安静的地方，或是附近的公园。我们希望你保持安静，这样你就可以在冥想活动中保持专注。本练习需要15分钟左右。现在，你整装待发，准备踏上前往愿景高原的旅程。深吸一口气，在你缓缓呼气的时候，放松自己。呼吸时，调整好自己，准备迎接一些对你而言非常重要的事情。尽可能吸入能够滋养你的空气，将身体中的气体毫无保留地全部呼出。感觉你的身体是温热的，慢慢变得厚重而柔软。这是你放松时自然的状态，有益于接收所需的事物。吸气、呼气，呼吸是连接你身体和心灵的桥梁。沿着这座桥行走，加强这样的联结，就在此时此地。

当你准备好了，就开始想象你走在一条小路上。一切都是崭新的，尽管它们可能看起来有点儿熟悉，似曾相识，但你没有清楚的记忆。这条小路从树林中穿过，到达河边。河很宽，水流湍急。你坐了下来，看着流水。你在一旁等待着，看着，呼吸着。太阳高高地挂在空中，它温暖着你。阳光在水面上跳跃，波光粼粼，呈现出特有的形态。尽管你不是很明白发生了什么，但是太阳、河水似乎想一起给你些什么，一些你可以带走的东西。它可能是一个形状，一种纹理，一种声音，或是一种颜色。当你看到的时候，就会明白它是什么。说出它的名字，拿走它，因为这是给你的东西。

当你准备好时，你就可以动身离开河边，继续前行了。现在，你将进入愿景高原。在那儿，有人在等你——一个与你结识了一辈子的人。他听过每一个给你的肯定评价，这个人了解你的长处、弱点以及你的价值。吸气、呼气，你会知道，你即将和一个了解你、爱你的人握手了。

离高原只有几百米了。慢慢来，无须催促，你无须着急爬到顶点。当你抵达顶点时，你会感到另一个存在。坐在高原上的你，沐浴着温暖的阳光，感觉很好，很踏实。这是一个休息和等待的好地方。你的背很直，感觉很放松，好像悬浮在空中一样。从愿景高原俯视，你能见到一条绵延很长的道路。你站了起来，环顾四面八方，去欣赏这广阔的景色。向东，向南，向西，然后向北。

汲取了这么多营养，你感到很满足。接着，你又坐了下来，现在的你朝向北方。闭上双眼，你很容易看到生活时光，看到从你意识萌发到现在这一刻，有些时刻是美好的，有些不是。它们只是瞬间、记忆和影像。带它们进入脑海中，再让它们离开，吸气、呼气。踏上呼吸之桥，连接心灵和身体。

当你在观看自己生活的一幕幕剪影并呼吸时，有人走近了你。你感受到一个朋友的存在，不需要睁开眼睛或者站起来。你等待着这位朋友的抚摸，你知道这是一种充满爱的、温和的抚摸。你感觉柔软、温暖的指尖触碰着你的额头，你知道这个人会帮你看清你的生活愿景。

记住太阳、河流的馈赠，并告诉那个智慧的朋友，这么做将增强你们现在所做工作的效果。与他倾诉吧，吸气、呼气。允许寂静的出现。密切注意这位朋友是如何处理你先前的形状、声音和图像的？是替换它们，还是把它们按照原样呈现在你面前？这些与你的生活愿景有何关联？接受心灵中出现的有关愿景的任何看法——无论好与坏、想要与不想要，接纳它如平常的心理活动一样，也接纳你对这个心理活动的评价，然后回到那一刻，和你的朋友一起坐在愿景高原上。

当朋友准备离开时，请你站起来表达感谢。在你的朋友离开之后，请放眼东方，想象一个包含过去的未来。然后，望向南方，再想象一个未来，它包括此刻，以及追寻愿景所需要的勇气。再望向西方，想象一个未来，包括实现愿景需要具备的规划能力，即使这么做并没有什么回报，即使在追寻愿景的路上需要承受无尽的痛苦。最后，面向北方，你会看到一群智慧的人，他们就在那里，随时准备帮助你实现生活愿景。注视他们的眼睛，并感谢他们。

现在，你可以离开愿景高原了，但你随时可以回到这里。每次前往，都会有不同的经历。与它告别，沿着这条路走下去，绕过森林，穿过河流，回到你每日生活、休息的地方。用想象力为你的人生计划创造最重要的生活愿景。吸气、呼气，踏上连接心灵和身体的桥梁。当你准备好时，请睁开双眼。你现在看到的是一个崭新的世界——用一双崭新的眼睛面对的一个崭新世界。

当你完成了愿景高原的可视化练习后，回答下面的问题。你也可以在日记或者工作表上做记录。

愿景高原工作表

河流和阳光带给了你什么？是一种形态、一个图像、一组词语，还是别的什么？

_____

_____

_____

这份礼物对你来说意味着什么？

_____

_____

在愿景高原上等待时，你回忆过去，看到了什么？

_____

_____

在愿景高原上，当你的朋友触碰你的额头时，你有什么感受？

_____

_____

_____

当你和朋友谈论从河流和阳光中得到的礼物时，你的生活愿景发生了什么变化？

_____

_____

当你望向南边，看着追寻生活愿景的勇气时，你看到了什么？

_____

_____

当你望向西边，发现你有能力按照愿景规划活动时，你看到了什么？

_____

_____

当你望向北边，看着智慧的人们准备好支持你的生活愿景时，你都看到了谁？

_____

_____

进一步探索。在这个练习中，你的表现如何？你能把自己融入想象的画面中吗？你能在指导语带领下，活在当下吗？让自己无所顾虑地练习时，你是否有意外收获？对很多人来说，这个练习非常有冲击力，能够产生强烈的情绪反应。所以，如果你同时体会到悲伤、好奇、后悔、期待等各种复杂的体验，这很正常。如果你发现这个练习对你的情绪有帮助，你可以保存好这些答案，经常回顾。你在关键领域的生活愿景不断变化和深入，或者经历人生的重大变化，你对这些答案的理解也会有所不同。

案例：露丝的经历

还记得第 10 章里露丝的经历吗？她是一位遭受性暴力的幸存者，一直努力想建立亲近、长久的亲密关系。虽然她想拥有终身伴侣，但最终得到的答案却是：也许她真的与亲密关系无缘。毕竟，在她14岁时父母就离婚了，即使在父母常年冷战。即便她能从性虐待的创伤中恢复，她也没有机会学习建立亲密关系的技能。

露丝的人生愿景是成为一名艺术家，一个能达到某种艺术境界并善于搭配色彩和形状的人。小时候，露丝就展现出了艺术天分，她发现绘画可以帮助自己逃离家中那些无法言说的痛苦。她低估了习惯在消沉时喝点"小酒"的严重性，她觉得随时可以戒酒，而且自己并没有其他恶习。

关于愿景高原练习，露丝有点担心，但她真心希望加深和拓宽自己的生活愿景。她决定在冥想和回答问题之前，先去公园散散步，与大自然接触，让自己平静下来。以下就是她对于上述问题的回答：

露丝的愿景高原工作表

河流和阳光带给了你什么？是一种形态、一个图像、一组词语，还是别的什么？

——我看到了彩虹。

这份礼物对你来说意味着什么？

——对我而言，这意味着好运，也意味着多样性和永无止境的变化。

在愿景高原上等待时，你回忆过去，看到了什么？

——我看到自己独自站在一个房间里，许多人正在交谈。有点吵，我想离开。

在愿景高原上，当你的朋友触碰你的额头时，你有什么感受？

——我感觉如释重负，好像我一直在等待着她。很奇怪的是，我觉得我们不需要对话。

当你和朋友谈论从河流和阳光中得到的礼物时，你的生活愿景发生了什么变化？

——我看见自己置身于人群中，艺术家们正在创作作品。他们对彼此的工作都很感兴趣，同时致力于自己的创作。他们是一群严肃但富有情趣的人。我觉得我属于这里。我说"那摩斯戴"（Namaste），意思是"祝我们平安"，然后告诉朋友我会回来的。

当你望向南边，看着追求生活愿景的勇气时，你看到了什么？

——我看到一个小女孩举着她画的一幅画，很骄傲，希望别人也能看见她的画。

当你望向西边，发现你有能力按照愿景规划活动时，你看到了什么？

——我看到自己正在上一堂艺术课，见到了一些艺术家。我看到自己支持他们的工作，也在找机会展示我的作品。

当你望向北边，看着智慧的人们准备支持你的生活愿景时，你看到了谁？

——我见到了这样一群人，他们不会因为我用酗酒来逃避痛苦而羞辱我，相反，他们真心希望我能友善地对待自己的身心。他们披着金黄色的毯子，有着充满爱意的眼神和甜蜜的笑容。

露丝觉得，这个练习帮助她扩展、澄清了自己的愿景。她变得乐观，决定每天早上用炭笔绘画几分钟，进一步思考自己的愿景。她买了一本暖黄色、棉布封皮的日记本，并起名《彩虹日记》。除了画画，她还计划每天早上花时间记录一些生活愿景，以及当天的计划。

形成你的生活愿景

生活愿景通常源自智慧性头脑，以多种形式呈现：画面、图片、内部感受、直觉或顿悟等。同样，价值也源自智慧性头脑。两者都不是逻辑的产物；相反，它们更像是通过直觉获得的，让你知道自己的生活该往哪里走，让你知道自己想为什么而奋斗。当通过语言描述价值时，这些语言通常是行为导向的，例如：做一个有爱心的伴侣，做一个认真倾听的母亲，或是做一个乐于助人的人。第 5 章帮助你识别和描述的价值，可以成为你建立生活愿景的框架；它们反映了对你来讲重要的事物，根据生活愿景去行动，可以帮助你树立生活的目标。

请记住，价值尤其会在人际关系、工作 / 学习、休闲 / 娱乐、健康等生活领域表现出来。为了创造你的生活愿景，需要在上述生活领域重新审视你的价值。你可以从更广阔的范围思考"健康"：它是一种身体、心灵、社会、心理整合的良好状态，而支撑这种良好状态的，则是那些能够帮助你有效应对生活压力的各种技巧。人际关系领域，包括人际互动模式——与你的亲密伴侣、家庭成员、同事、街坊邻居等的互动模式——以及你活在当下、用真心对待他们的能力。投入工作和学习，则体现为在工作和学习中表现出来的某些特定品质，无论是在单位、学校，还是在定期的志愿活动中。投入休闲和娱乐，意味着你把美好的品质带入你所热爱的事物，例如兴趣爱好、体育运动、休闲活动等。

现在，依照从"愿景高原"中获得的信息，创建一些生活愿景的词条。你还需要识别愿景背后隐藏的价值。在开始练习之前，我们花点时间回顾一下，在本书第 5 章，你是如何定义人生方向的。例如，通过回顾"靶心图"练习，也许你就会有所收获。花些时间，回顾一下答案。对自己的价值进行补充或修改，在将价值提炼成更简洁的语言之前，可以在下面的工作表中进行更详细的描述。如果你觉得把下面的愿景练习和前面的价值联系起来有困难，可以先阅读下面的案例，获取一定的指导与帮助。

创建你的生活愿景

下面的练习以前面的"愿景高原"练习为基础，要求你将愿景中看到的"礼物"和自己的价值联系起来。生活愿景（目的）和价值（需要跟随的方向）是高度个体化的，反映了到目前为止你独特的生活经历和知识背景。

1. 首先，在"生活愿景小礼物"一栏，描述你在"愿景高原"中看到或收获的东西，它们拓展和加深了你的生活愿景。对每一个生活领域都进行描述。

2. 在"生活愿景陈述"一栏，用一句话陈述你的生活愿景。对每一个生活领域都加以陈述。

3. 在"价值"一栏，描述你此时在每个生活领域的价值。不用详尽描述，只需要简洁陈述当前你对每个生活领域中重要事情的看法。

4. 在"生活愿景和价值陈述"一栏，将生活愿景和价值以目标和意愿的形式表达出来。对每一个生活领域加以陈述。

生活愿景和价值陈述工作表

生活领域	生活愿景小礼物	生活愿景陈述	价值	生活愿景和价值陈述
人际关系				
工作/学习				
休闲/娱乐				
健康				

进一步探索。你是怎么做这个练习的？在某些领域，恐怕很难提出一致的愿景和价值陈述，而在另一些领域则不然。这都意味着你对自己的人生目标有了更多了解。有时候，你可以利用某个清晰的生活领域带来的自信，在模糊的生活领域尝试新的、大胆的陈述。很重要的一点是，要避免仓促地完成这个练习，如果能通过一次一次尝试，逐渐让它丰满起来，那最好不过。特别是针对愿景和价值的语言描述可能极具挑战性。实际上，露丝花了好几天的时间思考，才最终完成了这个练习。

露丝的结果

　　露丝认真地反思自己在"愿景高原"冥想练习中的内心体验，对于如何更好地理解自己的健康、工作/学习、休闲/娱乐和人际关系等有了全新的认识。她花了很长时间，在工作表上写下了以下回答。完成这个练习，帮助她更好地理解了抵达愿景高原获得的礼物。

露丝的生活愿景和价值陈述工作表

生活领域	生活愿景小礼物	生活愿景陈述	价值	生活愿景和价值陈述
人际关系	一道彩虹	许多人走进了我的生活。我尊重这样的差异以及这些差异产生的影响	把勇气作为价值	我将在追寻有意义的人际关系时，做出勇敢、大胆的行动

（续）

生活领域	生活愿景小礼物	生活愿景陈述	价值	生活愿景和价值陈述
工作 / 学习	一道彩虹	我拥有充满意义的工作机会	我重视尊重和多样性	我会尊重自己和他人的工作
休闲 / 娱乐	小女孩	我有创造美的天赋	我重视自我表达，以及成为群体的一分子	我会与他人分享我的创造力
健康	带着充满爱意的双眸望着我，理解我	他人的爱与支持	我重视别人的支持和认可	我会从别人的双眼中发现爱，也会善待自己

需要再次重申，确定一些基础的、重要的生活愿景往往令人望而生畏，部分原因如前所述，没有人教导我们要对生活做出如此严肃的思考，通常我们被教导要小心谨慎，要符合社会标准，天道酬勤，等等。下面所提供的案例来自很多人的练习，我们的目的不是想告诉你，对你而言什么是合适的，而是希望能够帮助你掌握该练习的精髓。

人际关系

打开我所有的感官去倾听，就跟愿景高原上睿智的朋友一样。

接纳我无法控制丈夫所面临的困境，用爱去填充我们之间的距离。

工作 / 学习

对工作行为保持正念（就如愿景里太阳照射水面一样，总能找到新的地方进行连接）。

和我的同事沟通、合作（接纳我们不可能都像我生活愿景里的成功人士那样工作与生活）。

休闲 / 娱乐

带着痛苦进入我的娱乐生活（了解痛苦本来的样子，它的灼热和沉重就像在高原愿景里出现的热饼干），同时也让痛苦指导我的人生。

像我姑姥姥那样肆意大笑吧。她虽然去世了，但当我站在愿景高原上向前眺望时，姑姥姥就站在智慧的人群中。

健康

在愿景里出现的那只鸟儿，让我学习它的优雅、温和、容易入睡，这样我在面对生活时可以得到更多的休息，会有更好的平衡。

借助我的手杖，让我在公园里和我的孙子孙女们舞蹈和玩耍。

培养意愿

现在，让我们学习一项重要的技巧：具有意愿。意愿能帮助我们在想象和行动之间实现平衡，在发现可能性和采取行动之间实现平衡。意愿不同于行动，它通常发生于行动之前。正因为如此，培养意愿需要发挥想象力，创造出可以尝试前行的备选道路；对于沿着那些道路前进所需要采取的行动，你可以通过想象进行心理预演；对每条道路可能产生的不同结果进行心理评估；最终确定首选行动方案。如上所述，意愿是一种非常复杂的心理过程，它要求你活在当下、保持觉察，并且自愿选择。当你生活在自动驾驶模式时，你是无法变得有意愿的。要想变得有意愿，你需要调动所有你能够调动的大脑资源。

现代文明最大的威胁之一，就是日常生活的方方面面都变得如此简单，以至于我们在做事情的时候，根本不需要真正思考我们正在做什么。当我们面临具有挑战性的生活场景，需要大脑中的意愿通路起作用时，意愿肌肉却因为长期荒废而虚弱和松弛。我们认为，抑郁和有意愿的生活，处于生命活力连续体的两端。许多滋生抑郁的行为，在发生之时都是没有意愿的。它们自动形成，极少涉及自我觉察。

例如，拖延作为抑郁症的常见症状之一，其出现的原因就是缺乏遵循愿景采取行动的意愿。你从来不会因为抑郁而拖延；你采取的行动计划之所以落空，是因为你没有执行行动计划的强烈意愿。以下练习提供的策略，让你在做计划和过上鲜活的生活时，变得更加灵活和正念。

保持美好的意愿

下面的练习帮助你形成采取行动的意愿，它们与前面练习中所提到的愿景陈述以及价值陈述相吻合。下面你将体验到，要想形成一个意愿，需要经历哪些具体的步骤。

- 将愿景与意愿相连。
- 依照愿景进行行动预演。
- 评估可能产生的结果。
- 想象按照意愿采取行动时可能遭遇的阻碍。
- 想象当障碍出现时你对它的反应。

该练习的目标是活在当下，并且让意愿灵活而坚定。如果在练习中遇到困难，不妨看一看露丝的例子。

1. 首先，复制前面练习中愿景和价值的语句，填入工作表的愿景与价值陈述空白处。

2. 现在回顾你本周能做的事情，思考它所支持的生活领域的愿景和价值，把它写在意愿一栏。

3. 现在花一分钟，想象一下你正在执行的行动计划一切顺利。然而，当你执行行动计划时，一些消极的事情发生了，这让你感到沮丧。想象所发生事情的细节，观察你的大脑对它们的看法，把它填在消极的障碍一栏。

4. 现在到了练习中可能最困难的部分，想象一下你对障碍的反应，采用积极的支持自己的愿景和价值陈述的方式。你可以使用某种正念技能来克服障碍：如果它是一个外部障碍，你可以寻求他人的支持；你也可以依靠自己找到一种创造性的方法克服障碍。在最右边一栏写下你想象中的一切。

美好意愿工作表

生活领域	愿景与价值陈述	意愿	消极的障碍	积极的结果
人际关系				
工作 / 学习				
休闲 / 娱乐				
健康				

进一步探索。你创造意愿的体会是什么？某些意愿比其他意愿更容易想象吗？你能发现反应性头脑制造的障碍吗？为了克服障碍，你是否可以让智慧性头脑介入，用一些积极的或令人安心的图像做出替代反应？在整个练习过程中，你的意愿是否坚定，还是有所动摇？我们鼓励你定期做这个练习，因为它可以帮助你形成更深入、更坚韧的意愿，影响你的未来。

露丝的练习

露丝以极大的热情做完了这项练习。在阐明了愿景和价值之后，她打算着手改变自己的生活。下面就是她所想到的。

露丝的美好意愿工作表

生活领域	愿景与价值陈述	意愿	消极的障碍	积极的结果
人际关系	我重视生命中勇敢、大胆的行动	去新画廊看展览	一个男人开始跟我说话，我觉得不舒服，想离开。我想的是，"他在试图和我搭讪"	我问画廊老板关于这位艺术家的情况，她告诉我：这位艺术家即将进行的一次演讲，我说，我会去听演讲的
工作/学习	我尊重我的工作和他人的工作	工作时，我带一幅画去，放在我的工位上	有人问，"你从哪儿弄来的？"我担心他们会给它消极评价	我告诉一些人，这幅画是我画的，它是我最喜欢的作品之一，因为它表现的是两个不同的人在真诚地彼此倾听
休闲/娱乐	我想与他人分享我的创意	我自愿每月在员工室里装饰公告栏	经理会说不行，我得先说服他们	我问经理我应该和谁谈谈装饰的想法。我这样的艺术爱好者会被大家喜欢的
健康	我要发现别人的善意，善待自己	周六早上去上瑜伽课	我到那里时感到紧张。我对瑜伽的了解还不够，因此我不能去上课	下课后，老师邀请我们晚些时候去野餐，我接受了邀请

这个练习比露丝想象的要艰难许多，该练习帮助露丝预测到可能出现的消极想法，通常当露丝着手做出重大的生活改变时，这些消极的想法会成为绊脚石。这个练习也帮助露丝拓展了想象力，让她能够看到意想不到的积极事件，从而支持自己的努力。露丝觉得有必要将这个练习放进每周的目标设定中。

关于愿景和意愿的正念训练

跟第二部分其他正念技能一样，关于愿景和意愿的正念训练练得越多，在现实生活中所起的作用就越大。这里有一些可以在家里进行的简单的愿景和意愿练习。坚持下去，过不了多久你就可以看到积极效果。注意，过往的研究发现，每天进行简短的正念练习，短短两周就会有明显效果。

每天带着意愿生活

让你丧失意愿的主要原因在于，日常生活中的所有小事都是无意识的，都受到习惯驱动。这个练习请你每天带着意愿，一直坚持到晚上结束。这将教会你如何在短期和长期使用意愿。我们向你保证：这个练习会让你在醒来后有一个全新的体验。

醒来时，花几分钟时间来制定今天的意愿。从问自己如下问题开始：

- 今天，我打算如何做自己？
- 今天，我打算在行动中表现出什么价值？
- 今天，我打算如何对待工作、学校和家庭中的其他人？
- 今天，我打算练习哪些自我关怀的行为？

晚上睡觉前，回顾每个意愿，在脑海中做标记。如果今天意愿从你身边溜走，明天你最好重点关注某个方面，而不是所有这四个方面。如果出现这种情况，每天选择一个方面进行练习，看看效果如何。

带着爱醒来与睡去

这个冥想练习对前面的练习进行了微调。把意愿聚焦于当下，带着仁慈与关怀去行动。当你醒来或准备休息时，反复地轻声诵读问题和答案。问题 1 的答案永远是"现在"，我们邀请你根据当下的意愿来调整剩余回答。

1. 我生命中最重要的时刻是什么时候？［现在］
2. 我打算怎样使现在成为生命中最重要的时刻呢？［停顿一下，从细微行为中寻找快乐，调整并觉察感受等］
3. 谁是我生命中最重要的人？［那个人的名字，我自己的名字］
4. 我要向别人展示的是什么？［爱与关怀、诚实、支持等］

专门练习

"专门练习"（deliberance）是"解脱"（deliverance）一词的衍生，一位抑郁症患者曾经用这个词来描述他每天的习惯——把看似普通的任务挑出来，慢慢用心去做。在专门练习中，你会有意识地做一些你平时不在意，但可能应该关注的事情。

专门练习的对象包括日常活动，例如在早上起床后慢慢咀嚼第一口饭、洗碗、洗衣服、工作小憩、打理花草和庭院、修葺房子周边等。专门练习需要你全情投入，进入当下，然后注意自己正在做的事情。下面列出的是日常生活中可以进行专门练习的活动。使用下面的工作计划表，至少选择一项或两项进行专门练习。

专门练习工作计划表

专门练习的活动	行动计划（我将做哪些跟以往不同的事情，什么时候做，做多久）
早上起床	
吃第一口饭	
洗澡	
早餐后洗盘子	
开始洗衣服	

（续）

专门练习的活动	行动计划（我将做哪些跟以往不同的事情，什么时候做，做多久）
在工作间隙休息 5 分钟	
午餐后喝一杯茶	
侍弄室内花草	
为花园除草	
打扫厨房地板	
换灯泡	
睡觉前在床上做 10 次呼吸放松训练	

放慢一倍

当陷入抑郁时，你会倾向于无意识地做一些日常活动。这个练习需要你打破这种行为模式，展现出意愿并带着意愿去行动。选择一项在专门练习中列出的日常活动，并尝试以平时一半的速度进行，这意味着你将花费两倍于平时的时间。当放慢脚步时，你的意愿有意识地接触要完成任务所需要做的每一个动作。如果把吃第一口饭作为目标，那么你就会有意识地选择每一个吃东西的行为（拿叉子、举起叉子、张嘴、咀嚼、品尝等）。看看你是否能够有意识地觉察每一个动作，就像第一次觉察到这个动作一样。

这些缓慢的、有意识的动作，很可能会引发反应性头脑的喋喋不休，所以你可能会听到如下想法："快点完成这个任务，这样你就可以继续下一个任务了！"如果你发现这种情况发生了，就去把那个想法解离出来，仅仅把它当成一个想法。完成这项任务后，你总会在几分钟内再次加速。然而，你可能会注意到，放慢脚步，带着更多的觉察和意愿去做事，其实很有趣。

大声说出来

这个练习与每日意愿生活练习类似。新的一天开始时，暂停几分钟，试着想象一些场景，想象能够给自己带来快乐、自己很喜欢做的一些事情。你可以大声说："今天，我要和谁（姓名）谈谈，什么事情能够给我带来快乐，我怎样才能经常去做这样的事情。"

例如，你可能有机会和配偶或伴侣谈论一下，什么事情能够让你们感觉更亲密，你想怎样培养两个人的关系。你可以大声说，"今天，我要和谁（姓名）谈一下，我们怎样才能更常在一起做这些事。"

需要培养的观念

☐ 追求有价值的生活需要你发展清晰的愿景，这些愿景以价值为基础，指向前进的方向。

☐ 定期预演生活愿景，会激活和增强你大脑的多个区域，这些区域与创造力、想象力、灵感、问题解决和积极动机等紧密相连。

☐ 发挥想象力描绘你想要的生活愿景，这将激活你的智慧性头脑，减少反应性头脑的控制，创造全新的机会。

☐ 意愿可以帮助你走上生活愿景的大道，并且自始至终都与价值联系在一起。

☐ 培养带着意愿采取行动的能力，这将帮你体验简单的快乐。

第13章

第九步：对自己信守承诺

有能力和毅力的人能够征服一切。

——本·富兰克林

如果你有能力做出强有力的以价值为指引的选择，那么你将重新唤醒自己的生命。你需要加强神经通路，对自己的选择负责，目的在于获取长期利益，而非情感回避和行为回避带来的短期回报。按照价值生活，对自己许下承诺并信守承诺才能创造充满活力、高度整合、富有意义的生活。当你承诺走上人生的高速公路时，抑郁将没有藏身之所！

首先，祝贺你迈出第九步征程，这也是最后一步，希望你能够超越抑郁，过上自己向往的生活！跟抑郁症状和反应性头脑做斗争路途艰辛，你能够来到这里，真是了不起，应该为自己的这份执着喝彩。

迄今为止，我们已经介绍了多种正念技能，它们都可以帮助你过上充满活力、目标明晰、富有意义的生活。安住于当下，能让你看清世界的本来面目，而不去盲从反应性头脑的指令。接纳和解离就像一艘巨轮的双锚，让你不被生活中痛苦的内心体验所控制。每当遭遇困境，你都需要注意反应性头脑涌现出来的千奇百怪的借口和稀奇古怪的道德判断，并进行质疑。你要觉察自己的内心体验，但不要让它们操纵你对事物的看法。那样你就能清晰地发现，究竟是哪些内心体验在作祟，它们不是出于自我关怀的视角，而是出于习惯性的自我评判。如果能够做到这一点，你就会占据有利位置，重新开启智慧性

头脑模式，保持与生活中重要事物的联结，并形成清晰的意愿，遵循价值去
生活。

我们希望你知道一点：我们从来没有碰到过喜欢抑郁或者喜欢悲伤、麻木
或内心空虚的来访者。抑郁是个悲惨的去处，但问题在于：明明不想去那个地
方，为何最终却去了那个地方？部分原因是抑郁狡猾而顽固，它植根于人们深
层的渴望，人们努力逃避痛苦情绪，但这样做只会让痛苦加剧。雪上加霜的
是，导致抑郁的黑暗力量会慢慢吞噬我们的决心，让我们无法做出有益身心的
事情。当我们的动机越来越低下，一天天、一年年地与绵绵无尽的抑郁做斗争
时，我们的精神会一步步走向崩溃。

本书已经讨论了很多正念技能，经常练习，你就可以创造有意义、有方向
的生活。问题在于：明明知道抑郁会拖累你，你还愿意使用这些技巧吗？或者
说，你会花费精力和时间去克服抑郁吗？

在本章中，我们将分享最重要的正念技巧：对自己许下承诺，并信守承诺。
空许承诺轻而易举，我们每个人都干过这种事情。想一想，有多少人在新年立
下誓言，结果不到两周就把誓言忘得一干二净。学会信守承诺对于成功战胜抑
郁至关重要，尤其是当承诺和如下主题密切相关时更是如此：提高健康水平；
改善重要的人际关系；通过工作、教育或志愿服务为社区做出贡献；发展促进
成长、具有滋养性质的休闲娱乐方式等。这些生活领域非常重要，它们最终决
定你的生活质量——它们也是生活的竞技场，在这里贯彻执行你所有的生活
抉择。

在重要的生活领域做出抉择并贯彻执行，采取有价值的行动，抵御回避痛
苦情绪的诱惑，这些都需要勇气。你需要打预防针：你的反应性头脑会加班加
点，让你停下来并离开竞技场。你必须盯着这些恶魔，继续朝着期待的方向前
进，即使看到这些恶魔始终在一旁虎视眈眈。

你向往的生活在等待着你，期待着你的召唤。然而，美好生活不会自己拱
手送上门。人生无常，即便受到许多无法控制的因素的阻挠，你依然可以积极
投入基于价值的行动。我们将教会你如何坚持不懈地忠于自己的价值。为了实
现目标，你必须克服一些困难，这个过程肯定不会一帆风顺，但是你所得到的

回报绝对远远超过你所遭遇的挑战。

在本章中，我们将考察 ACT 的另外一个核心概念：选择。始终坚持自己承诺的行为，这份坚持和价值以及生活愿景紧密相连。这份承诺不是为了赢得赞扬或者获得各种证书，这是你和自己的一纸协议。在跟自己签订这份协议时，你肯定会出现各种各样的心理障碍和情境障碍，你需要想办法克服它们。我们将教你如何处理违背自身承诺的情况，教你如何将违背承诺转化为机会，让你更加成熟和智慧。

神经科学：选择、自由意志和非自由意志

关于人类选择和自由意志的关系，神经科学家的观点一直存在分歧。Libet 等人（1983）的经典研究认为，无意识的大脑冲动通常先于自己所报告的自由行为，这种观点引发了大量争议，因为它意味着大脑在意识到之前就已经做好了行为准备，我们体验到的选择只是一种假象。后续研究修正了这种极端的看法，认为体验到的自由意志是大脑运动皮层和前额叶皮层之间复杂反馈通路的一部分（Haggard，2008）。人类的选择是大脑中极其复杂的过程，需要负责计划、预测、心理彩排、强化、动机和道德判断等的多个神经系统协同作用。

的确，如果大脑自动进行选择和行动，那么它如何权衡选择的依据呢？公认的答案是依据行为的短期回报价值和长期回报价值。大脑评估的过程，或者称为价值化（valuing）的过程，似乎起源于眶内侧前额皮质。该部位的激活与做决定有关，包含延迟满足以换取长期回报，该部位受损的病人通常无法做出选择，相反，他们会冲动性地选择即刻满足带来的微弱奖励，而不是长期的巨大回报（Peters，2011）。

我们认为，是价值决定了回报是否是内在的、长期的。因此，从神经科学的角度看，选择是自主决定有所为有所不为。有所为，是指所选择的行动不会即刻产生积极结果，但随着时间推移会带来延迟满足；相反，有所不为，是指不会仅仅为了即刻回报而选择采取某种策略（例如回避痛苦的内心体验），即使这些即刻回报触手可及、色泽诱人，但是依然不会去做。

卢克的故事

卢克，26 岁，单身，独居，童年时期患有慢性抑郁症，青少年时期吸食冰毒成瘾。两年前，他开始接受药物治疗，尽管复吸过几次，但自从开始心理治疗以来，他基本上没有再碰过毒品或酒精。自从停用毒品和酒精后，他的抑郁状况持续恶化，他报告自己几乎每天都有自杀的念头。他兼职做夜班门卫，经常工作到很晚，没有人知道他的行踪。他在当地的一所贸易学校学习计算机修理，但是因为考试不及格而退学。虽然他喜欢这些课程，智力水平也能胜任，但他不能按时完成作业。

卢克已经有好几年没有约会了，他避免出现在任何社交场所，他确信自己连一段关系中最基本的承诺都无法兑现。为了保持体形，三个月前他办理了健身俱乐部的会员卡，但一直拖延着不去。在戒毒康复时他认识了几个朋友，但不经常和他们在一起，其中一些人又在吸毒。他不想故态复萌。他每天抽一包烟，不锻炼身体，不去教堂，但他对佛教感兴趣。卢克想要完成对他来说重要的事情，但到目前为止，唯一的成功就是远离毒品。

选择的力量

近年来，卢克的很多承诺都没有兑现，生活变得越来越乏味。这样的生活方式本身就令人沮丧，他不愿意去冒险尝试新的生活，同时深陷失败的泥潭中，放弃了情感生活。生活如同一潭死水，虽然他觉得是抑郁让他无法过上更好的生活，但真正的问题是他无法对自己许下并履行承诺。

在 ACT 中，选择是一种自我约束——无论脑子里出现了什么，你都承诺在特定条件下采取特定行动。反应性头脑很可能会费尽心机阻止你行动。即便是现在，当你读到这里时，反应性头脑也会告诉你，"这种方法永远没用，你太软弱了，根本无法完成"，或者"这只不过是再次尝试失败罢了"。反应性头脑现在可能预感到此刻存在巨大的威胁，而承诺行动与反应性头脑之间的关系如同阳光和吸血鬼。行动是反应性头脑恐怖统治的终结者，帮你打开大门，迈入新的一天，这是智慧性头脑的胜利。承诺行动允许你在生活中打破规则的束缚，去做对你来说有用的事。读到这里，如果你发现反应性头脑受到任何冲击和震撼，只需要感谢它，并回到当下，我们完全可以把吸血鬼赶走。

选择源于智慧性头脑

做出选择是自由意志的结果，而自由意志是人类独有的特征。尽管我们训练动物，并能熟练预测其行为，但是在人类身上却无法实现这样的目标。这是因为人类可以反思自己的行为，并将反思与价值、结果期待或他人影响等联系起来。

选择意味着你不必遵循社会期待或反应性头脑的指示行动。选择源自你对美好生活愿景的向往，源于智慧性头脑。让选择成为强大的生活工具，当黑暗来临时，万千理由产生万千方向，选择就是突破重围的巨大力量。当冲突出现时，人们容易依赖反应性头脑的指示，从而陷入"分析性陷阱"。

在卢克的例子中，他不断地与反应性头脑做斗争，反应性头脑的预言是"他看重的任何事情都注定失败"。这种预言最终让卢克放弃承诺，那样就不用承受违背承诺的痛苦，这似乎特别符合逻辑。

选择源于价值

最有力量的选择根植于内心深处，深刻反映你的价值。价值，例如选择，在某种程度上并非逻辑的产物，它会自然而然地流露出来。

以 42 岁的苏珊为例，她断断续续地与抑郁症抗争了很多年。随着时间推移，她变得很胖，身材走样。从青少年时期开始，她就极富运动天赋，爱运动，还鼓励两个十几岁的女儿踢足球。她自告奋勇去给小女儿所在的足球队当助理教练，但她太在意自己的体重和身体素质，因此以自己没有参加训练为由没有履行承诺。

在第 12 章的人生愿景和价值规划练习后，苏珊承诺要改变饮食习惯，保持体形，因为她重视自己的健康，也想要训练女儿的球队。价值激励着她坚持在足球训练中与女儿和队友一起跑步。几年前，她不顾丈夫的反对，办了一张健身卡但很少去健身。这一次，苏珊发现，女儿一直在做自己喜欢做的事情，这种鲜活的榜样帮她回到了正轨。

练习：选择要么有要么无

衡量选择好坏的标准不是行动的数量，而是行动的质量，看你是否全情参与。无论你选择做什么，都力争做到彻底而充分。本练习（Hayes, Strosahl and Wilson, 1999）将阐明这个含义。做这个练习，需要准备一张纸、一本厚书和一把椅子。

1. 首先，你需要选择进行这个练习——从一张纸、一本书和一把椅子上跳下来。你愿意对自己做出这样的承诺吗？（如果你不能跳，那就想象着跳。）

2. 接下来，双脚站在纸上。准备好了吗？从纸上跳到地板上。

3. 现在进行下一步：把书放在地板上，双脚站上去，然后从书上跳到地板上！

4. 最后，站在椅子上，然后从椅子跳到地板上！

进一步探索。做这个简单的练习时，你觉察到了什么？你可能注意到，从一张纸、一本书和一把椅子上跳下来，动作的幅度有很大区别。从椅子上跳下来比从纸上跳下来动作更大。如果我们让你从屋顶上跳下来，你可能会选择不跳，对吧？

另外需要注意：无论你选择从多高的地方跳下来，选择本身都是一样的。你必须弯曲膝盖，让肌肉推动你向上向前。这就是跳跃的本质，包含跳的一切动作，或者还有其他内容（例如身体前倾）。区别在于纸、书和椅子的动作幅度不同。在现实世界中经常发生类似的事情，问题出在反应性头脑搬弄是非（小心，你可能会受伤害；这是愚蠢的，你从不擅长运动）。在听到反应性头脑的分析和警告之后，你再选择跳还是不跳。

选择的美妙之处在于它具有全或无的属性，即便某种选择只需要做出小小的承诺，这种属性依然存在。以丽莎为例，她是一位 30 多岁的单身女性，虽然非常害羞，但她渴望拥有亲密伴侣。最初她为了离开安全但孤独的家，选择加入一家读书俱乐部，这家读书俱乐部成员既有男性也有女性。去读书俱乐部是一个完整的选择，不能"只去一半读书俱乐部"。如果在读书俱乐部某位男性邀请你喝咖啡，你要么接受要么拒绝，这也是一个完整的选择。这种选择还包括无论你有何种想法、感受、情感或记忆，你都接受邀请。在通往自己想要的生活的过程中，适应选择的完整性是一个巨大的进步，毕竟你不可能两步跳过同一条裂缝。

选择是过程而非结果

选择的另一个要点是，无论你做过多少次选择，总有选择源源不断地摆在你面前，你永远无法到达选择的终点。例如，如果你想成为一位忠诚的充满爱的伴侣，你无法到达一个号称忠诚和充满爱的地方，无法获得一枚证书宣布你实现了这个价值，再也不需要做其他选择。永远都有更多的信念和热爱在等着你付诸行动。只要你还活着，只要你还持有这种价值，选择按照价值行事就是你生活的重要组成部分。如果你能把握价值，真正信守承诺，例如，做一个忠诚的充满爱的伴侣，即便到 80 岁也能像 30 岁一样充满忠诚和爱。

"人生就像一场旅行，重要的不是目的地，而是沿途的风景以及看风景的心情。"有时，能反映你价值的人生目标近在咫尺，例如梦寐以求的晋升机会，或者数月训练后第一次参加 5 公里跑步等，你会发现，是实现目标的过程改变了自己，至于目标本身，它已经不再是终点，而是价值实现道路上的一个里程碑。

选择并非尽善尽美

选择每天都会发生，从未停止，所以你可以放心大胆地去选择，因为你知道即使搞砸了，你依然面临选择。你会犯错误，甚至会一时冲动做出偏离价值的行为。每个人都会这样，好消息是，一次选择的结束，意味着另一次选择的开始。如果你的选择与承诺或价值不吻合，你只需要发现这一点，然后将注意转移到下一个选择上。例如，你选择拒绝朋友的邀请，这其实是一种自我隔离，它会加重你的抑郁，而你也有机会在短时间内改正这个错误，你能够对自己说："更多时候我的选择还是基于价值的、遵循了自己的承诺的。"

选择不会给你通行证

如前所述，生活中最富意义的选择，都源自与反应性头脑的抗争。如果可以为反应性头脑安装一个开关，我们肯定马上去做。但现实情况是，反应性头脑也会随机应变，并努力继续让你按照你的意愿进行选择，迫使你遵循那些最初让你陷入抑郁的习惯性生活规则。

某种程度上，学习诸如活在当下、接纳、非评判性思维、解离、温柔地抱持自我故事、自我关怀、与价值联结等，都让你在充满挑战的生活环境里拥有最大限度选择的自由。其中包括选择开启富有价值的生命旅程，也包括努力减少反应性头脑的影响。人需要对自己的承诺负责，在失败时需要自我关怀，即使生活并不尽如人意，也需要始终保持坚定。

信守承诺背后的障碍

通过本书，我们帮助你发现了一些障碍：你所回避的生活问题，对你来说可怕的想法、情绪、记忆和感觉，以及反应性头脑可能对你施加的"法术"等。目前，障碍是什么已经非常清晰，可是一旦开始行动，反应性头脑所带来的障碍却无法预料。我们想提醒你存在的一些潜在危险，它们会在你走向有意义的人生旅途中浮出水面。

"我缺乏自信"

非常不幸的是，长期与抑郁做斗争让你失去了自信，陷入根本不做承诺或者不履行承诺的陷阱。"自信"这个词来自拉丁文，字面意思是对自己"忠诚"。你可以自信地采取行动，即便偶尔不够自信，也可以继续采取基于价值的行动。你并不确定未来会发生什么，反应性头脑甚至会给出消极预言。忠诚于自己的内心，意味着即使世事无常，你依然坚守自己的价值。具有讽刺意味的是，唯一能让你获得自信的方法，是进入不确定的情境，持续采取行动，并与价值方向保持一致。我们的目标不是为了获得自信，而是即使不自信也要表现出自信去行动。

"我需要正义来继续前进"

如果你小时候被性侵，但家里没人承认伤害过你，该怎么办？如果父母或家族成员就是"凶手"，但是没人坦白，又该怎么办？明明知道性侵者依然逍遥法外，你还愿意做出超越抑郁、重归生活的承诺并遵守这些承诺吗？

通常，受害者的人生故事都隐藏着这样的假设：你不能以健康的方式生活，除非加害你的人被检举、揭发并受到惩罚。如果你恪守这样的假设，它就会成为你价值旅程中的重要障碍。幸运的是，有同样强大的力量指引和召唤你：宽恕（forgiveness）。如果把这个词理解为忘掉那个人并让他逍遥法外，那就曲解了它的本意。研究"宽恕"的本意，你会发现它的另外一层含义：可以采取另一种行动。单词"give"（给）的拉丁词根"恩典"（grace），前缀"for"表示前面。

因此，可以将宽恕行为视为给成为受害者之前的自己一个奖励。宽恕不是放过伤害你的人，不再让他对自己的罪行负责。人在做天在看，恶人终有恶报。那不是你的工作，而是老天的安排。你的工作是尽你所能生活得更好，并始终遵循自己的价值方向。

你可以基于自己的价值许下承诺，通过表达对子女的热爱和无私的奉献，终结遭受家庭虐待的恶性循环。为什么不去采取积极的态度，引领自己走上正确的方向呢？为什么非要采取消极的态度，等待正义得以伸张，却让自己的生活越来越糟糕呢？练习宽恕会让你重拾新生，重获恩典！

"我浪费了生命"

反应性头脑诱骗你违背承诺的另一种方式，就是把你拉进自责的怪圈，责备自己最初为何不坚持正念原则。根据反应性头脑一贯的做法，"让抑郁维持了那么久，这都是你的错！"生活不能像录像一样倒带，从起点再来一次。生活已然如此，但你可以继续前行。

你可以温柔地回到旅途中，认识到自己现在正处于生命中的最佳时刻。你所经历的一切，包括痛苦在内，都让你做好准备去创造自己想要的生活，摆脱反应性头脑的暴政，走出反应性头脑滋生的抑郁。生命中促使你拿起这本书的力量，恰恰是你需要的东西，一切都是最好的安排。生命中没有什么是可以浪费的。每一个生命瞬间，包括痛苦的时刻在内，都弥足珍贵。每个瞬间你只能拥有一次（除非你相信轮回转世），所以不要往后看——一切向前看。

当承诺被打破

我们都不完美，我们对自己和他人许下诺言却又食言，这不可避免。接下来发生什么更重要。你会用自己的力量和韧性回到最佳状态去兑现承诺吗？你会在自我分析和自我批评中迷失，进而放弃承诺吗？我们都知道这一点：这时候的反应性头脑并非你的朋友，它总会找一些虚头巴脑的理由，试图为你这么做或者没这么做开脱。

不能与不愿

当你没有兑现对自己的承诺时，可以肯定的一点是，反应性头脑在其中起了很大作用，你可能会留意到诸如此类的想法，"我确实做不到，这太难了""我没有时间按照我想要的方式做事""我不能再许下承诺，因为我从来没有兑现过，我觉得自己是个失败者"。当发生这种情况时，反应性头脑会认为你缺乏信守承诺的能力。但是，现实情况是，生活中确实有很多不可控因素，让你无法履行诺言。例如，你承诺联系疏远多年的成年子女，但是他拒绝回复你的电子邮件、电话或信件。在这种情况下，尽管你选择继续尝试，但仍然无法跟子女和解。

最可惜的是你有能力履行诺言，却没坚持到底。这时候，反应性头脑可能会和你玩文字游戏，你要注意一个惯用的词汇，"不能"，字面含义是你没有能力选择。你缺乏履行承诺所需的方法手段，这可能是事实，但更有可能是你被诱骗而没有履行承诺。反应性头脑的出现给人一种错觉，你不具备坚持到底的能力，这通常是因为心理障碍或身体障碍。

一个更切合实际的回应方式是大声说出你现在不愿意履行承诺，因为你遭遇了各种障碍。意思是你本来可以遵守诺言（你有能力），但在这种情况下，你不愿意遵守。"不愿意"这个词的意思是"你没有意愿"，愿意是包含在选择中的自主行为，也就是说你自愿选择不遵守诺言。

因此，当发现"不能"是你无法履行承诺理由时，请用"不愿意"来替代它，这说明你遇到一些自己不愿意去面对和克服的障碍。大家都遇到过这样的情况，一个意外的、新的或更大的障碍出现，阻止我们前进。关键是不要进入寻找借口的循环，相反，要对其重新赋予意义。例如，卢克老是向自己保证每周去健身俱乐部锻炼几天。但接下来他就会睡懒觉、因生活琐事而心烦意乱，他告诉自己，既然已经很累了就不去健身了，现在去健身已经太晚了。当他发现自己这种行为后，他意识到自己不是因为累了而不能锻炼。他意识到自己是不愿意带着疲劳感去锻炼。这让他很难履行承诺，声称自己没有能力履行承诺。有时，仅仅识别自己真正的选择——此时此刻的选择——都能给下一次选择预留空间。

许下另一个承诺

不要因为没有信守承诺而自责，也不要因此变得更加抑郁，我们希望你尝试其他策略。当你第一次许下某个承诺时，同时也许下另外一个承诺：如果没有信守最初的承诺，就要在那个时刻表现出自我关怀。你需要确保自己既能够认可自己赖以生存的个人价值，也能够认可自己可以选择与价值不一致的行为方式。

接下来，我们希望你能够适度调整自己的行为选择，既能够遵守最初的承诺，也更适合你所处的生活情境。请注意，此时所做的一切都是为了让自己"负起责任"。你不用责备自己，也不用感到内疚；你可以提醒自己，你可以控制自己所做的大多数选择（有时候会发生意外，让你偏离生活轨道），你也愿意对自己的行为负责。

选择的神奇之处在于，你可以在几秒钟、几分钟或几小时之后重新选择。如果某样东西对你来说足够有价值，你就可以去选择它，当下次面临选择时，它仍然有价值。即使没有履行承诺，你也无法否认这样的事实，最初正是你的价值指引你许下承诺。

让违背承诺成为机会

尼采说过，那些没有彻底击垮你的事物会让你变得更强大。尽管我们一直劝说你不要和这样的说法融合，我们也不希望你只从字面意思去理解这句话，但当我们无法履行承诺时，这句话确实能够提供一些智慧。它告诉我们，那样的时刻的确困难重重、充满艰辛，但同时让我们收获良多，让我们更清晰地认识自己。当发现自己违背承诺时，你就可以把这种观点付诸实践，把那个时刻作为重新认识自己的好机会。这些也是鲜活生命的组成部分：从容面对善恶与美丑，把每次挫折都当作选择行动的机会，让选择遵从价值，让自己成长为真正的人。你不需要尽善尽美，你可以犯错，你也会犯错。当犯错时，最有效的行动就是重新站起来，重新踏上人生旅程。生命中所有的学习都发生在旅途中。

卢克的鲜活生命之旅

卢克做了大量工作来澄清自己的人生愿景，以及追随愿景的意愿。他意识到自己生活中有很多重要的事情。他想进入一个有趣的、令人满意的工作领域，并挑战自我。他想拥有一个家，想成为一个有奉献精神、有爱心的父亲。他想拥有亲密关系，拥有健康，这是他停止吸毒的主要原因。问题不是他缺乏价值，而是他没能按照那些使他的生活更有意义的选择去行动。卢克意识到，相信自己所编造的不断失败的生活故事，恰恰为大多数失败埋下了伏笔。

为了让生活充满活力，卢克制订了一个计划，承诺采取一些力所能及的行动。第一件事是每周去健身房锻炼一次。那天早上，他打算去健身房，但昏昏欲睡，他觉得应该等自己感觉好一点再去锻炼。卢克感谢自己的反应性头脑，同时提醒自己信守诺言，不管怎样他去健身房锻炼了。事实证明，锻炼确实有助于提升精力和情绪水平。

卢克的下一个承诺是申请重新入学贸易学校。尽管反应性头脑喋喋不休，但他还是被学校接收了。接下来，他承诺参加一门课程所有的专题讨论。第一周就错过一次，但他并没有像以前那样认输，他承认自己没有兑现承诺，对事情不够重视，并重新承诺参加所有的专题讨论。

没过多久，导师发现了他的才能，请他去辅导班上学习困难的学生。卢克意识到自己喜欢当助教，而且在这方面很有天赋。他决定申请当地的一所社区大学，并争取获得教学资格。第一次上课时，他邂逅了一位女士，并立刻被她吸引。他的反应性头脑突然跳出来，提醒他最终会让女士失望，让别人瞧不起他，拒绝他。卢克马上反击，继续和她约会，尽管害怕被拒绝，但他们的感情与日俱增。

无论情绪好坏，卢克都参与社会活动。他注意到在日常生活中，自己的情绪好像并没有像过去那么重要了。卢克越来越能够许下承诺和遵守承诺，激励自己去参加在自己舒适区域之外的活动。卢克真正开启了自己的鲜活生命之旅。

为信守承诺进行正念训练

就像本书第二部分所介绍的正念技能一样，有意练习下列技能，会让你在需要的时候更熟练地使用它们。这些简单练习将加强大脑的奖赏－预期通路，帮助你做出基于价值的选择。

顺流而下

选择一条有价值的人生道路，谁都无法确保你一路坦途、远离挫折，因为很多事情无法控制。即使你觉得生活对你不公平（就像反应性头脑告诉你的那样），你也必须坚持不懈地去履行承诺。

下面有一个简短的正念练习，可以帮你看清这一点。找一个舒适的地方坐下，闭上眼睛几分钟。真的试着让自己进入那种乘坐轮胎顺流而下的感觉。

想象一下，你处于生命之河中，被告知要顺着河流漂到尽头。没人告诉你如何做，你只知道这条河最终归于大海。开始旅程后不久，河流开始迂回向前，有时几乎停滞，你也只能停下来。起初，你怀疑这条河是否到了尽头。它似乎不会去任何地方，只不过是在没有任何力量的情况下来回飘荡。这真令人沮丧，为了继续前进，你只好沿着河流往下走。

过了一会儿，水流加快了。瞬间，你处在很浅的急流里。你顺着河水跌宕起伏，撞击岩礁和巨石。水花不断打在脸上，直到全身湿透。急流越冲越远，疲倦、挫伤和沮丧一股脑袭来。在一次特别猛烈的颠簸之后，轮胎翻了，你不顾一切地游向河岸，开始诅咒这条河。

如果生活是公平的，这条河就会径直流入大海，没有曲折，没有急流。如果河流的功能是把水送入大海，那么为什么会有那么多的岩礁和曲折？岩礁和把河水送入大海有什么关系？这条河对你不公平，你决定如果这条河不立刻改变它的样子，你就不再顺流而下。

但当你愤怒地盯着这条河的河水时，你会发现河水并没有打算抱怨它的旅程。它只做水该做的事情，它了解河流的本质。如果你站在岸边，看着河水，你如何能到达大海呢？

进一步探索。在做这个正念练习的时候，有什么想法闪过你的大脑？当你得漂流在河上却对发生的一切一无所知时，你愤怒吗？你不能要求河流中没有岩礁，你也不能要求生活别太难。如果你要这样到达旅途终点，你需要做出什么选择？当然，你不得不重新回到河流中，继续漂流。你必须接纳河流本来的样子，它们不会听从你的反应性头脑对河流的规定，它有自己的本性，你无法改变它。你的工作是重新确认自己重视在生命之河中的漂流，你选择让河流带你去它想去的任何地方。

选择的花园

情绪超负荷的生活环境，很容易把我们的意愿从关注积极的事物转移到关注消极的事物上。这种引导冥想让你看到在积极意愿和消极意愿之间切换多么容易，以及如何利用价值重新接触对你来说重要的东西。

首先，找一个舒适的地方坐下来，闭上眼睛，做几个深呼吸。尝试着清空你的大脑，不受白天任何事情的打扰。想象你刚刚搬到了一所后院有大花园的宅子。花园里有一棵美丽的梅花树和几株开着花的灌木，还有一些西红柿，枝头挂满了成熟的果实。

但是，你也注意到花园里长满了杂草，清除杂草令人生畏。你头脑中产生的第一个念头就是忘记花园，进屋看电视。接下来，你需要做一系列的事情，才能让花园像模像样。你意识到自己在想，如果不去管花园会不会更好，你感觉杂草太多难以处理。然后，你又想如果不给花园里的任何植物浇水，杂草自然会停止生长，植物和树木也会停止生长。最后，你可以考虑坐在花园里，让植物、树木和杂草顺其自然地生长。当你意识到自己是这种园丁时，你开始微笑了。

进一步探索。当你做这个练习时，你是否感觉到了自己的冲动，自己想要以特定的方式做出回应？这个冲动的基础是积极的价值，或者这反映了你渴望去控制一些你认为不可接受的事情。当你允许花、植物、树和杂草共同存在时，会发生什么？你的反应性头脑在喋喋不休吗？跟生命中的许多选择一样，没有对与错，重要的是，你要充分觉察到，自己正是那个做选择的人。你就是那个正在花园里摆弄花花草草的园丁。

让违背承诺成为老师

如果你违背了承诺，一个补救好方法是带着感激之情去接近它。尽管违背承诺令人痛苦，但这是你了解自己的机会，因为你的生活愿景是由你的价值塑造而成的，这些一直是你孜孜不倦追求的东西。用这种方式来练习感恩，你可能会想到或者大声说出类似下面的话：

感谢你，生活，给我机会让我了解钱的重要性。

感谢你，帮助我学会从与配偶的争吵中恢复过来。

感谢你，帮助我了解到与朋友之间的约定是多么重要。

我很感激再次得到机会来许下我的健康承诺。

我很感激得到机会来轻松地活在当下。

感谢你，生活，帮助我学会优雅地接受失败。

伴随着违背承诺，你继续做出选择，这能帮助你接纳自己的不完美，并从中吸取教训。重要的是，你要记得，在失败的时刻对自己的了解和在成功的时刻对自己的了解一样多。我们经常告诉来访者，每天的生活目标就是当一天结束时，你又是一个全新的自己。

需要培养的观念

☐ 通往鲜活生命的道路包括选择对自己许下承诺并信守承诺。

☐ 当健康和不健康的冲动相互矛盾时，你可以做出强有力的选择。

☐ 选择可以强化神经通路，负责任地选择长期获益的策略，而不是短期缓解内心的痛苦。

☐ 选择具有完整性，选择的质量并不取决于选择的大小。渺小的选择和重大的选择一样，都需要同等的承诺水平。

☐ 选择源自价值，任何失败的选择都不会改变你的价值。很快你就会再次做出选择！

☐ 当你对自己许下承诺时，如果没有坚持到底，就请再许下一个承诺，然后继续努力。

第三部分

创造你想要的生活

> 每天反复做的事情成就了我们，因此，优秀不是一种行为，而是一种习惯。
>
> ——亚里士多德

在这一部分，我们将教你运用所学的正念技能建立积极的、有目的的、克服抑郁的生活方式。这跟生活本身一样并不简单，在通往充满活力的生活道路上，有很多不可预见的迂回和曲折。在生活的交叉路口，你会遇到路牌模糊、错误的情况，甚至根本就没有路牌。这时候，你必须让智慧性头脑做向导。

生活虽然基于价值，但是如果缺乏确定性，一直在改变，将非常可怕，阻碍你前进的脚步，所以最好对这种可能性有所准备。有句老话非常适用：进攻是最好的防守！与其等待挑战出现再做出反应，不如学会打造一种充满积极情绪的生活方式，以便在陷入困境时保护自己。要应对充满挑战的生活情境，还有一种方式是养成习惯，以便在诱发抑郁的生活事件突然发生时保护自己。当你主动建构积极情绪时，养成这些习惯会容易一些，我们希望你在完成这部分阅读时能够养成一些习惯。

在进入这个项目时，你已经开启一项任务：超越抑郁并过上充满意义的生活，这是改变人生的一种挑战。接下来，你将看到一张工作表，帮助你追踪自己对这部分内容的使用情况。读完第14章之后，请你回到这张工作表，从1

到 10 计分，来为你自己打分，测量自己在多大程度上愿意练习表格所列出的创造积极情绪的生活方式，愿意实践表格列出的防止抑郁的策略。请注意，我们并不期待你完美实施各种策略。正如伟大哲学家亚里士多德所说，充满活力的行动并不是偶尔展现出优秀品质，通过反复练习，你才能养成良好的行为习惯。你永远无法完全实现有活力的生活，这是你日复一日前进的方向。

第三部分　意向工作表

不太可能会练习				可能会练习			极其可能会练习		
1	2	3	4	5	6	7	8	9	10

生活方式策略	我的意向水平
识别出我日常能做的、催生积极情绪的活动	
练习享受我在生活中遇到的积极或者愉悦的时刻	
使用 SMART 原则为自己设置重要的生活方式目标	
识别出即将到来的可能引发抑郁的生活情境、事件或者问题	
定期监控我的情绪和行为，以识别抑郁的早期征兆	
制订并写下我可以用来抵御正在形成的抑郁的策略和计划，并贴在显眼的位置	

进一步探索。在阅读第 14 章之后，如果你阅读的意愿水平在 5 级或更低，那么我们建议你重新阅读该章节，或者与朋友或伙伴分享。请对方阅读并与你讨论。和他人交流想法可能给你带来新的启发，让你每天都能把重要的想法付诸实践。如果你发现自己很难坚持这些策略，可以考虑寻求更多帮助，可以向医疗保健专家或者心理治疗师寻求帮助。

第14章

提高积极性，防止复发

学会珍惜分分秒秒，岁月自然晴好。

恭喜你，你现在能够过自己想要的生活了！实现这点需要花费很多的时间、毅力和精力。花些时间为自己能够做到这点而骄傲吧。我们赋予你与任何积极的自我故事融合的权利！

在第二部分，我们教给你九种强大的策略，帮助你超越抑郁。希望你已经有所收获。本书的最后一部分，我们将会帮助你设计一种能够永远提升活力、目标和意义感的生活方式。在本章中，我们将介绍一些积极心理学中的前沿概念，并用它来帮助你建构值得过的生活，并降低重蹈抑郁的风险。

积极心理学，顾名思义，是一门研究如何使人类生活生机蓬勃的心理科学分支。生机蓬勃是通过参与多种积极生活行为而引发的一种情绪上持续幸福的成长状态。你可能见过一两个真正生机蓬勃的人。他们通常会参与许多感兴趣的活动；他们把生活挑战当作自我探索的机会；他们通常有非常积极的生活前景。不论出于何种意图或者目的，生机蓬勃的人"游戏"人生，并且乐在其中，即使现状困难重重！

我们需要考虑一个非常重要的神经科学细节：大脑中关于奖励和惩罚的预期功能存在于不同的神经通路中。因此，在减少强化回避通路的行为的同时，增加能够强化大脑中接纳通路的行为同样重要。用生活化的语言来说就是，控制抑郁症并不能保证你进入充满积极情绪和个人意义的生活。

不可否认，在与抑郁症做斗争时，你很难生机蓬勃地生活，你和我们一样清楚这一点。你很难做到长时间、持续地基于价值过令人满意的生活，生活不可能一帆风顺，你一定会遇到挫折。应对诀窍是防患于未然，只有这样，当遭遇生活困境时，你才能够继续生机蓬勃地生活——而不必跌回抑郁状态。

有人说，生活就是一件坏事接着另一件坏事。不论你处在生活的哪个十字路口，总有更多十字路口等着你，生活中潜伏着风险，影响你的情绪健康，让你无法始终免于抑郁。假如你被炒了鱿鱼、孩子得了重病，或者很重视的一段关系实际上没有想象中那么美好，你怎么办？你是否能够使用新学会的技能让自己依然保持脚踏实地？你打算如何专心使用那些强大的正念技能，来帮助自己应对莎士比亚所说的"厄运的捉弄和打击"？

为了在帮助你迎接生活挑战，构建有活力的生活，我们会教你在四个重要的生活领域构建并保持积极情绪的生活方式：人际关系、工作/学习、休闲/娱乐、健康。应对"厄运的打击"最好的防守方式，就是通过日常习惯和仪式保持积极情绪，准备好、愿意并且能够以正念的方式回应生活的挑战。

我们在本章中着重帮你应对的挑战是如何开始并习惯拥有积极情绪的生活方式。幸运的是，我们在第二部分中教给你的正念策略，都可以立刻派上用场！

积极共振

积极共振，是你在建构预防抑郁的生活方式时必须记住的重要概念。积极，需要你在日常生活中主动且有意识地采取能够激发积极情绪反馈回路的行为。共振，则意味着积极的情绪状态产生自我维持的反馈循环，产生积极情绪螺旋（Garland and Frederickson，2013）。

积极情绪螺旋是一个自我维持的系统，它会影响你精神生活的每个方面。这些螺旋为你日积月累形成的积极应对资源建立了储蓄账户，在你遭遇日常生活困扰或者遭遇更大的生活压力事件时，能够为你提供缓冲。例如，请想象你在周末与爱人享受一场露营之旅。你们拿出几天时间在森林中徒步。你和爱人相互打趣依偎，你生起了旺盛的篝火，吃着烤棉花糖。你一边听着森林和湖水的声响，一边进入甜美的梦乡。这样，在周一一早进入工作时，你很可能会拥有一些积极的能量。你可能会邀请三五位要好同事小聚畅谈。你会处在很好的心情之中，这份心情会让你想要参与更多营造好心情的活动。

自我产生的积极情绪体验的质量，是积极心理学研究最为一致和重要的发现之一。例如，对幸福的研究表明，随着时间的推移，积极性构建了稳定的应对资源，可以减少消极情绪螺旋的强度和持续时间（Cohn et al., 2009）。总之，如果你学会在日常生活中创造积极情绪螺旋，你将不仅具有较强的生存能力，还能在遭遇情绪困扰时保持蓬勃发展。

到现在为止，你可能想知道，积极的情绪螺旋是不是另外一种获取智慧的方式，答案是肯定的。请继续阅读，你会发现积极情绪螺旋与我们在第二部分介绍的正念技能之间有相通之处。

享乐快感与幸福感

积极心理学的另一个重要发现是，快乐实际上是一个连续体。在连续体的一端是享乐（hedonic pleasure）。它通过短期的、自我关注的活动产生积极情绪，例如在竞技体育中竞争。这些活动的目标是玩得开心，让自己感觉良好。在连续体的另一端是幸福感（eudaimonic pleasure）。当你造福他人，或者表达深层次的人生原则时，就会产生这种积极情绪，例如在动物收容所做志愿者，或者参加冥想小组。

有趣的是，享乐活动对积极情绪螺旋的影响远不如幸福感的影响持久。换句话说，当你通过利他来获得快乐，或者与内心深处的精神或个人价值联结时，这些对你情绪状态造成的积极影响，比你做了一些有趣而愉快的事情更持久。另外，幸福感往往比享乐更加重要。请记住，我们教给你的许多正念技能（价值、愿景、安住于当下、对自己和他人的关怀）更可能产生幸福感。因此，积极生活方式的一个基本特征，就是能够从事可以将享乐和幸福感进行战略性组合的日常活动。

剖析积极性

Garland 和 Frederickson（2013）主张，积极情绪螺旋由三个部分组成。

正念。如你所知，正念意味着安住于当下，同时摆脱依附和评判，评判会导致思维反刍和担忧，呈现向下的螺旋。觉察当下最初是瞬时性的，持续时间很短，随着练习频率增加，它会成为主要的注意形式（Chambers，Gullone，and Allen，2009）。正如我们所教授的那样，活在当下会打开你的感官，拓宽你的视野，让你直接接触到价值、生活愿景和积极意愿。当你觉察当下时，你会像一个进入糖果店的孩子。

重新评估。这需要你赋予生活压力以新的、促进健康的意义。我们必然遭受痛苦，这时需要发挥观点采择能力将痛苦转化为力量。在正念状态下，个体倾向于将仁慈的、建设性的意义或者积极评估分配给痛苦的情绪体验（Garland，Gaylord，and Frederickson，2011）。积极的重新评估与副交感神经系统的激活相关，而副交感神经系统调节压力反应并与积极情绪状态相关。因此，即使是生活压力带来的物理影响，也可以通过使用积极评估加以调节。例如，你可能会听到一位老朋友说他要离开现在居住的城市。你的第一反应可能是想象自己孤身一人，没有人理解你，在困难的时候也没人可以依靠（消极评估）。第二个想法是，你可能会为你的朋友感到高兴，因为这对他是一件好事，这将是你学习如何形成新的亲密友谊的机会（积极的重新评估）。请注意，积极的重新评估与提出更可行的自我故事的能力有相通之处。

品味。品味是指有意识地、专注地觉察愉快的体验或者与价值方向一致的行动和事件（Bryant，Chadwick，and Kluwe，2011）。你真正在品味当下的快乐！品味已经被证明是放大特定积极情绪事件以及加强积极情绪螺旋最有效的方式之一（Quoidbach et al.，2010）。愉快的体验可以包括平凡但积极的行为，例如在公园里遛狗，与爱人或者伴侣共度亲密时刻。特别有效的愉快体验形式，包括直接与你的价值相联系的行动或者事件。例如，给孩子唱催眠曲哄孩子睡觉，同时有意识地与现实相联系，那就是在这个时刻你正在成为你想成为的那种父母，这就是品味。你没有游荡到未来去想明天的工作；在此时此刻，你正在根据自己现在的价值觉察并欣赏与生活相关的积极情绪。

情绪惯性原理

牛顿力学的基本原理之一就是惯性原理：静止的物体总是保持静止；运动的物体总是保持运动。惯性原理对于培养积极的情绪体验同样适用。因为生命是运动和静止的统一体，所以你在等式两边所做的工作都非常重要。你投入某种情绪，它会发展出相应的动力，直到遇到相等或者更大的反作用力。这是等式的一方面：你必须以相同或者更大力量的积极情绪螺旋来应对抑郁螺旋。日常生活就是以这种方式运作的。如果你在每天的生活中都能产生积极情绪，你将能够对抗所有消极情绪。

这个等式的另一方面与我们所说的安静情绪状态有关。当你活在当下、无所事事时，或者当你休息时，就会出现这样的情绪状态。这是默认的情绪体验模式。如果你与抑郁症做斗争，那么当你休息时，你可能开始回忆消极的记忆，分析过去，担心未来，体验情感冷漠和情感麻木，或者关注躯体疼痛和身体内部疼痛。回顾第一部分，上述心理活动是默认模式网络过度激活的结果。这些活动可能会产生轻度到重度抑郁，这取决于你在默认模式网络停留的时间。

现在，你正在走出抑郁螺旋。处于消极情绪螺旋会耗尽你的心理韧性，处于积极情绪螺旋则能够产生并增加你的情绪资源。这一点很重要，如果你处在触发抑郁的情境当中，并且已经情绪耗竭，就很难坚持使用我们教给你的正念技能。你的情绪能量水平本身可能会成为一个问题，你需要注意这一点。

当你在轻度抑郁螺旋中徘徊时，你如果能够重视并有意练习我们教给你的任何一种正念技能，你就会发现自己的情绪体验质量立即发生改变。根据情绪惯性原理，你会引入一个更强大的、积极的反作用力。最初，你需要经常运用正念技能，以抵消安静情绪状态下产生的任何问题。你已经花费了大量时间做出抑郁螺旋模式行为，抑郁的行为模式俨然成为你的第二天性。要改变你的静息情绪状态，就像在大海上让一艘巨轮调头。你必须不断对船舵施加力量，巨轮才能慢慢转向新的航向。

如果你持续练习我们在本书第二部分介绍的策略，你会注意到自己的一些变化：在安静情绪状态下，你拥有越来越多愉快的记忆、想象、想法和身体感受。这就是我们所说的特质正念。你可以把特质正念看作自己按照本色行事时习惯的行为方式。积极心理学的研究表明，你在日常生活中使用的正念觉察越多，积极情绪螺旋就会越强，特质正念就会越多（Chambers，Gullone，and Allen，2009）。

在日常生活中品味

品味的概念表明，正是你在生活中所做的诸多小事为活力生活奠定了基础。花点时间慢下来，正念，在日常生活中品味获益的时刻将扩展觉察，抑制神经系统，较少对压力做出反应。例如，简单的日常关怀练习与我们介绍过的其他练习类似，与积极情绪螺旋的持续发展和应对资源的增加有关（Frederickson et al.，2008）。你可以将创造积极情绪螺旋看作正念生活的一种方式。在这一部分，我们将帮助你设计每天的生活方式，从而在健康、人际关系、工作 / 学习、休闲 / 娱乐中创造积极的情绪螺旋。

Quoidbach 及其同事（2010）指出，"品味"并不会自然而然发生。你必须有意识地努力品味一个个积极事件，就像花时间品味一桌美味佳肴。他们提供了若干策略，提升你对积极时刻的品味能力：

- 通过传达你的喜悦与他人分享你的良好感受。
- 花点时间来建立关于当下的生动记忆，以便日后回忆。
- 通过注意周围的一切来增强你的感官体验。
- 允许自己沉浸在当下。
- 体验并表达对积极时刻的感激之情。
- 如果你的体验是苦乐参半的，那么通过专注于愉快的一面来避免扫兴。
- 做出积极的面部表情，将其他人带入你的体验。
- 不要试图预测积极情绪会持续多久，只需要拥抱它们。

很明显，积极情绪生活方式并不会无端出现，需要你提前考虑，做出规划，并坚持到底。如果做到这样，你所得到的能量将远远超过平时创造持久积极情绪螺旋所需的能量。

鉴于现代社会强调"努力工作，不要娱乐"，我们很难制订丰富多彩的积极计划。另外，来访者经常告诉我们，他们没有时间或者金钱参与很多娱乐活动。我们着手列出了一个积极情绪活动清单：帮你不花费很多，也不那么耗时地追求愉悦。看看下面的列表，是否有你可能有兴趣尝试的活动。

积极情绪活动清单

重新布置或者装修房间

跟着音乐起舞

参与慈善团体

去公园散步

去看一场戏剧或者音乐剧，或者听一场音乐会

计划一次旅行

买一些小玩意

制作工艺品

阅读能够激发你灵性的作品

穿上让你感觉良好的衣服

阅读有趣的书或者杂志

参加社区系列讲座

听放松音频

去池塘喂野鸟

修理你想修复的东西

和朋友玩桌游

做数独或者字谜游戏

泡个热水澡或者舒服地洗个澡

写故事、诗歌、音乐，或者演奏乐器

去教堂或者寺庙参加集会

和朋友共度一段时光

烘烤你喜欢的糕点

在花园劳作

坐在阳光下

去街头市集、动物园或者博物馆溜达溜达

计划一次社交活动

和你的宠物一起玩

听音乐

给别人一个小礼物

拍照

观看或者参加体育运动

帮助有需要的人

看喜剧（去喜剧俱乐部或者看有趣的电影）

欣赏美丽的风景

去逛街

开车去一个安静的地方

沿山路或者河道骑自行车

享受桑拿或者热水浴

买些水彩颜料并画一幅画

与朋友或者亲人在一起

加入政党或者社会团体

和你喜欢的人通电话

和你喜欢的人一起看电影

做一桌美味的饭菜

在家里做点零工

外出和你的伴侣或者朋友一起吃饭

回忆或者谈论过去的事情

清晨出门，唤醒你的感官

在当地的动物收容所做志愿者

写日记

祈祷

冥想 10 分钟

阅读报纸的漫画版面

清晨出去散步或者跑步

赤脚走在房子和院子里

玩飞盘或者橄榄球，或者传球游戏

花 5 分钟做深呼吸

做针线活

规划日程，这样你就可以与你爱的人共度美好时光

租一部电影

去图书馆

去商场看人流

坐在炉火前

在食物救助站做志愿者

买些鲜花

玩电子游戏

修剪室内植物

继续或者开始做收藏

和你的孩子一起玩游戏

参加集市甩卖

向新人介绍你自己

去当地的游泳池游泳

阅读动画或者漫画书

识别你的积极情绪目标

在下面的工作表中，我们将积极情绪活动分成若干品类，供你参考。你可

能很自然地喜欢其中一两类，而对其他不感兴趣。或者你可能想尝试所有品类的积极情绪活动！无论如何，请使用积极情绪活动列表来确定你想定期实践的一些积极行为，并了解它们如何影响情绪。识别不同生活领域的积极情绪目标，可以让日常工作中能够诱发积极情绪的方式变得多样化。请记住，你不必每天都在同一时间完成相同的活动。你可以根据喜好改变活动的时间、频率和类型。

积极情绪工作表

积极的情绪领域	品味的目标	何时、何地、和谁，以及频率
唤醒感官（例如，闻闻玫瑰，慢慢地吃橘子，仔细观察日落，5 分钟腹式呼吸）		
感恩（例如，感谢某人做了好事，花点时间在头脑中勾画出你所感恩的事情）		
慷慨（例如，为别人开门，给同事买杯拿铁以表达善意）		
联结（例如，去教堂，与朋友共进午餐，与伴侣一起手牵手）		
关怀（例如，做一个 5 分钟的关怀冥想，帮助需要帮助的人，宽宽自己最近犯的错误——不管多么小——并细细品味）		
玩耍（例如，带孩子去游乐场或者与他们一起跑步，和伴侣一起看电影，和伴侣或者孩子一起玩挠痒痒的游戏）		
重视价值（例如，坐下来和伴侣分享你今天的行为，锻炼 20 ~ 30 分钟，为家人准备健康大餐）		

进一步探索。你在识别积极情绪——构建你可以品味的行动方面做得怎么样？当你想象这样做时，你是否体验到内心的积极感受？如果体验到了，这就是一个很好的暗示，如果你选择这种行为，你就很可能会体验到积极的感受。你能否确定什么时候采取行动最合适？你可以把这些行动融入现有的生活方式。有时候，你必须在自己习惯做的事情和你想在日常工作中做的事情之间排出先后次序。通常，我们被教导只有在完成所有待办事项之后，才能做些有趣、放松或者愉快的事情。尽量不要掉入这个陷阱，这只是你的头脑在给你更多的规则让你去遵循！

你的积极生活方式计划

现在我们来看一下上个练习的结果，并将其融入日常产生积极情绪体验的整体计划。在下面的工作表中，确定你在四个主要生活领域的积极情绪目标：人际关系、工作／学习、休闲／娱乐和健康。然后，给你在实现了目标时可能体验到的积极情绪强度打分。显然，我们想要采取有可能产生更高积极分数的活动。如果你预计的积极等级仅为 1 或者 2，请考虑在该生活领域寻找另一个积极目标。

接下来，列出你打算采取什么样的步骤产生积极的情绪体验。在描绘计划时尽可能具体和详细，以便追踪积极情绪目标的相关行为。例如，如果你的积极情绪目标是每周锻炼三次，那么你的行动计划可能包括定期去健身房、雇用私人健康教练、找朋友和你一起去健身俱乐部等。再如，"每天早晨八点专注地吃饭"，这个计划是具体的，而"吃得更好"这样的概括性陈述是不具体的。你的计划越具体，你越能够评估自己是否按计划行事，并且越能够评估你的行为如何影响你的活力。

积极生活方式计划

人际关系

积极目标：_____

积极情绪等级（1= 弱，5= 强）

行动计划

1. _____

_____

2. _____

_____

3. _____

_____

4. _____

_____

工作 / 学习

积极目标：_____

_____

积极情绪等级（1= 弱，5= 强）

行动计划

1. _____

_____

2. _____

_____

3. _____

_____

4. _____

_____

休闲 / 娱乐

积极目标：_____

_____

积极情绪等级（1= 弱，5= 强）

行动计划

1. _____

_____

2. _____

_____

3. _____

_____

4. _____

_____

健康

积极目标：_____

_____

积极情绪等级（1= 弱，5= 强）

行动计划

1. _____

_____

2. _____

_____

3. _____

_____

4. _____

_____

进一步探索。当你想改变自己的生活方式时，你要知道塑造新的行为需要时间、练习和一些调整。了解你的改变是否将你推向某个目标的一个好方法是对生活方式进行评估。你只需重复积极生活方式计划。在前六个月，你可能需要每个月重复一次，因为你正在理清最适合你的正念训练策略和积极情绪目标。一旦你适应了这种情况，你就可以将测试期延长到一个季度或者半年。

如果定期对自我评价的结果进行路线校正，你就可以朝向真正的目标前进。如果你感到不知所措，请根据优先级专注于一到两个生活领域。你会发现，产生积极情绪的活动类型会随着时间改变；当你有意按照自己的价值来生活时，这是情理之中的事情。有效活动可能会突然出现，如果它们出现了，就去做吧！然而，我们建议你每年至少兼顾四个生活领域一次，因为每个领域所储备的积极情绪在应对生活困难时都会发挥重要作用。

将你在不同时期的得分进行比较。你的积极情绪分数是否有所上升，哪怕只是微弱的上升？如果是这样，你的计划正让你更接近积极的、以价值为基础的生活目标。如果你的分数保持不变甚至降低，请你考虑是否需要调整计划。你无法在制订一个计划时就确定它是否有效，但是当你的经历告诉你它无效时，你需要保持开放的态度并调整计划。这种回顾很重要，因此请将其记录在日历上，就像你在进行任何重要活动前都会做的那样。

如果你选择了一个特别具有挑战性的领域去做出改变，你可能希望更频繁地在第一周，也许是每周回顾一下你的行动计划。

检验你的积极生活方式计划是否有效，最简单的方法是看看下面每句描述对你是否适用。

在大多数情况下，我现在的生活状态接近我的理想状态。

我现在的生活条件非常好。

我对现在的生活感到满意。

我现在正在获得我想要的重要事物。

如果我现在可以在我的生活中做任何事情，那么我几乎不会改变任何事情。

如果其中几个描述符合你的生活状态，干得好！继续保持！如果所有的陈述都不符合你现在的生活状态，那么请回顾一下你的积极生活方式计划，看看是否有其他积极情绪目标对你更有效。

生活方式变化指南

你的终极目标是培养每天都能产生积极情绪的行为习惯。当你将某种行为变为习惯时，即使你遇到内部或者外部阻碍，它也会自动运行，正常发挥作用。我们知道，习惯是在不同场合和生活环境中反复练习的结果。你在不同场合和生活环境中越常练习正念和积极情绪策略，它们就越有可能成为自动化反应。

习惯强度这个术语指的是习得行为在不同情况下能够持续出现的程度。日常生活中常见的习惯强度有消极和积极之分。每天早晨你都会沐浴和梳洗，因为这些让你感觉清醒，并为一天做好准备。你已经多次练习这些行为，所以你在做的时候甚至不用动脑子。习惯强度的缺点就在于：你甚至不会再感觉到在温暖而放松的水中沐浴后，以良好的美容和卫生习惯善待自己是一种什么样的感觉。我们希望你把习惯强度理念的积极一面应用到你的积极情绪生活方式中。以下一些提示将帮助你做到这一点。

SMART

你大概对 SMART 概念很熟悉。如果不熟悉，那么当你试图改变某种生活方式时，你可以尝试理解并遵循该原则。SMART 代表的是：

具体（Specific）——有明确的定义

可衡量（Measurable）——可以被测量

可实现（Attainable）——在你的能力范围之内

相关（Relevant）——对你很重要

时间限制（Time-bound）——为实现目标制定一个时间表

SMART 原则要求你提前考虑关于生活方式的目标，尽可能具体和详细。避免形成难以衡量的、模糊的或者主观的目标，以及设置不切实际的标准。设定这样的目标，例如"我只想在休闲活动中更积极"，这听起来不错，但对生活方式的规划不会有太大贡献，因为它不够具体。

你需要具体化哪些行为能够表明你正在实现哪个目标。例如，你可能打算在每天早上醒来后花 5 分钟思考你当天所感恩的事情。你可以设定这样一个目标：看着某个同事，对他微笑，并给出赞美。

关于设定目标，我们有一个说法，它很容易理解：如果你无法数出来，它就不算数。如果你的生活方式目标无法转化为其他人可以观察到的行为，这就不是一个可行的目标。用心设置能够反映你价值的生活方式目标，如果能够实现这些目标，那将令人满意。不要根据他人对你的期望来设定目标。为自己设定目标！

最后，为实现目标设置一个实际的时间框架。你需要在某个预先确定的时间点上坐下来回顾你的目标，看看它们是否已经实现。这为你提供了机会，在执行计划之后去解决可能遇到的意外障碍。

创造行为意向

行为意向是你在头脑中努力遵守承诺的一种心理状态。体验到高水平行为意向的人更有可能成功做出复杂的生活方式改变。提高行为意向的一种方法是在心理上排练你想实现的新行为。你首先想象一个旧的、无效的行为，然后想象你纠正了这种行为，并进行心理排练，这个想象练习对于成功实践新行为会产生强烈的影响。

大声地把承诺表达出来是强化意向的另一种有效方式。例如，醒来时，你可以说，"今天，我打算和伴侣一起吃早饭，并谈论在我们的关系中我很满意的事情。"你对行为意向的激励越多，你的行动倾向也会变得越强。

一点一滴地学习

培养习惯的另一个重要方面是塑造——先练习习惯的某些部分，然后将各个部分拼合。例如，如果你很害羞，而你的目标之一是在社交中更加外向，你可以先距离社交谈话近一些，倾听（学习）别人如何闲聊。接下来，可以在社交环境之外与某个人闲聊。

每一个小小的行为都是更复杂的行为链条中的一部分，这些行为可以让你克服害怯并在社交场合更自如。塑造的好处在于，参与整个行为链条可能令人不知所措，甚至让人停滞不前，而每个单独的成分更容易操作，挑战难度更低。

开发线索

采用新生活方式的主要障碍之一，是你目前所处的社会语境往往会引发你想改变的旧行为。例如，你可能想早晨起床后立即进行放松和深呼吸练习，但家里其他人都在着急准备上班或者上学。他们不会想要让你坐下来练习深呼吸！

为了用线索控制行为，你需要开发自己的提醒系统，以便按照自己的安排进行练习。下面是一些非常受欢迎的线索。

言语。使用特定的单词、短语或者句子来触发新的反应。"我会用这句话'愿你过得轻松一些'作为一个信号，请你关怀地看着镜子中的自己 2～3 分钟。"

配对。将新行为与完善的日常习惯结合起来。"在我刷牙后，我会花 2～3 分钟练习关怀地看着镜子中的自己。"

感知。运用感官体验激发新的行为。"当我从手表中看到已经 9 点钟时，我会去找一面镜子，练习关怀地看着镜子中的自己 2～3 分钟。"

使用线索的好处在于，你可以随身携带它们，即使面临新情况，它们也可以触发你想要的行为。一般来说，实践新生活方式策略的方法越多，它们发生得就越自发和自然。反过来也是如此，如果你不经常练习正念或者积极行为，它们就很难抵消下降的抑郁螺旋。

以防万一：用积极性防止复发

研究人员数十年来一直认为，缺乏积极的日常行为是引发抑郁症的主要风险因素（Carvahlo and Hopko，2011；Lewinsohn and Libet，1972）。研究表明，行为缺乏通常出现在情绪低落之前。换句话说，在你感到沮丧之前，能够产生积极情绪的行为已减少，引发抑郁的行为已经增多。

现在，积极性的概念为我们提供了非常清晰的解释，说明这一切如何发挥作用，以及需要采取何种干预措施来扭转抑郁螺旋的恶化趋势。事实上，一种有效的抑郁症治疗方式——行为激活疗法（Martell and Addis，2004）每天几乎只专注于帮助抑郁症患者识别并产生愉快的强化行为。从神经科学的角度来看，这种治疗方式试图通过参与能够产生享乐快感和幸福感的互动，来强化大脑中的奖励预期回路。

神经科学研究表明，抑郁这种消极螺旋系统的启动，取决于消极情绪缩小注意和认知范围的能力（Schmitz，De Rosa，and Anderson，2009）。简而言之，取决于我们的注意集中在消极的想法、情绪、记忆和感受上的程度。我们无法如其所是地看到这些内部体验，因为我们对他们过度认同。反过来，这导致我们参与创造、放大和维持抑郁消极螺旋的行为。

消极螺旋让注意范围和认知范围变得狭窄，而积极螺旋能够扩展注意，产生形式广泛的觉察，从而让我们接触更多的感官信息和想法，并且提升新的自发积极情绪行为的产生概率（Frederickson and Branigan，2005）。思维变得更加广阔和灵活，元认知视角转换的产生概率得以提升。你可以把元认知视角转变当作突然而巨大的观点转变，这种转变可以将生活挫折从失败转变为个人成长的机会（Schmitz，DeRosa，and Anderson，2009）。

当生活中出现意想不到的挑战时，你会处于一个选择点：你可以使用积极的生活方式来抵消压力，也可以陷入熟悉但无效的情绪回避模式和行为回避模式。安迪的例子展示了，无法控制的情境如何让他放弃产生积极情绪的生活方式，最终引起抑郁症复发。

安迪的故事

安迪，男性，41 岁，已婚，有 3 个孩子，是当地一家银行的分行经理。他在 25 岁时开始出现抑郁问题，当时他的父亲死于突发性心脏病。他们关系很好，安迪把父亲当作榜样。他的父亲有宏伟抱负，在工作中干劲十足，并且教导安迪要在工作中超越竞争对手。因此，安迪在工作中总是比大家来得早、比大家走得晚。这让他的婚姻变得相当紧张，妻子觉得他总是忙于工作。当安迪的工作压力很大时，他会对孩子们感到烦躁。他还养成了吸烟的习惯，这也让妻子非常不满意。

ACT 帮助安迪看到，他的抑郁症是个信号，提示他在工作中耗费了过多精力，损害了其他重要的生活领域。他感到自己健康状况不佳，他很难放松下来或者参与娱乐活动，他的人际关系也不好。安迪承诺缩短自己的工作时间，并且规划每周至少三次与妻子和孩子一起从事有趣的活动。他还利用正念技能帮助自己在这些活动中活在当下，而不是想着工作。在六周时间里，安迪注意到自己的活力感正稳步回升。他和妻子开始谈论带着孩子来一次长途旅行，这需要安迪休个长假。安迪对这个想法充满热情，并为此打算休假三周，在六个月后执行，孩子也期待着假期的到来。在妻子的催促下，安迪选择了戒烟，并在家庭医生的帮助下设定了戒烟日期。安迪正在走出抑郁的道路上，并开启了充满活力的生活！

四个月后，安迪被告知，他工作的银行已被一家规模更大的地区银行收购，并且他仅被给予一个月的离职补偿金就被解雇了。安迪受到了极大伤害。他感到被背叛，并对公司的处理方式感到非常愤怒。安迪反复思考了几个小时，觉得自己一无是处，除非他能找到与之前的职位相同的工作。但是，这个级别的工作选择非常有限，他找不到类似职位。他不再与妻子和孩子外出，又开始吸烟。无论何时，当家人劝说安迪参与积极的情绪活动时，他都会生气，并让他们自己去玩不要管自己。随着时间推移，他的抑郁逐渐加剧，没有获得任何工作机会。安迪陷入被动的评判思维，他认为自己是失败的，他让家人失望了，生活也对他不公平。安迪又回到了抑郁陷阱当中。

构建防护盾

有时候，无论你做什么，都无法避免遭受不幸的、改变生活轨迹的事件，就像安迪的经历。但是，你可以做很多事情去缓冲事件、情境或者人际互动对心境的影响。当不幸的事情发生时，你有一件事要做：保护自己不在不知不觉中产生抑郁螺旋。最重要的是记住，积极情绪螺旋和消极情绪螺旋遵循相同的基本原则。它们是由每天的点滴情绪和行为构建起来的，而且持续的时间越长，其能量和影响就会越强。所以，你必须专注于用以积极策略积累的情绪力量，去抵消消极生活事件的情绪力量。

在安迪的案例中，他重新采取父亲去世后自己采取的策略，也是第一次抑郁时他采取的策略：依附无助于实现价值的规则，远离他所爱的人，并且违背保持健康的诺言。虽然你无法预测生活中发生什么，也无法为遭受毁灭性打击做好准备，但是你可以学会预测可能增加抑郁风险的生活情境。

识别你的风险情境

要想预测诱发抑郁的风险情境，一个简单方法是回顾抑郁过程，并识别过去诱发抑郁的事件、情境或者人际互动。事件是指一个特定的事情，例如被解雇。情境是指会持续带来情绪挑战的过程，例如抚养有严重行为问题的孩子。人际互动是指你与一个人或者多个人（例如伴侣、家庭成员或者朋友）之间在情感上具有挑战性的关系。现在花点时间思考一下，然后写下每个类别潜在的抑郁风险。

风险情境

生活事件风险：_____

_____

_____

生活情境风险：_____

_____

_____

人际互动风险：_____

_____

_____

进一步探索。你在抑郁风险方面想到了什么？主要是特定的生活事件让你陷入抑郁，还是你更容易被困难的人际互动触发抑郁？你有没有发现一些持续给你带来风险的生活情境？保持最佳状态的关键是确保你能够预测生活中的挫折。

监测抑郁行为

尽管被裁员是让安迪重新陷入抑郁的诱发事件，但他并不是一夜之间再次陷入抑郁的。安迪的抑郁行为在数周之内逐渐产生，这让他很难看到自己发生了什么改变。他并没有立即停止与妻子和孩子外出；他从外出减少开始，慢慢地过渡到完全不外出。这是抑郁螺旋发展过程中的关键特征：每种抑郁反应都会稍微增加螺旋的强度和向下的力量。你会一步一步地陷入陷阱，却意识不到发生了什么。

为了防止这种情况发生，请使用第 2 章中的"行为风险与活力评估"，定期检查四种主要生活领域中的抑郁行为——人际关系、工作／学习、休闲／娱乐和健康。继续回顾你之前对此清单做出的回答，然后重新填写、记分。

在下面工作表的第一行，写下今天的日期并记录每个类别的得分情况。由于再次陷入抑郁的最大风险发生在第一年，我们要求你在第二年中的每个月填写一次这个清单，并在工作表上记录你的分数。把这个工作表贴在家里，提醒自己每个月进行盘点。

抑郁行为监控表

记录日期	人际关系分数	工作／学习分数	休闲／娱乐分数	健康分数
今日：				
第 1 个月：				
第 2 个月：				
第 3 个月：				
第 4 个月：				
第 5 个月：				
第 6 个月：				
第 7 个月：				
第 8 个月：				

（续）

记录日期	人际关系分数	工作 / 学习分数	休闲 / 娱乐分数	健康分数
第 9 个月：				
第 10 个月：				
第 11 个月：				
第 12 个月：				

进一步探索。如果你发现分数趋势在朝错误的方向发展，无论何时，都要付诸行动。正如那句老话："小洞不补，大洞吃苦。"询问自己以下问题：

最近我的生活中是否发生过什么事情使我得到了这个分数？

过去几个星期我感觉如何？

在我现在的生活中有什么是我在避免处理的吗？

在我的生活中有哪些事情失衡了，需要我思考或者解决？

我的智慧性头脑对我现在的状态有什么看法？

我是否偏离了积极的生活方式？如果是这样，我缺少了什么，我该如何恢复它？

仔细思考这些问题的答案，在书面的预防计划中实施正念和积极性策略。接下来，我们将和你一起制订预防计划。

制订针对抑郁的预防计划

安迪的故事说明，常常会发生这样的事情：当他最需要激发强有力的积极情绪反作用力时，他却不再使用正念策略。在安迪的案例中，跟妻子和孩子一起度过美好时光——并且接纳、不评判自己的想法和感受，并与之解离——将有助于拓宽其思路，想清楚生活中什么可以控制，什么不可以控制。这可能会缓解他失去工作的压力，并降低其重新陷入抑郁的可能性。

安迪并没有在这种情况下制订一份书面预防计划，而是在其情绪资源几乎消耗殆尽的时候被迫临时制订的。这并不是一个保护自己免于抑郁复发的好办法。

为了避免落入这种陷阱，制订抑郁预防计划至关重要。如果你觉得你的抑郁正在加剧，或者你的评分比每月评估中任何生活领域的基准分数都高 3 分，那么你需要制定计划，对需要采取的措施进行详细说明。在下面的工作表中，写下当你感到抑郁加重时，你会在每个生活领域使用哪些正念策略。理想情况下，当你制定这些行为策略时就能够激发你做出这些积极行为。

我的抑郁预防计划

生活领域	我会使用的特定的积极情绪或者正念策略
人际关系	
工作 / 学习	
休闲 / 娱乐	
健康	

进一步探索。你能否想到至少有一种特定的积极情绪或者正念策略可以用于所有的生活领域？如果你在一个或者多个生活领域想不到任何策略，再想一想，然后回来再次尝试一下这个练习。如果你觉得自己已经有一个非常完善的预防计划，请把它张贴在家中显眼的位置，可以贴在冰箱上、卧室的镜子上、

计算机屏幕或者马桶盖上。选择一个你每天都能看到的地方，这将有助于你对高风险情境保持警惕，并为你在这些情境中使用积极情绪和正念策略做好准备。就像你第一次对抑郁症采取行动一样，无论你的能量水平如何或者有何感受，你都需要坚持贯彻这些策略。只要坚持下去，你的预防计划就可以迅速扭转抑郁螺旋的下降趋势。

安迪的活力生活之旅

当安迪反思自己的情况时，他意识到任何与求职有关的事情都是触发下沉抑郁螺旋的重要诱因。虽然他承诺在日常散步中开始练习自我关怀，但每当他被拒绝时，他都无法做到自我关怀。他意识到自己与妻子、孩子没有情感上的联系，并且选择不参与他珍视的能让自己感觉良好的家庭活动。他承诺每周至少跟妻子约会两次，花费不必太高。

在接下来几周里，安迪又遇到几次面试失败，但这一次他制定了一份计划，并能够贯彻执行。他注意到，当他与妻子、孩子一起参加活动时，他对自己苛刻、批判性自我故事的关注程度要低得多。当然，他担心家庭的经济安全，但这些担忧似乎与他和妻子之间亲密的关系以及他喜欢陪伴孩子等事实达成了某种平衡掉了。安迪决定继续找工作，这次他会寻找竞争性较弱、工作时长较短的工作。他注意到自己的抑郁、烦躁和孤独感不再是每天的主要体验；相反，他能够享受与妻子共度的美好时光，并为孩子扮演好父亲的角色。他最终找到了一份能够支持他更轻松生活的工作——甚至不是一份银行业的工作。安迪回到了去往有意义生活的道路！

对未来的预告

这是本书的结尾，但不是生命旅程的结束，我们希望能对你未来的道路进行预告。你学会了很多策略，这些策略在你开始新的生活时非常有帮助。你理解并接受生活中会出现许多挑战——有美好的时光，也有不好的时刻。通过接受并参与到好与坏之中，你能够以健康的方式体验两者。你将能够在日常生活中活在当下，正念的立场能让你直接接触丰富多彩而充满活力的生活。因为你与自己的价值密切相连，所以当事情变得困难或者令人困惑时，你内心会出现一个价值指南针。无论生活中出现什么障碍，你都能够坚持追求梦想。你将具有足够的灵活性修订或者放弃无效策略，并感知到以前可能没有觉察到的崭新机会。简而言之，你将成为世界上不可阻挡的力量，拥有不带任何自我贬损性质的依恋，并能专注于最重要的事情。作为同行的旅客，我们祝你一切顺利，并祈祷你拥有你应得的丰富和充实的生活。

需要培养的观念

☐ 生活是一场马拉松，而不是冲刺。你需要建立一种拥有积极情绪的生活方式，这将有助于你储存应对资源，以应对生活的挑战。

☐ 积极情绪螺旋的作用方式与抑郁螺旋相同，只是方向相反。它们帮助你在情绪上螺旋上升而不是螺旋下降。

☐ 积极情绪螺旋涉及正念与活在当下，看到自己在充满挑战的生活情境中的成长潜力，并主动品味积极的生活事件。

☐ 拥有积极情绪生活方式应该关注在人际关系、工作 / 学习、休闲 / 娱乐和健康领域的各种行为。

☐ 生活方式改变包括设定特定目标、排除障碍、对行为计划进行心理排练、定期回顾结果并根据结果进行行为调整。

☐ 你不必生活在对抑郁的恐惧之中，但是如果抑郁来敲门，你需要有一个（最好是书面的）计划来应对它。

获取后续治疗资源与支持资源

很多人在读完类似本书的自助书籍之后都表示，他们之后会继续努力发展自己的正念技能。或许是因为这些技能真的帮到了他们，他们想更进一步学习，或者他们从本项目中的获益并没有想象中那么丰厚。

多年来我们学到一点，每个人克服抑郁的道路都不一样。有些人走得快一些，有些人走得慢一些。无论你走得快还是慢，都可以通过如下资源获取进一步的帮助与支持。

争取专业人员的帮助

如果你觉得除了本书提供的资源之外，你还需要更多帮助，我们建议你寻求来自心理治疗师或者医疗保健者的专业帮助。如果你一直在和心理治疗师一起针对抑郁开展工作，那么你可以把这本书带到下一次治疗中，并和心理治疗师一起回顾本项目的结构。我们在与抑郁症患者进行本项目时，我们会设计治疗目标，以便符合本书的结构。例如，治疗目标可能是完成第 5 章的价值罗盘，并将结果带回来回顾和讨论。如果你目前还没有接触过心理治疗师，但是曾经感受到良好的治疗效果，那么你现在可能需要多安排几次心理咨询，制订计划防止抑郁复发。

另一种重要的支持形式，是与医疗保健专业人员讨论你的情况，例如家庭医生、护士或者助理医生等。这些人每天为抑郁症患者提供医疗服务。你的医生可能已经意识到你的情况，并为你开具抗抑郁药物。尽管大多数健康专业人员对使用抗抑郁药物非常熟悉，但他们可能不熟悉 ACT。无论采取哪种方式，跟医生讨论 ACT 计划的目标都将对你有所帮助。医疗专业人员通常非常忙碌，可能没有时间完整了解你的抑郁症和使用 ACT 的经历。你可以向他们提供一份自己制定的抑郁预防计划，来促进彼此对话。这样，如果你状况变差，你的医疗保健提供者可以回顾预防计划并督促你遵照其执行。通常，为了阻止你抑郁复发或者使当前抑郁不再恶化，需要这么做。

整合你的社会支持

帮助你持续克服抑郁的另一个重要策略，是获得伴侣、朋友或者家庭成员的帮助。从根本上讲，我们生活在人类社会，谁都无法做到不接触任何人。即使在登顶珠穆朗玛峰时，登山者也常常会发现自己身处一群拥有相同目标的人当中。要登顶珠穆朗玛峰，需要个人有坚持不懈的意志，但在多数情况下，还需要团队合作和搭档的支持。保持前进势头的一种方法，是当你在生活中持续推进行动计划时，创建一个人际网络，他们知道你想要做什么，并愿意支持你。如果你在完成本书时仍然在抑郁中挣扎，即使你已经有所获益，寻求额外的帮助和支持也至关重要。我们首先来看看社会支持是什么、不是什么，以及在确定你的支持者时，应该留意他们的哪些品质。

寻找能够胜任的社会支持

并非所有类型的社会支持都会产生相同的效果。某些形式的社会支持实际上可能具有破坏性，因此，知道自己正在获得有所助益的支持非常重要。我们使用"胜任的社会支持"一词来描述以非评判性和共情姿态为特征的健康的联结。它不包含批评、说教、给建议，或者把你和他人处理类似问题的方式进行比较。当你痛苦挣扎、心情低落时，你最不需要的就是那些评判你、向你说教、让你感觉失败或者告诉你该怎么做的人。

最好的社会支持通常来自拥有类似世界观，或者与你拥有共同兴趣的人。例如，如果你参加瑜伽课或者冥想修习会，你可能会被那些将接纳和正念作为自己生活方式的人包围。即使像参加读书小组或者园艺俱乐部这样简单的活动，也可以帮助你与相似的灵魂产生联结。

寻找活力伙伴

通常，人们重视自己的隐私，不愿意与他人分享他们最深层、最灰暗的秘密。社会支持最强有力的一种形式，是找到一个你可以与之分享私密感受和渴望的人。这个人可能是一个非常亲密的朋友、自助小组的赞助人、配偶或者生活伴侣。这个人可以在你追求有活力地、基于价值的生活道路上，帮助你持续聚焦真正的价值方向，因此我们使用了活力伙伴这个词。

这个人需要了解你正与抑郁做斗争，以及你使用 ACT 方法创造活力生活的计划。在多数情况下，可能成为你活力伙伴的候选人已经知道你很抑郁。如果他不熟悉 ACT 方法，那没关系，你可以把 ACT 模型的要点教给他。该过程可能会自然产生一个结果，他可能也开始对 ACT 方法产生兴趣！这是一个重要成果，因为你们可以在你们追求活力生活的过程中相互扶持。

花几分钟时间制订一份短名单，你认为谁有可能成为你的活力伙伴。想一想每个候选人并询问自己："这个人能否提供非评判性的情感支持？这个人可以激励我吗？"如果答案是肯定的，那么他是一个非常好的候选人。如果你犹豫了一下，看看犹豫背后的原因。例如，你可能不想打扰这个人，认为他很忙，可能没有时间支持你，这是一个合理的犹豫原因。如果你犹豫不决，因为你不确定这个人是否可以保持非评判性，或者无法避免向你说教，那标记一面红旗，去考虑下一个人吧。

接下来，重要的是弄清你希望活力伙伴提供哪种类型的积极支持。例如，你可能想让他在周六早上给你打电话，询问你 10 分钟晨间正念练习做得如何，从中学到了什么。对于不清楚的支持类型，请返回并用更具体的语言重新描述：你希望活力伙伴做什么，以及你希望这个人这么做的时间和频率。

既然你已经确定了潜在的活力伙伴，并制定了具体的支持活动列表，现在是时候与此人见面并讨论你的请求了。坚持这一点的最好方法是将其发展为行为意向，像前一章所建议的那样。如果你打算根据这种请求采取实际行动，那么你很可能会去执行。完成以下简要的意向陈述，作为对自己许下的承诺。

我的活力伙伴

　　我打算于_____［日期］

在_____［地点］与_____［潜在的活力伙伴］见面。我

打算问我的活力伙伴是否愿意通过参与以下支持行为来帮助我［例如，每周与

我一起检查更多自我关怀和更少自我指责这两个目标；规律地给我发短信，鼓

励我继续追求自己的目标］:_____

_____

_____

致　谢

    我们要感谢 Catharine Meyers 在我们完成这本书的旅程中对我们的不懈支持，感谢 Vicraj Gill 向我们提出很多真知灼见和宝贵建议，使本书远胜于它最初的模样，感谢 Marisa Solís 超群的编辑技巧，以及与我们一起实践坚定的关怀！

参考文献

Alloy, L. B., L. Y. Abramson, W. G. Whitehouse, M. E. Hogan, C. Panzarella, and D. T. Rose. 2006. "Prospective Incidence of First Onsets and Recurrences of Depression in Individuals at High and Low Cognitive Risk for Depression." *Journal of Abnormal Psychology* 115: 145–156.

Andrews-Hanna, J. 2012. "The Brain's Default Network and Its Adaptive Role in Internal Mentation." *The Neuroscientist* 18: 251–270.

Arch, J. J., K. B. Wolitzky-Taylor, G. H. Eifert, and M. G. Craske. 2012. "Longitudinal Treatment Mediation of Traditional Cognitive Behavioral Therapy and Acceptance and Commitment Therapy for Anxiety Disorders." *Behaviour Research and Therapy* 50: 469–478.

Baer, R. A., G. T. Smith, E. Lykins, D. Button, J. Krietemeyer, S. Sauer, et al. 2008. "Construct Validity of the Five Facet Mindfulness Questionnaire in Meditating and Nonmeditating Samples." *Assessment* 15: 329–342.

Baer, R. A., G. T. Smith, J. Hopkins, J. Krietemeyer, and L. Toney. 2006. "Using Self-Report Assessment Methods to Explore Facets of Mindfulness." *Assessment* 13: 27–45.

Barnhofer, T., C. Crane., E. Hargus, M. Amarasinghe, R. Winder, and J. M. Williams. 2009. "Mindfulness-Based Cognitive Therapy as a Treatment for Chronic Depression: A Preliminary Study." *Behavior Research and Therapy* 47: 366–373.

Baumeister, R., E. Bratslavsky, M. Muraven, and D. Tice. 1998. "Ego Depletion: Is the Active Self a Limited Resource?" *Journal of Personality and Social Psychology* 74: 1252–1265.

Bihari, J., and E. Mullan. 2014. "Relating Mindfully: A Qualitative Exploration of Changes in Relationships Through Mindfulness-Based Cognitive Therapy." *Mindfulness* 5: 46–59.

Blarrina, M., C. Luciano, T. Cardenas, J. Suarez-Falcon, and K. Strosahl. 2016. "An Effectiveness Study of Focused Acceptance and Commitment Therapy for Emotional Disorders." Manuscript under review.

Bohlmeijer, E., P. ten Klooster, M. Fledderus, M. Veehof, and R. Baer. 2011. "Psychometric Properties of the Five Facet Mindfulness Questionnaire in Depressed Adults and Development of a Short Form." *Assessment* 18: 308–320.

Brewer, J., P. Worhunsky, J. Gray, Y. Tang, J. Weber, and H. Kober. 2011. "Meditation Experience Is Associated with Differences in Default Mode Network Activity and Connectivity." *Proceedings of the National Academy of Sciences USA* 108: 20254–20259.

Bryant, F., Chadwick, E., and Kluwe, D. 2011. "Understanding the Processes that Regulate Positive Emotional Experience: Unsolved Problems and Future Directions for Theory and Research on Savoring." *International Journal of Well-Being* 1: 107-126.

Buckner, R., J. Andrews-Hanna, and D. Schacter. 2008. "The Brain's Default Network: Anatomy, Function, and Relevance to Disease." *Annals of the New York Academy of Science* 1124: 1–38.

Campbell-Sills, L., D. H. Barlow, T. A. Brown, and S. G. Hofmann. 2006. "Acceptability and Suppression of Negative Emotion in Anxiety and Mood Disorders." *Emotion* 6: 587–595.

Cape, J., C. Whittington, M. Buszewicz, P. Wallace, and L. Underwood. 2010. "Brief Psychological Therapies for Anxiety and Depression in Primary Care: Meta-Analysis and Meta-Regression." *BMC Medicine* 8: 38.

Carlson, R. 1997. *Don't Sweat the Small Stuff—And It's All Small Stuff: Simple Ways to Keep the Little Things from Taking Over Your Life.* New York: Hyperion.

Carvalho, J., and D. Hopko. 2011. "Behavioral Theory of Depression: Reinforcement as a Mediating Variable Between Avoidance and Depression." *Journal of Behavior Therapy and Experimental Psychiatry* 42: 154–162.

Chambers, R., Gullone, E., and Allen, N. 2009. "Mindful Emotion Regulation: An Integrative Review." *Clinical Psychology Review* 29: 560-572.

Chavez, R., and T. Heatherton. 2014. "Multimodal Fronto-Striatal Connectivity Underlies Individual Differences in Self-Esteem." *Social Cognitive and Affective Neuroscience* 10: 364–370.

Chödrön, P. 2012. *Living Beautifully with Uncertainty and Change.* Boston: Shambhala Publications.

Cohn, M., B. Frederickson, S. Brown, J. Mikels, and A. Conway. 2009. "Happiness Unpacked: Positive Emotions Increase Life Satisfaction by Building Resilience." *Emotion* 9: 361–368.

Covey, S. 1989. *The Seven Habits of Highly Effective People: Powerful Lessons on Personal Change.* New York: Simon and Schuster.

Dalgleish, T., and J. Yiend. 2006. "The Effects of Suppressing a Negative Autobiographical Memory on Concurrent Intrusions and Subsequent Autobiographical Recall in Dysphoria." *Journal of Abnormal Psychology* 115: 467–473.

Davidson, R., and S. Begley. 2012 *The Emotional Life of Your Brain: How Its Unique Patterns Affect the Way You Think, Feel and Live—And How You Can Change Them.* London, UK: Hudson Street Press.

Deshmukh, V. D. 2006. "Neuroscience of Meditation." *Scientific World Journal* 16: 2239–2253.

Dong, M., H. W. Giles, V. J. Felitti, S. R. Dube, J. E. Williams, D. P. Champman, and R. F. Anda. 2004. "Insights into Causal Pathways for Ischemic Heart Disease: Adverse Childhood Experiences Study." *Circulation: Journal of the American Heart Association* 110: 1761–1766.

Eisendrath, S., E. Gillung, K. Delucchi, Z. Segal, J. Nelson, L. McInnes, D. Mathalon, and M. Feldman. 2016. "A Randomized Controlled Trial of Mindfulness-Based Cognitive Therapy for Treatment-Resistant Depression." *Psychotherapy and Psychosomatics* 85: 99–110.

Farb, N., A. Anderson, H. Mayberg, J. Bean, D. McKeon, and Z. Segal. 2010. "Minding One's Emotions: Mindfulness Training Alters the Neural Expression of Sadness." *Emotion* 10: 25–33.

Felitti, V., R. Anda, D. Nordenberg, D. Williamson, A. Spitz, V. Edwards, M. Koss, and J. Marks. 1998. "Relationship of Childhood Abuse and Household Dysfunction to Many of the Leading Causes of Death in Adults: The Adverse Childhood Experiences (ACE) Study." *American Journal of Preventive Medicine* 14: 245–258.

Fennell, M. J. V. 2004. "Depression, Low Self-Esteem, and Mindfulness." *Behaviour Research and Therapy* 42: 1053–1067.

Fields, H., G. Hjemstad, E. Margolis, and S. Nicola. 2007. "Ventral Tegmental Area Neurons in Learned Appetitive Behavior and Positive Reinforcement." *Annual Review of Neuroscience* 30: 289–316.

Finucane, A., and S. W. Mercer. 2006. "An Exploratory Mixed Methods Study of the Acceptability and Effectiveness of Mindfulness-Based Cognitive Therapy for Patients with Active Depression and Anxiety in Primary Care." *BMC Psychiatry* 6: 14.

Fledderus, M., E. Bohlmeijer, M. Pieterse, and K. Schreurs. 2012. "Acceptance and Commitment Therapy as Guided Self-Help for Psychological Distress and Positive Mental Health: A Randomized Controlled Trial." *Psychological Medicine* 42: 485–495.

Forman, E., J. Chapman, J. Herbert, E. Goetter, E. Yuen, and E. Moitra. 2012. "Using Session-by-Session Measurement to Compare Mechanisms of Action for Acceptance and Commitment Therapy and Cognitive Therapy." *Behavior Therapy* 43: 341–354.

Fox, M., A. Snyder, J. Vincent, M. Corbetta, D. Van Essen, and M. Raichle. 2005. "The Human Brain Is Intrinsically Organized into Dynamic, Anti-Correlated Functional Networks." *Proceedings of the National Academy of Sciences USA* 102: 9673–9678.

Frederickson, B., and C. Branigan. 2005. "Positive Emotions Broaden the Scope of Attention and Thought-Action Repertoires." *Cognition & Emotion* 19: 313–332.

Frederickson, B., and M. Losada. 2005. "Positive Affect and the Complex Dynamics of Human Flourishing." *American Psychologist* 60: 678–686.

Frederickson, B., M. Cohn, K. Coffey, and J. Pek. 2008. "Open Hearts Build Lives: Positive Emotions, Induced Through Loving Kindness Meditations, Build Consequential Personal Resources." *Journal of Personality and Social Psychology* 95: 1045–1162.

Fugelsang, J., and K. Dunbar. 2004. "A Cognitive Neuroscience Framework for Understanding Causal Reasoning and the Law." *Philosophical Transactions of The Royal Society of London. Series B* 359: 1749–1754.

Galliet, M., R. Baumeister, C. Dewall, J. Maner, E. Plant, and D. Tice. 2007. "Self-Control Relies on Glucose as a Limited Energy Source: Willpower Is More Than a Metaphor." *Journal of Personality and Social Psychology* 92: 325–336.

Garland, E., B. Frederickson, A. Kring, D. Johnson, P. Meyer, and D. Penn. 2010. "Upward Spirals of Positive Emotions Counter Downward Spirals of Negativity: Insights from the Broaden-and-Build

Theory and Affective Neuroscience on the Treatment of Emotion Dysfunctions and Deficits in Psychopathology." *Clinical Psychology Review* 30: 849–864.

Garland, E., S. Gaylord, and B. Frederickson. 2011. *Mindfulness* 2: 59-67.

Gazzola, V., and C. Keysers. 2009. "The Observation and Execution of Actions Share Motor and Somatosensory Voxels in All Tested Subjects: Single Subject Analysis of Unsmoothed fMRI Data." *Cerebral Cortex* 19: 1239–1255.

Goldin, P., and J. Gross. 2010. "Effect of Mindfulness Meditation Training on the Neural Bases of Emotion Regulation in Social Anxiety Disorder." *Emotion* 10: 83–91.

Grant, B. F., D. A. Dawson, F. S. Stinson, S. P. Chou, M. C. Dufour, and R. P. Pickering. 2004. "The 12-Month Prevalence and Trends in DSM-IV Alcohol Abuse and Dependence: United States, 1991–92 and 2001." *Drug and Alcohol Dependence* 74: 223–234.

Haggard, P. 2008. "Human Volition: Towards a Neuroscience of Will." *Nature Reviews: Neuroscience* 9: 934–946.

Hankey, A. 2006. "Studies of Advanced Stages of Meditation in the Tibetan Buddhist and Vedic Traditions I: A Comparison of General Changes." *Complementary and Alternative Medicine* 3: 513–521.

Hayes, L., C. Boyd, and J. Sewell. 2011. "Acceptance and Commitment Therapy for the Treatment of Adolescent Depression: A Pilot Study in a Psychiatric Outpatient Setting." *Mindfulness* 2: 86–94.

Hayes, S., and S. Smith. 2005. *Get Out of Your Mind and into Your Life: The New Acceptance and Commitment Therapy*. Oakland, CA: New Harbinger Publications.

Hayes, S., D. Barnes-Holmes, and B. Roche, eds. 2001. *Relational Frame Theory: A Post-Skinnerian Account of Human Language and Cognition*. New York: Plenum Press.

Hayes, S., K. D. Strosahl, and K. G. Wilson. 2011. *Acceptance and Commitment Therapy: An Experiential Approach to Behavior Change*. New York: Guilford Press.

Holzel, B., M. Carmody, C. Vangel, S. Congleton, T. Yerramesetti, H. Gard, and S. Lazar. 2011. "Mindfulness Practice Leads to Increases in Regional Brain Gray Matter Density." *Psychiatry Research: Neuro-imaging* 191: 36-43.

Hughes, B., and J. Beer. 2013. "Protecting the Self: The Effect of Social-Evaluative Threat on Neural Representations of Self." *Journal of Cognitive Neuroscience* 25: 613–622.

Joorman, J., and W. Vanderlind. 2014. "Emotion Regulation in Depression: The Role of Biased Cognition and Reduced Cognitive Control." *Clinical Psychological Science* 2: 402–421.

Kabat-Zinn, J. 2005. *Coming to Our Senses: Healing Ourselves and the World Through Mindfulness*. New York: Hyperion.

Kelly, M. A. R., J. E. Roberts, and J. A. Ciesla. 2005. "Sudden Gains in Cognitive Behavioral Treatment for Depression: When Do They Occur and Do They Matter?" *Behaviour Research and Therapy* 4: 703–714.

Kessler, R. C., P. Berglund, O. Demler, R. Jin, K. R. Merikangas, and E. E. Walters. 2005. "Lifetime Prevalence and Age-of-Onset Distributions of DSM-IV Disorders in the National Comorbidity Survey Replication." *Archives of General Psychiatry* 62: 593–602.

Khin, N. A., Y. F. Chen, Y. Yang, P Yang, and T. P. Laughren. 2011. "Exploratory Analyses of Efficacy Data from Major Depressive Disorder Trials Submitted to the US Food and Drug Administration in Support of New Drug Applications." *Journal of Clinical Psychiatry* 72: 464–472.

Kirsch, I. 2014. "Antidepressants and the Placebo Effect." *Zeitschrift für Psychologie* 222: 128–134.

Kirwan, B., S. Ashby, and M. Nash. 2014. "Remembering and Imagining Differentially Engage the Hippocampus: A Multivariate fMRI Investigation." *Cognitive Neuroscience* 5: 177–185.

Kohtala, A., R. Lappalainen, L. Savonen, E. Timo, and A. Tolvanen. 2015. "A Four-Session Acceptance And Commitment Therapy Based Intervention for Depressive Symptoms Delivered by Masters Degree Level Psychology Students: A Preliminary Study." *Behavioural and Cognitive Psychotherapy* 43: 360–373.

Lappalainen, P., A. Granlund, S. Siltanen, S. Ahonen, M. Vitikainen, A. Tolvanen, and R. Lappalainen. 2014. "ACT Internet-Based vs Face-to-Face? A Randomized Controlled Trial of Two Ways to Deliver Acceptance and Commitment Therapy for Depressive Symptoms: An 18-Month Follow-Up." *Behaviour Research and Therapy* 61: 43–54.

Last, J. M. 1988. *Dictionary of Epidemiology.* Oxford, UK: Oxford University Press.

Leary, M., E. Tate, C. Adams, A. Batts, J. Hancock. 2007. "Self-Compassion and Reactions to Unpleasant Self-Relevant Events: The Implications of Treating Oneself Kindly." *Journal of Personality and Social Psychology* 92: 887–904.

Levenson, D., E. Stoll, S. Kindy, and R. Davidson. 2014. "A Mind You Can Count On: Validating Breath Counting as a Behavioral Measure of Mindfulness." *Frontiers of Psychology: Consciousness* 120: 1–10.

Lewinsohn, P., and J. Libet. 1972. "Pleasant Events, Activity Schedules and Depression." *Journal of Abnormal Psychology* 79: 291-295.

Libet, B., C. Gleason, E. Wright, and D. Pearl. 1983. "Time of Conscious Intention to Act in Relation to Onset of Cerebral Activity (Readiness-Potential): The Unconscious Initiation of a Freely Voluntary Act." *Brain Journal of Neurology* 106: 623–642.

Lundgren, T., J. B. Luoma, J. Dahl, K. Strosahl, P. Robinson, and L. Melin. 2012. "The Bull's-Eye Values Survey: A Psychometric Evaluation." *Cognitive and Behavioral Practice* 19: 518–526.

Lutz, A., J. Brefczynski-Lewis, T. Johnstone, and R. Davidson. 2008. "Regulation of the Neural Circuitry of Emotion by Compassion Meditation: Effects of Meditative Expertise." *PLoS One* 3: e1897. doi:10.1371/journal.pone.0001897.

Lutz, A., H. A. Slagter, B. N. Rawling, D. A. Francis, L. L. Greischar, and R. J. Davidson. 2009. "Mental Training Enhances Stability of Attention by Reducing Cortical Noise." *Journal of Neuroscience* 29: 418–427.

Lutz, W., N. Stulz, and K. Kock. 2009. "Patterns of Early Change and Their Relationship to Outcome and Follow-up Among Patients with Major Depressive Disorders." *Journal of Affective Disorders* 118: 60–68.

Marchetti I., E. Koster, and R. De Raedt. 2012. "Mind Wandering Heightens the Accessibility of Negative Relative to Positive Thought." *Consciousness and Cognition* 21: 1517–1525.

Marchetti, G. 2014. "Attention and Working Memory: Two Basic Mechanisms for Constructing Temporal Experiences." *Frontiers in Psychology* 5: 1–15.

Martell, C, and M. Addis. 2004. *Overcoming Depression One Step at a Time: The New Behavioral Activation Approach to Getting Your Life Back*. Oakland, CA: New Harbinger Publications.

Marcks, B. A., and D. W. Woods. 2005. "A Comparison of Thought Suppression to an Acceptance-Based Technique in the Management of Personal Intrusive Thoughts: A Controlled Evaluation." *Behaviour Research and Therapy* 43: 433–445.

Mynors-Wallis, L. M., D. H. Gath, A. Day, and F. Baker. 2000. "Randomised Controlled Trial of Problem Solving Treatment, Antidepressant Medication, and Combined Treatment for Major Depression in Primary Care." *British Medical Journal* 320: 26–30.

Neff, K. D. 2003. "Development and Validation of a Scale to Measure Self-Compassion." *Self and Identity* 2: 223–250.

Neff, K. D. 2016. "The Self Compassion Scale Is a Valid and Theoretically Coherent Measure of Self Compassion." *Mindfulness* 7: 264–274.

Neff, K., Y. Hsieh, and K. Dejitterat. 2005. "Self-Compassion, Achievement Goals, and Coping with Academic Failure." *Self and Identity* 2: 223–250.

Neff, K. D., S. S. Rude, and K. Kirkpatrick. 2007. "An Examination of Self-Compassion in Relation to Positive Psychological Functioning and Personality Traits." *Journal of Research in Personality* 41: 908–916.

Niemiec, C., K. Brown, T. Kashdan, P. Cozzolino, W. Breen, C. Levesque, and R. Ryan. 2010. "Being Present in the Face of Existential Threat: The Role of Trait Mindfulness in Reducing Defensive Responses to Mortality Salience." *Journal of Personality and Social Psychology* 99: 344–365.

Nolen-Hoeksema, S. 2000. "The Role of Rumination in Depressive Disorders and Mixed Anxiety/Depressive Symptoms." *Journal of Abnormal Psychology* 109: 504–511.

Paykel, E. S. 2006. "Cognitive Therapy in Relapse Prevention in Depression." *International Journal of Neuropsychopharmacology* 10: 131–136.

Peters, J. 2011. "The Role of the Medial Orbitofrontal Cortex in Intertemporal Choice: Prospection or Valuation?" *The Journal of Neuroscience* 31: 5889–5890.

Phan, K., T. Wager, S. Taylor, and I. Liberson. 2002. "Functional Neuroanatomy of Emotion: A Meta-Analysis of Emotion Activation Studies in PET and fMRI." *Neuroimage* 16: 331–348.

Quirk, G., and J. Beer. 2006. "Prefrontal Involvement in the Regulation of Emotion: Convergence of

Rat and Human Studies." *Current Opinions in Neurobiology* 16: 723–727.

Quoidbach, J., E. V. Berry, M. Hansenne, and M. Mikolajczak. 2010. "Positive Emotion Regulation and Wellbeing: Comparing the Impact of Eight Savoring and Dampening Strategies." *Personality and Individual Differences* 49: 368–373.

Raes, F. 2010. "Rumination and Worry as Mediators of the Relationship Between Self-Compassion and Depression and Anxiety." *Personality and Individual Differences* 48: 757–761.

Raes, F., E. Pommier, K. Neff, and D. Van Gucht. 2011. "Construction and Factorial Validation of a Short Form of the Self-Compassion Scale. *Clinical Psychology & Psychotherapy* 18: 250–255.

Raichle, M., A. MacLeod, A. Snyder, W. Powers, D. Gusnard, and G. Shulman. 2001. "A Default Mode of Brain Function." *Proceedings of the National Academy of Sciences USA* 98: 676–682.

Sambataro, F., N. Donata Wolf, P. Guisti, N. Vasic, and R. Wolf. 2013. "Default Mode Network in Depression: A Pathway to Impaired Affective Cognition?" *Clinical Neuropsychiatry* 10: 212–216.

SAMHSA: Substance Abuse and Mental Health Services Administration. 2013. *Results from the 2012 National Survey on Drug Use and Health: Mental Health Findings*, NSDUH Series H-47, HHS Publication No. (SMA) 13–4805. Rockville, MD: Substance Abuse and Mental Health Services Administration.

Schaefer, C. 2006. *Grandmothers Counsel the World: Women Elders Offer Their Vision for Our Planet.* Boston: Trumpeter.

Schlegel, A., P. Kohler, S. Fogelson, A. Prescott, K. Dedeepya, and P. Ulric Tse. 2013. "Network Structure and Dynamics of the Mental Workspace." *Proceedings of the National Academy of Science* 110: 16277–16282.

Schmitz, T., E. De Rosa, and A. Anderson. 2009. "Opposing of Affective State Valence on Visual Cortical Encoding." *The Journal of Neuroscience* 29: 7199–7207.

Schotte, C. K., B. van den Bossche, D. de Doncker, S. Claes, and P. Cosyns. 2006. "A Biopsychosocial Model as a Guide for Psychoeducation and Treatment of Depression." *Depression and Anxiety* 23: 312–324.

Schuyler B., T. Kral, J. Jacquart, C. Burghy, H. Weng, D. Perlman, et al. 2014. "Temporal Dynamics of Emotional Responding: Amygdala Recovery Predicts Emotional Traits." *Social Cognitive and Affective Neuroscience* 9: 176–181.

Segal, Z. V., J. M. G. Williams, and J. D. Teasdale. 2002. *Mindfulness-Based Cognitive Therapy for Depression: A New Approach to Preventing Relapse.* New York: Guilford Press.

Shackman, A., T. Salomons, H. Slagter, A. Fox, J. Winter, and R. Davidson. 2011. "The Integration of Negative Affect, Pain and Cognitive Control in the Cingulate Cortex." *Nature Reviews: Neuroscience* 12: 154–167.

Shafir, R., R. Thiruchselvam, S. Gaurav, J. Gross, and G. Sheppes. 2016. "Neural Processing of Emotional-Intensity Predicts Emotion Regulation Choice." *Social Cognitive and Affective Neuroscience* 11. doi:10.1093/scan/nsw114.

Sheppes, G., W. Brady, and A. Samson. 2014. "In (Visual) Search for a New Distraction: The Efficiency of a Novel Attentional Deployment versus Semantic Meaning Regulation Strategies." *Frontiers in Psychology* 5: 346.

Shiota, M., and R. Levensen. 2012. "Turn Down the Volume or Change the Channel?: Emotional Effects of Detached versus Positive Reappraisal." *Journal of Personality and Social Psychology* 103: 416–429.

Singh, M., and I. Gotlib. 2014. "The Neuroscience of Depression: Implications for Assessment and Intervention." *Behaviour Research and Therapy* 62: 60–73.

Sirois, F., R. Kittner, and J. Hirsch. 2014. "Self-Compassion, Affect and Health Promoting Behaviors." *Health Psychology* 34: 661–669.

Sirois, F., D. Molnar, and J. Hirsch. 2015. "Self-Compassion, Stress, and Coping in the Context of Chronic Illness." *Self and Identity* 14: 334–347.

Smallwood, R., J. Potter, and D. Robin. 2016. "Neurophysiological Mechanisms in Acceptance and Commitment Therapy in Opioid-Addicted Patients with Chronic Pain." *Psychiatry Research: Neuroimaging* 250: 12–14.

Smith, R., and J. Ascough. 2016. *Promoting Emotional Resilience: Cognitive-Affective Stress Management Training*. New York: Guilford Press.

Somerville, L., W. Kelley, and T. Heatherton. 2010. "Self-Esteem Modulates Medial Prefrontal Cortical Responses to Evaluative Social Feedback." *Cerebral Cortex* 20: 3005–3013.

Spreng, R., J. Sepulcre, G. Turner, W. Stevens, and D. L. Schacter. 2013. "Intrinsic Architecture Underlying the Relations Among the Default, Dorsal Attention, and Frontoparietal Control Networks of the Human Brain. *Journal of Cognitive Neuroscience* 25: 74–86.

Strosahl, K., and P. Robinson. 2014. *In This Moment: Five Steps to Transcending Stress Using Mindfulness and Neuroscience*. Oakland, CA: New Harbinger Publications.

Sundquist, J., A. Lilja, K. Palmer, A. Memon, X. Wang, L. Johansson, and K. Sundquist. 2015. "Mindfulness Group Therapy in Primary Care Patients with Depression, Anxiety and Stress and Adjustment Disorders: Randomised Controlled Trial." *British Journal of Psychiatry* 206: 128–135.

Tang, Y., and M. I. Posner. 2009. "Attention Training and Attention State Training." *Trends in Cognitive Neuroscience* 13: 222–227.

Teasdale, J. D., Z. V. Segal, J. M. Williams, V. A. Ridgeway, J. M. Soulsby, and M. A. Lau. 2000. "Prevention of Relapse/Recurrence in Major Depression by Mindfulness-Based Cognitive Therapy." *Journal of Consulting and Clinical Psychology* 68: 615–623.

Teasdale, J., M. Pope, R. Moore, S. Williams, and S. Zegal. 2002. "Metacognitive Awareness and Prevention of Relapse in Depression: Empirical Evidence." *Journal of Consulting and Clinical Psychology* 70: 275–287.

Teper, R., and M. Inzlicht. 2012. "Meditation, Mindfulness and Executive Control: The Importance of Emotional Acceptance and Brain-Based Performance Monitoring." *Social Cognitive and Affective Neuroscience* 8: 85–92.

Wagner, D., J. Haxby, and T. Heatherton. 2012. "The Representation of Self and Person Knowledge in the Medial Prefrontal Cortex." *Wiley Interdisciplinary Reviews: Cognitive Science* 3: 451–470.

Wakefield, J. C., M. F. Schmitz, M. B. First, and A. V. Horwitz. 2007. "Extending the Bereavement Exclusion for Major Depression to Other Losses: Evidence from the National Comorbidity Survey." *Archives of General Psychiatry* 64: 433–440.

Weng, H., A. Fox, A. Shackman, D. Stodola, J. Caldwell, M. Olson, G. Rogers, and R. Davidson. 2013. "Compassion Training Alters Altruism and Neural Responses to Suffering." *Psychological Science* 24: 1171–1180.

Whitaker, R. 2010. *Anatomy of an Epidemic: Magic Bullets, Psychiatric Drugs and the Astonishing Rise of Mental Illness.* New York: Broadway Books.

Williams, J. M. 2008. "Mindfulness, Depression and Modes of Mind. *Cognitive Research and Therapy* 32: 721–733.

Williams, J. 2010. "Mindfulness and Psychological Process." *Emotion* 10: 1–7.

Williams, J. M. G., J. D. Teasdale, Z. V. Segal, and J. Soulsby. 2000. "Mindfulness-Based Cognitive Therapy Reduces Overgeneral Autobiographical Memory in Formerly Depressed Patients." *Journal of Abnormal Psychology* 109: 150–155.

Williams, M. G., J. D. Teasdale, Z. V. Segal, and J. Kabat-Zinn. 2007. *The Mindful Way Through Depression: Freeing Yourself from Chronic Unhappiness.* New York: Guilford Press.

Wolff, P., and A. Barbey. 2015. "Causal Reasoning with Forces." *Frontiers of Human Neuroscience* 9: 1–21.

Zettle, R. D., and J. Rains. 1989. "Group Cognitive and Contextual Therapies in Treatment of Depression." *Journal of Clinical Psychology* 45: 438–445.

Zettle, R. D., and S. C. Hayes. 1987. "Component and Process Analysis of Cognitive Therapy." *Psychological Reports* 61: 939–953.

Zettle, R. D., J. C. Rains, and S. C. Hayes. 2011. "Processes of Change in Acceptance and Commitment Therapy and Cognitive Therapy for Depression: A Mediational Reanalysis of Zettle and Rains (1989)." *Behavior Modification* 35: 265–283.

中国 ACT 心理学院是以中国科学院心理研究所祝卓宏教授为首的国内接纳承诺疗法（ACT）专家开展 ACT 网络教学、培训的线上学习平台，也是国际语境行为科学协会中国分会（CACBS）传播国际语境行为科学内容的网络平台，有大量免费的 ACT 方面的公益讲座视频，可以作为学习 ACT 的重要资源。《拥抱你的抑郁情绪》以接纳承诺疗法为理论指导，可以帮助抑郁症患者或遭受抑郁情绪困扰的人采用自助的方式克服抑郁。

扫描下面的二维码，联系小蜜蜂，在中国 ACT 心理学院获取更多 ACT 资源。

渡过是中国最具影响力的抗郁平台之一。2016 年，渡过秉承"知行合一，自渡渡人"理念，从公众号科普起步，逐渐聚拢为抑郁患者和家属的自助互助康复社区，继而依托庞大有相关需求的人群，探索抑郁的实用解决方案。渡过首创"陪伴者计划"，提出"短期是诊治，长期是成长，全程是陪伴"，整合、赋能抑郁康复者，为患者提供全病程陪伴。2018 年以来，渡过陆续推出陪伴服务、青少年成长营、家长课堂、心理咨询、同伴支持、同城服务等项目；2020 年 12 月，渡过抑郁康复基地在杭州开工建设。目前，渡过拥有 90 多个线上、线下社群，成员逾 5 万人，正全面实践"生物 – 心理 – 社会"一体化生态疗愈模式，走出一条"完全、实用、个性化、有温度"的中国特色心理健康之路。